제대로 걸으면
아프지 않습니다

재활운동 전문가가 알려주는
통증이 사라지는 걷기 운동의 모든 것

제대로 걸으면 아프지 않습니다

송영민 지음

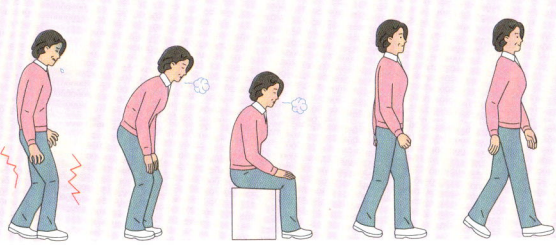

빌리버튼

들어가며 걸음마부터 다시 배우겠습니다

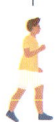

우리 팀이 신입사원에서 임원까지 삼성전자 직원 약 2만 명의 건강을 관리할 때 믿을 수 없는 경험을 했다. 나이가 들어감에 따라 건강이 어떻게 달라지는지 체험하려면 30년가량 기간이 걸리는데 이것을 직원들의 이야기를 통해 단 5년 만에 경험했기 때문이다. 마치 6배속으로 시간을 돌리는 것과 같았다. 이 경험으로 나는 다양한 나이와 직책의 사람들을 만났고, 건강에 대해 한 가지 생각을 하게 되었다.

"건강은 영원하지 않다."

시간이 흘러감에 따라 당신의 몸은 변한다. 절대로 지금의 건강이 영원하지 않다. 20대 때는 몰랐던 목, 어깨 통증을 30대가 되면 느끼기 시작한다. 피로도 쉽게 쌓이고 나이가 들어감에 따라 그 피로가 잘 풀리지 않는다. 40대가 되면 통증이 만성화되고 혈압이나 고지혈증 같은 만성질환이 나타나기 시작한다. 이때부터 본격적으로 영양제 수집을 시작한다. 비타민A에서 시작해서 비타민D, 마그네슘, 프로폴리스, 루테인까지 이름도 부르기 어려운 다양한 영양제가 정수기 옆에 모이기 시작한다. 50대가 되면 먹는 약이 늘어난다. 그리고 언제 샀는지 기억도 나지 않는 기능성 베개나 종류별 지압, 운동 제품들이 집안 곳곳에 쌓인다. 60대에 이르러 어디가 아프냐고 물어보면 피식 웃게 된다. 안 아픈 곳이 없기 때문이다. 대부분 다 아프다고 말하거나 몸 구석구석 고장이 났다고 말한다. 대형 병원에 가는 빈도가 잦아진다.

이렇게 몸이 변함에 따라 건강관리하는 관점도 바뀐다. 운동을 예로 들면 20대 때는 내 몸을 매력적으로 보이려고 운동한다. 하지만 이런 몸짱이 되기 위한 운동은 나이가 들면서 점점 생존을 위한 운동으로 바뀐다. 30~40대 때는 컨디션을 위한 운동, 일할 체력을 만들기 위한 운동으로 바뀐다. 중년 이후가 되면 고혈압을 개선하기 위한 운동, 혈당수치를 줄이기 위한 운동, 허리 디스크 치료를 위한 운동, 항암을 위한 운동과 같이 말 그대로 진짜 생존운동이 된다. 이것을 하지 않으면 건강이 크게 나빠지기 때문에 운동은 의무적으로 해야 하는 것이 된다.

● 자만이 돌이킬 수 없는 후회를 부른다

건강이 영원하지 않음에도 일부 사람들은 나는 아직 건강이 괜찮다며 자만한다. 그러면서 생활 습관을 제대로 관리하지 않는다. 지금은 몸이 튼튼하다며 술 마시고, 담배 피우고, 바쁘다는 핑계로 운동을 게을리한다. 그런 사람들은 당장은 괜찮은 것 같지만 그런 생활이 이어지면 몸에 스트레스가 쌓인다. 그렇게 스트레스가 몸에 누적되다가 어느 순간에 다다랐을 때 갑자기 큰 질병이 생긴다. 그리고 삶에 큰 변화를 겪는다.

몇 명의 사례가 있다. 심한 목 통증으로 센터를 찾아온 대리님이 있었다. 그는 목을 뒤로 조금만 움직여도 통증이 심해 인상을 찌푸렸다. 나는 병원에 빨리 가서 정확한 진단과 치료를 받으라고 권했지만, 그는 자신의 팀장님이 2주 뒤에 부사장님 앞에서 중요한 발표를 하고, 자신이 발표 자료를 준비해야 하기에 병원에 갈 시간이 없다고 했다. 그러면서 병원에 가지 않고 진통제를 먹으며 밤낮을 가리지 않고 일하다가 결국 그의 목은 수술받아야 하는 상태까지 악화되었다. 발표가 끝난 다음 날이 되어서야 긴 병가를 냈고, 그 뒤로 그는 업무에 복귀했다. 하지만 긴 공백으로 인해 다른 사람이 그 자리를 채웠고 결국 그는 회사생활에 잘 적응하지 못하고 얼마 가지 않아 이직했다.

승진을 위해 앞만 보며 달려온 차장님도 있었다. 이름만 들어도 유명한 외국 대학을 나오고 회사에도 헤드헌팅을 통해 채용될 정도로 인정받는 분이었다. 연봉도 꽤 높은 편이었다. 이분은 회사에서 인정받는 만큼 성과를 내기 위해 야근을 자주 했다. 그리고 스트레스를 풀기 위해 매일 밤 맥주를 한두 캔씩 마셨다. 그러다 갑자기 몸이 안 좋아져서 병원에 찾아갔는데 투석해야 할 정도로 신장 기능이 나빠졌다는 진단을 받았다. 몸이 금방 피로해지고 체력이 나빠져 운동 강도와 종류를 매우 제한적으로 조절할 수밖에 없었다. 시간이 지날수록 그의 건강은 점점 나빠졌고 승진은 고사하고 회사에 최대한 남아있기 위해 필사적으로 버텨야 했다. 그의 나이 45세였다.

회의 중에 쓰러져서 병원에 실려 갔다가 뇌혈관 수술을 받은 부장님도 있었다. 이분은 그 전날까지 직속 상사인 임원을 따르며 회식에도 자주 참여하고 임원과 좋은 관계를 유지하려고 적극적으로 노력했다. 1주일에 3번은 술자리를 가졌고 특별한 운동은 하지 않았다. 그러던 어느 날 그는 회의하던 중 갑자기 쓰러졌다. 구급차에 실려서 병원으로 이송되었고 검사 결과 뇌혈관이 부풀어 올라 수술받아야만 했다. 다행히 긴급 수술의 경과가 좋아서 큰 후유증 없이 일어날 수 있었다. 하지만 부장님은 이 일로 정신적으로 큰 충격을 받았고, 회복 후에 더 이상 회식 자리에 참여하거나 임원과의 관계를 좋게 하려는 노력을 하지 않았다. 이분은 나에게 이런 말을 했다.

"죽었다 살아나니 세상이 다르게 보입니다. 이제 더는 전처럼 살지 않을 겁니다."

● 건강을 위해 쉽고 간단한 실천부터

이처럼 건강은 영원하지 않다. 내 몸을 돌보지 않으면 자신도 모르게 몸이 조금씩 병들어간다. 특히 건강관리는 나이와 상관없다. 오히려 조금이라도 젊을 때 그리고 조금이라도 몸이 건강할 때 내 몸을 관리해야 한다. 그런 노력이 신체 기억으로 남아 더 나이 들거나 체력이 떨어졌을 때 큰 힘이 된다.

중요한 것은 습관이다. 아파서 건강을 관리하려고 하면 나쁜 건강 습관 때문에 저항이 생겨 좋은 건강 습관을 들이기가 쉽지 않다. 하지만 조금이라도 일찍 건강 습관을 들이면 그 자체로 컨디션이 좋아지는 것을 경험할뿐더러 혹여 몸에 질병이 생기더라도 큰 저항 없이 건강을 회복할 수 있다. 우리 몸은 어떤 행동이나 습관을 반복하면 뇌에서 고정행동패턴으로 기억한다. 관련된 행동을 하기 위해 뇌 신경세포들이 서로 연결되고 같은 행동을 장기간 반복하면 신경 가닥 주변에 피복이 쌓이는 것과 같은 '수초화'가 진행되면서 연결이 더 견고해진다. 이렇게 저장된 고정행동패턴은 뇌 기저핵이라는 곳에 저장되어 큰 저항감 없이 건강한 습관을 유지할 수 있다. 한번 기억된 패턴은 절대로 사라지지 않는다. 자전거를 한번 타면 오랫동안 타지 않아도 금방 다시 탈 수 있는 것도 이 패턴이 사라지지 않기 때문이다. 이렇게 건강 습관을 자동화해야 한다. 그래야 다른 일을 하면서 자연스럽게 건강을 관리할 수 있고 그 습관을 지속할 수 있다.

건강 습관에는 많은 것이 있다. 잠도 잘 자야 하고 식습관도 관리해야 하며 술을 줄이고 담배를 끊어야 한다. 건강을 관리하는 방법은 매우 다양하다. 그래서 한꺼번에 습관을 만들기 어렵다. 오히려 급하게 건강관리를 하려다가 쉽게 포기할 수 있다. 습관 하나를 만들고 그 습관이 자리 잡으면 또 다른 습관을 만드는 식으로 단계적으로 하나씩 습관을 들여야 한다. 그럼 무엇을 먼저 해야 할까? 무조건 쉬운 것부터 해야 한다. 쉽고 간단하지만 건강 효과가 높은 것부터 시작해야 한다.

● 당신을 건강하게 만드는 최고의 명약

당뇨, 고혈압, 허리 디스크, 비만, 뇌졸중, 우울증, 불면증, 관절염, 스트레스, 암, 치매, 골다공증.

이 모든 것으로부터 내 몸을 건강하게 만들 약이 있다면 어떨까? 단연코 그 약은 개발되는 즉시 그해에 노벨의학상을 받을 것이다. 뉴스는 연일 특종으로 기적의 약이 개발되었다고 보도할 것이다. 그리고 약을 개발한 회사의 주가는 폭등할 것이고 개발자는 방송, 강연 섭외로 세상에서 가장 유명한 사람이 될 것이다. 물론 이런 기적의 약은 실제로 존재하지 않는다. 하지만 카테고리가 약이 아니라면 이야기가 달라진다.

비록 약은 아니지만 질병 대부분으로부터 내 몸을 건강하게 만드는 것이 있다. 지금까지 밝혀진 수많은 연구에 의하면 이것은 조기

사망 위험률을 약 3분의 1로 줄여준다. 심혈관계 질환의 위험을 낮추고 당뇨, 고혈압, 비만 발병 위험도를 낮춘다. 골다공증을 예방하고 뼈를 튼튼하게 만든다. 특히 뇌 건강에 도움이 되어 치매를 예방하고 세로토닌 호르몬 분비로 우울감을 줄인다. 체내에서 에너지를 만드는 미토콘드리아를 젊고 생생하게 바꿀 뿐더러 면역력을 높여 당신이 먹는 약의 개수를 줄여준다. 수면의 질을 높여 다음 날 활기찬 생활을 할 수 있게 만들고, 암을 예방하는 데 도움이 된다. 약해진 허리 근육은 물론 하체 근육을 강화하는 데 효과적이어서 세계보건기구에서도 일주일에 150분 이상 이것을 하라고 적극적으로 권고한다. 이것은 무엇일까?

바로 걷기 운동이다.

걷기 운동은 당신을 건강하게 만드는 최고의 명약이다. 그리고 효과 이상으로 효율이 좋은 운동이다. 일단 쉽다. 걷기는 신경 패턴이 유전자에 기록되어 전해진다. 부모한테 영어 능력은 물려받지 못해도 걷기 기술은 물려받는다. 태어나고 돌 전후가 되면 누가 가르쳐주지 않아도 걷기 시작한다. 첫걸음마를 하고 나서 1년 정도 스스로 수천 번 걷고 수천 번 넘어지면서 자연스럽게 걷는 방법을 학습한다. 그리고 걷기는 누구나 할 수 있다. 청년에서 노인까지 걷기에는 나이가 따로 없다. 청년은 활발한 신진대사 수준에 맞게 보폭을 넓고 빠르게 걸으면 된다. 노인은 신경전달 속도가 느린 것에 맞추어 보폭을 약간 좁게 해서 천천히 안전하게 걸으면 된다. 마지막으로 걷기는 돈이 들지 않는다. 걷기 운동은 특별한 장소도 운동기구도 필요 없다. 회원 등록하지 않아도 되고 운동복 할인이 필요 없으며 3개월, 6개월, 12개월 장기계약에 따른 할인율을 계산하지 않아도 된다. 언제 어디서든 운동화를 신고 밖으로 나가면 그곳이 운동 센터다.

● 사람들은 왜 걷지 않을까?

안타깝게도 걷기가 건강에 유용함에도 요즘 사람들은 거의 걷지 않는다. 이동할 때 대부분 차를 타고 다니거나 지하철을 탄다. 최근 다양한 전기 자전거나 전동 킥보드가 생기는 바람에 그나마 걷는 활동마저 줄어들었다. 물론 이건 전적으로 당신의 잘못만은 아니다. 걷지 않고 이런 운송 수단을 이용하는 것은 인간의 자연스러운 본능이다. 인간은 다른 동물과 다르게 뇌가 발달했다. 특히 전두엽이 발달하여 사고·계획·추상할 수 있게 되었고 언어 능력을 갖추게 되었다. 이것은 사냥과 생존에 유리한 조건이지만 반대로 뇌에 많은 산소와 영양분을 공급해야 하는 부담을 안게 되었다.

그러다 보니 뇌는 높은 에너지 효율을 추구한다. 다시 말해 에너지 살림꾼이다. 최대한 에너지를 많이 섭취하고 되도록 적게 쓰려고 한다. 걷지 않고 차를 타면 자신이 써야 할 에너지를 쓰지 않고 몸을 이동시킬 수 있으니 뇌 입장에서는 당연히 이득이다. 사실 이것은 당장 써야 할 생체 에너지를 전기, 석유 에너지로 대체하는 것뿐이다. 석유와 전기를 이용하기 위해서는 돈이 필요하다. 결국 장기적으로 돈을 벌기 위해 일하는 과정에 생체 에너지를 쓰게 된다. 어쨌든 당신을 둘러싼 모든 산업과 환경은 이런 생체 에너지를 아끼려는 당신의 뇌를 자극한다. 더 쉽게! 더 간편하게! 더 빠르게! 이런 환경에서 아무리 이성적으로 걷고자 마음을 먹더라도 눈앞에 차가 있으면 별생각 없이 차를 선택하는 것은 사람이라면 누구나 당연한 일일지 모른다.

일상에서 차를 이용하고 걷지 않더라도 따로 시간을 내서 걷기 운동을 하면 된다. 하지만 사람들은 여러 이유를 대며 운동을 하지 않는다.

"시간이 없어서 걷기 운동을 못 해요."
"일하느라 피곤해서 걸을 힘이 없어요."
"날씨가 추워서 다음에 걸으려고요."

하지만 이건 다르게 말하면 걷기 운동이 당신 삶의 우선순위가 아니라는 말이다. 시간은 정해져 있고 그 시간에 당신은 단 하나의 행동만 할 수 있다. 그리고 그중 하나를 선택해야 한다. 예를 들어 금요일 오후 7시부터 8시까지 1시간 동안 당신은 친구들과 맥주를 마시는 것과 혼자 웨이트 트레이닝을 하는 것을 동시에 할 수 없다. 넷플릭스 드라마를 보는 것과 러닝 동호회에 참가하는 것을 동시에 할 수 없다. 이렇게 같은 시간대에 두 개 이상의 사건이 충돌하면 당신은 가장 중요하거나 가치가 있다고 판단하는 것을 우선순위로 잡는다. 그러므로 위에서 말한 핑계들은 당신에게 걷기 운동이 상대적으로 다른 일보다 덜 중요하다는 뜻이다. 걷는 것보다 소파에 기대어 TV 드라마를 보는 게 중요하다고 여기는 것이고 걷는 것보다 맥주를 한 캔 마시며 기분을 내는 게 더 중요하다고 여기는 것이다.

● 걷지 않으면 일어나는 일들

어떤 이유로든 걷지 않으면 몸의 기능에 이상이 생기고 기능 이상이 누적되면 질병이 된다. 신체 활력은 떨어지고 혈관 탄력이 줄어든다. 심장 기능이 약해지고 호흡이 원활하지 않아진다. 면역력이 떨어져서 쉽게 감기에 걸리고 골밀도가 감소하여 작은 충격에도 뼈가 부러지기 쉬운 상태가 된다. 움직이지 않으면 뇌 기능이 떨어지는데 기억력 감퇴와 치매 위험이 커진다. 허벅지, 엉덩이, 종아리 근육은 약해져서 근감소증이 생기고 나이가 듦에 따라 중심 잡는 능력이 떨어져 낙상 위험이 커진다. 관절은 쓰지 않아 뻣뻣해지며 점점 움직이기 싫어진다. 이렇게 걷지 않아서 생기는 문제는 처음에는 잘 모른다. 그저 기능이 떨어지는 수준으로만 생각한다. 하지만 이 상태가 오래 반복되면 악순환의 고리에 들어가 점점 큰 질병에 걸리고 어느 순간 건강을 크게 잃게 된다. 그때가 되면 문제가 커진다.

허리 아파 본 적이 있는가? 헌혈할 때 손끝이 바늘에 찔리면 따끔하다. 손끝의 작은 신경이 자극받기 때문이다. 허리뼈 사이에는 그

것보다 훨씬 두꺼운 연필 굵기의 신경이 있다. 허리 디스크가 뒤로 밀리면 이 신경 가지를 누른다. 그러면서 주변 조직이 괴사하고, 염증과 극심한 통증이 생긴다. 상상도 하기 힘든 고통이다. 허리 디스크는 젊은 청년층에서도 많이 나타나는데 나쁜 자세와 운동 부족이 원인이다.

 걷지 않고 앉아서만 생활하면 근육이 약해지고 심장과 폐가 약해진다. 몸의 순환 능력이 떨어져 혈관 탄력이 줄어들고 장의 연동 작용이 잘 일어나지 않아 소화불량에 시달린다. 결국 전체 체력이 떨어지는데, 그렇게 되면 같은 일을 해도 피곤함을 더 느끼고 일에 몰입하기 어려워진다. 몰입만 못 하는 게 아니다. 여가도 제대로 즐기지 못한다. 금요일 저녁에 치맥의 여유를 즐기고 싶은데 너무 피곤해서 몸이 처지는 경험을 한다.

 걷기 부족으로 하체가 약해지면 무릎이 아플 수 있다. 연골이 쉽게 닳고 인대가 손상될 수 있다. 무릎이 아프면 통증은 둘째 치고 자존감이 떨어진다. 지하철 내려가는 에스컬레이터가 고장이 나면 옆으로 난간을 잡고 내려와야 한다. 여행을 가도 일행보다 뒤처지게 된다. 버스에 타면 이미 경치를 구경하고 온 일행이 모두 앉아 나를 기다리고 있다. 자유롭게 움직이지 못하니 더 걷기 싫어지고 이것은 장기적으로 심혈관계 질환으로 이어진다.

 당뇨합병증, 심부전증, 척추관 협착증, 퇴행성관절염, 뇌졸중 등과 같이 더 큰 질병에 걸리면 상황은 심각해진다. 당신이 선택할 수 있는 것이 거의 없게 된다. 예를 들어 엉덩이 근육 감소로 근력이 약해져서 낙상했다고 가정해보자. 낙상 대부분은 엉덩이 관절 골절로 이어진다. 그러면 당신은 침대에서 혼자 움직이지 못할 것이다. 냉장고에서 물을 꺼내 마시는 것조차 못 하며 밥을 먹기 위해 몸을 일으키는 사소한 일조차 다른 사람에게 도움을 받아야 한다. 이렇게 되면 움직이지 못함으로 인해 당신 삶에서 선택할 수 있는 많은 부분을 다른 사람에게 넘길 수밖에 없다. 당신을 치료하는 의사에게, 뒤에서 휠체어를 밀어줄 사람에게, 또는 당신을 돌보는 간병사에게 말이다. 걷는다는 것은 단순히 이동 능력 그 이상이다. 걷기는 곧 당신의 삶을 스스로 선택할 수 있음을 의미한다.

● 간절해지기 전에 먼저 간절해져라

공원에 가보면 사람들이 열심히 걷는다. 걷고 걷고 또 걷는다. 내가 사는 곳 동네 공원도 매일 정해진 시간에 나와서 걷기 운동하는 사람들이 있다. 비가 오는 날 우산을 쓰고 걷던 50대 여성. 난간을 잡고 걷던 80대 할머니. 다리가 불편한지 다리를 한 손으로 붙잡고 걷던 60대 남성. 나는 문득 그들이 왜 저렇게 운동을 열심히 하는지 궁금했다. 그래서 그분들에게 양해를 구하고 직접 물어보았다.

"항상 같은 시간에 나와서 운동하시는데 이렇게 열심히 걷기 운동을 하시는 이유가 있나요?"

이들은 모두 사연이 있었다. 50대 여성은 당뇨가 있다고 했다. 그래서 걷기를 하지 않으면 당 수치가 올라가서 합병증이 올 수 있으므로 걸을 수밖에 없다고 했다. 80대 할머니는 녹내장이 와서 시력 대부분을 잃었다고 했다. 그래서 난간을 잡고 정해진 길을 따라 걷는다고 했다. 집에 있으면 자꾸 눕게 되어 자식들 고생시키지 않기 위해 이렇게라도 나와서 걷는다고 했다. 60대 남성은 뇌졸중 후유증을 겪고 있었다. 재활해야 하는데 보험 적용 기간이 끝나 비용이 많이 들어 공원에라도 나와 걷는다고 했다.

이들은 평소 열심히 생활하며 자신만의 꿈을 가지고 살아온 평범한 사람들이다. 하지만 어느 순간 당뇨, 고혈압, 유방암, 녹내장, 뇌질환, 척추관 협착증 등 갑자기 큰 질병을 앓게 되면서 상실감을 경험했다. 서로 사연과 질병은 각각 달랐지만 그들은 이구동성으로 다음과 같이 말했다.

"건강을 잃으면 아무 소용이 없다."

몸이 아프고 나서야 그들은 살아야겠다는 생각으로 걷기 운동을 시작했다. 날씨나 환경은 중요하지 않았다. 비가 오면 우산을 쓰고 걸었으며 추운 날이면 목도리에 장갑을 끼고 걸었다. 눈이 오면 미끄럽지 않은 길로 조심조심 걸었다. 심지어 시각장애가 있던 할머니는 난간을 잡고 걸었다. 그들에게 걷기란 건강을 회복하는 것 이상의 의미 있는 행동이었다. 걷기는 생존을 위한 필수 운동이었다. 그들은 며칠만 걷지 않아도 혈압수치가 올라가고 혈당수치가 올라

갔다. 허리가 아팠고 종아리가 부었다. 그렇기 때문에 그들은 필사적으로 걷고 또 걸었다. 그들에게 걷기는 꼭 복용할 약이자 산소호흡기였다. 당신은 걷기 운동에 이렇게 간절한 적이 있는가? 걷기 운동이 간절해졌을 때는 이미 늦은 것이다. 그 전에 먼저 간절해져야 한다.

● 무작정 걷는 게 아니라 제대로 걸어야 한다

걷기 운동은 잠깐 하더라도 효과가 있다. 하지만 일시적이다. 걷기 운동을 통해 큰 건강 효과를 얻으려면 오래, 그리고 꾸준히 운동해야 한다. 여기서 많은 사람이 큰 문제에 부딪힌다. 지긋지긋한 발, 무릎, 엉덩이 관절, 허리 통증이 시작되는 것이다. 오래 걷는 것이 좋은 것은 알지만 많은 사람이 무작정 걷기만 하는 바람에 잘못된 자세로 걷는 경우가 생긴다. 등을 구부리거나 팔을 흔들지 않거나 팔자걸음으로 걷거나 다리를 너무 높이 올리거나 보행 간격을 넓게 벌리는 등 몸의 규칙 없이 걷는다. 그러다 보니 특정 관절과 근육에 스트레스가 쌓이고, 아파서 오래 걷지 못한다.

잘못된 걸음이 관절에 가져오는 충격은 생각보다 크다. 지구는 9.8N의 힘으로 당신의 몸을 끌어당긴다. 당신이 이 힘에 익숙해져서 느끼지 못할 뿐이지 이 힘은 생각보다 어마어마하다. 당신은 지금도 이 중력에 대해 엄청나게 저항하면서 몸을 수직으로 세우고 있다.

여기에 당신의 육중한 체중을 두 발을 움직여 어디론가 이동해야 한다. 체중이 땅을 누르는 만큼 땅도 나를 밀어낸다. 이것을 지면반발력이라고 한다. 마치 영화에서 거인이 발을 움직일 때마다 땅이 쿵쿵 울리는 것과 같다. 당신이 한 걸음 한 걸음 디딜 때마다 다리와 허리에는 이런 지면반발력에 의한 충격이 전달된다. 그래서 인간의 몸은 이런 충격을 잘 흡수하고 그것을 잘 이용하도록 설계되었다. 즉, 인체는 걷기 위해 만들어졌다.

  굵고 곧은 엄지발가락, 탄력 있는 아킬레스건, 길고 튼튼한 허벅지, 자유롭게 움직이는 발목, 세숫대야처럼 옆으로 넓게 펼쳐진 골반, 완만한 S자 곡선을 그리는 척추, 복근으로 둘러싸인 유연한 허리(물론 뱃살 때문에 느껴지지 않겠지만 당신에게도 충분한 복근이 있다.) 그리고 옆으로 벌어진 넓은 어깨, 목뒤 가운데 수직으로 길게 펼쳐진 강한 목덜미 인대. 이것들은 결코 그냥 만들어진 게 아니다. 선천적으로 또는 후천적인 성장 과정에서 지면반발력을 잘 흡수하고 그것을 이용해 효율적으로 걷기 위해 만들어진 것이다. 그러므로 이 디자인을 잘 이용해야 한다. 효율적으로 움직이려면 대충 걸으면 안 된다. 신체의 바른 정렬 즉, 바른 자세로 걷기가 핵심 열쇠다. 제대로 걸어야 오래 건강하게 걸을 수 있다.

● 어떻게 제대로 걸어야 하는가?

한번 잘못 길들인 걷기 자세는 쉽게 바꾸기 어렵다. 이것을 바꾸고 바른 자세로 걷기 위해서 조금씩 당신의 움직임 패턴을 바꾸어 나가야 한다. 발바닥에서 무릎 그리고 허리, 몸통, 팔까지 이런 모든 움직임을 수정해야 한다. 당신은 이것을 어렵게 느낄 것이다. 바른 자세를 위해 허리에 너무 많은 힘을 줄 수도 있고, 팔을 흔들 때 뻣뻣한 로봇처럼 흔들 수도 있다. 이 책은 이런 당신을 위해 쓰였다. 관객에게 모든 것을 설명하는 할리우드 영화처럼, 잘 씹지 못하는 아이들을 위해 고기를 잘게 잘라주는 것처럼 바르게 걷는 방법을 아주 잘게 쪼개서 당신에게 쉽게 알려줄 것이다. 그리고 이것을 자연스러운 걸음으로 이어갈 수 있도록 통합하는 방법도 제시할 것이다. 억지스러운 바르게 걷기가 아니라 당당하고 멋진 걸음을 만들어줄 것이다.

첫째, 구조가 기능이다. 바르게 걷기를 몸에 익히려면 당신 몸이 원래 가지고 있던 기본 구조를 이해해야 한다. 예를 들어 허벅지뼈가 어떻게 생겼고 걸을 때 어떻게 기능하는지 알아야 한다. 그리고 이런 몸 구조를 머릿속 이미지로 떠올릴 수 있어야 한다. 이것을 이미지 심상이라고 한다. 1장에서는 바르게 걷기의 시작인 인체 구조를 살펴보고 이해하기 위한 내용을 다룰 것이다.

2장에서는 몸에 대한 이해를 바탕으로 제대로 걷는 방법을 배울 것이다. 당신이 어떻게 걸어야 하는지 걷는 자세를 관찰하는 법을 익히고 단계별 걷기 훈련법을 다룰 것이다. 운동을 전혀 해보지 않은 사람도 어린아이에서부터 노인까지 누구나 쉽게 따라 할 수 있는, 쉬우면서도 효과적인 방법을 소개할 것이다.

3장은 제대로 걷기 위해 반드시 키워야 할 근육들을 소개하고 집에서 홈트레이닝 하는 방법을 배워볼 것이다. 예를 들어 걷기에서 중요한 기능을 하는 근육 중 하나가 바로 엉덩이 근육이다. 이 근육을 단련하고 걸으면 허리를 곧게 펼 수 있고, 발과 무릎, 고관절에 실리는 지면반발력을 효과적으로 줄일 수 있다. 엉덩이 근육을 키우기 위한 운동은 브리지 운동이다. 이런 운동들을 근육별로 자세하게 다룰 것이다.

4장은 습관에 관해 이야기할 것이다. 당신이 아무리 걷기 운동을 바르게 해도 집, 회사, 학교 등에서 자세 습관이 나쁘다면 무용지물이다. 다리 꼬는 습관, 수면 자세 등 일상에서 겪는 생활 습관을 다루면서 몸이 틀어지는 것을 막으려면 바른 자세 습관을 어떻게 유지해야 하는지 이야기할 것이다.

마지막 5장은 질환별 걷기 운동 프로그램에 관해 이야기할 것이다. 현재 질환이 있는 분들을 위해 준비한 장이다. 당뇨, 고혈압, 심장병, 골다공증 등 다양한 질환에 따라 어떻게 운동 강도를 설정하고, 어떤 시간대에 걷는 것이 좋은지, 그리고 운동할 때 주의할 점은 무엇인지 자세히 소개할 것이다. 체계적인 운동을 통해 질환의 고통에서 벗어나, 행복하고 즐거운 삶을 얻기를 바란다.

이 책은 당신에 관한 이야기다. 바르게 걷기를 통해 지금까지 몰랐던 당신의 몸을 알아가는 발견이자 건강한 몸과 마음을 찾아가는 여정이다. 당신이 여행을 갔는데 아주 멋진 경험을 했다면 돌아와서 다른 사람에게도 거기를 꼭 한번 가보라고 권할 것이다. 나 역시 마찬가지다. 자세전문가, 재활전문가로서 내가 겪었던 바르게 걷기에 관한 좋은 경험을 이 책을 통해 당신에게 권한다. 적어도 현재의 당신을 변화시켜 미래의 당신에게 더 많은 삶의 선택권이 주어지도록 돕고 싶다. 책을 시작하기에 앞서 내 유튜브 채널 '자세한 운동'에 올라온 걷기 영상의 베스트 댓글을 소개한다.

"걸음마부터 다시 배우고 오겠습니다."

CONTENTS

004 들어가며_ 걸음마부터 다시 배우겠습니다

1장

당신의 몸은 걷기 위해 만들어졌다

029 인간이 가진 가장 뛰어난 능력
032 끈질기고 인내심 강한 사냥꾼
035 물속을 나는 펭귄, 나무 위 곡예사 침팬지
040 상체는 승객, 하체는 기관차
045 오뚜기가 아닌 죽마를 택하다
049 구르는 발, 땅을 밀기 위한 엄지발가락
054 발바닥 아치와 근막
057 무지개 스프링처럼 움직이는 아킬레스건
062 나무 옹이처럼 두껍지만 유리병처럼 부드러운 무릎
067 허벅지근육 힘줄의 도르래, 무릎뼈
072 허벅지뼈의 안쪽 휘어짐, 직립보행을 위한 결정적 디자인
076 고관절 X자 인대와 엉덩이 속근육 6형제
080 골반이 보폭을 늘린다
085 잘록한 허리
087 중심을 맞추는 어깨와 팔
090 척추의 S 곡선, 그리고 허리 디스크
096 목을 곧게 세우기 위한 디자인, 목덜미 인대

2장

제대로 앉고 서고 걷는 법

101 나는 제대로 걷고 있을까? 걷기 분석 31

116 몸의 기둥을 세워라, 바르게 앉기
다리는 11자, 발은 바닥에 116 앉을 땐 골반이 발, 좌골 앉기 118 허리 펼 때 배 힘주기 120 어깨는 다림질한 것처럼, 키는 여의봉처럼 123 바른 자세도 긴장하면 나쁜 자세, 불필요한 힘 빼기 126

128 206개의 뼈를 무너지지 않게 쌓아라, 바르게 서기
발을 세우는 것이 몸을 세우는 것, 발 세우기 129 콜로세움의 기둥처럼, 다리 11자 정렬 130 95% 무릎 펴기 132 벨트라인을 수평에 가깝게, 골반 세우기 133

134 위대한 한 걸음, 바르게 걷기
레일을 고르게 깔아라, 보행 간격 135 평평한 발을 굴리듯이 움직여라, 발 구르기 136 한 뼘 더 다리를 더 뻗어라, 보폭 늘리기 139 다리의 기지개를 펴라, 무릎 펴기 139 숨어있는 다리 길이를 찾아라, 골반 움직이기 141 골반과 다르게 회전하는 어깨, 몸통 교차패턴 만들기 143 앞이 아닌 뒤로 더 당겨라, 팔 흔들기 146 자연스러운 게 최고! 상상하며 걷기 149

3장

제대로 걷기 위한 부위별 운동법 베스트 11

156 안전한 운동을 위해 꼭 알아야 할 것들

161 엉덩이로 걷기 시작해서 엉덩이로 죽는다 [대둔근]
브리지 164 프론 힙익스텐션 167 싱글 니 투 체스트 168

170 허리를 펴고 몸을 세운다 [장요근]
싱글레그 데드버그 172 서서 장요근 강화 운동 174 장요근 스트레칭 176

178 이 근육이 약하면 엉덩이가 실룩실룩 [중둔근]
클램쉘 180 벽 밀기 운동 182 의자에서 하는 중둔근 스트레칭 184

186 보폭을 우아하게 늘리고 싶다면 이 근육을 늘려라 햄스트링
누워서 햄스트링 스트레칭 188 서서 햄스트링 스트레칭 190
프론 니 밴드 192

195 무릎을 지켜라 대퇴사두근 운동
무릎뼈 스트레칭 198 앉은 자세에서 무릎 펴기 200 의자 무릎 펴기 202

204 다리를 잡아주는 엇가세 내전근
엎드린 자세, 내전근 스트레칭 206 누운 자세에서 내전근 강화 운동 208
의자를 이용한 내전근 강화 운동 210

212 몸을 들었다 놨다 하퇴 삼두근과 아킬레스건
아킬레스건 스트레칭(비복근) 214 아킬레스건 스트레칭(가자미근) 215
계단을 이용한 종아리 강화 운동 216 벽 짚고 점프 스쿼트 218

220 신체 충격의 변압기 발바닥 근육과 근막
발바닥 풀기 222 발로 수건 잡아당기기 223 발목 운동 224

226 몸통이 흔들리지 않게 잡아준다 코어 근육
플랭크 228 사이드 플랭크 230 버드독 232

234 굽은 등과 어깨를 교정한다 승모근
Y자 만들기 236 T자 만들기 238 A자 만들기 240

4장

100세까지 걷기 위한 생활 습관 관리

246 우아하게 꼬았다가 우지끈 무너지는 무릎 다리 꼬는 자세
248 온돌문화로 생긴 무릎 비틀기 자세 양반다리
250 잘못이 없는데 욕먹는 이 동작 계단 내려오기
252 차가 움직이지 시트는 멈춰있다 장거리 운전
255 뒤꿈치를 올렸을 뿐인데 편해 설거지 자세
257 인생의 3분의 1 막 잘 거야? 수면 자세
260 뭐가 왔는지 모르고 들다가 허리 삐끗 택배 상자 들기
263 빨래 꺼내다가 디스크가 빠진다 세탁기에서 빨래 꺼내기
265 현대인들의 수렵 채집 활동 컴퓨터 작업 자세
269 신발이 걷기 자세를 좌우한다 발에 좋은 신발

5장

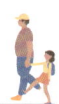

나에게 맞는 질환별 걷기 프로그램

- **276** 운동처방의 4원칙
- **280** 운동 강도를 정하는 법
- **286** 운동 방법, 시간, 빈도, 기간
- **289** 질환별 걷기 운동 프로그램

식후에 조금씩 나눠서 운동하자_ 당뇨 289 느긋하게 산책하듯이_ 고혈압 관리 292 활기찬 느낌으로 강하게_ 심장병 예방 294 식이조절과 함께 운동량을 늘려라_ 고지혈증 관리 296 빠르게 30분 이상 근력 운동과 함께_ 대사증후군 298 배를 집어넣고 자세에 집중하며_ 요통 해소 300 뼈에 무게와 자극을 가하며 걷기_ 골다공증 예방 302 자연 속에서 숫자를 계산하며 걷기_ 치매 예방 304 걷는 속도가 줄어들지 않게_ 고령자 걷기 305 60% 강도보다 높지 않게 활기차게_암 예방 307 햇볕을 쬐면서 1시간 이상 걷기_ 불면증 해소 309 아침에 리드미컬하게 걷기_ 스트레스 관리 311

- **313** Q&A
- **322** 마치며 _ 문화적 진화, 그 한가운데에서

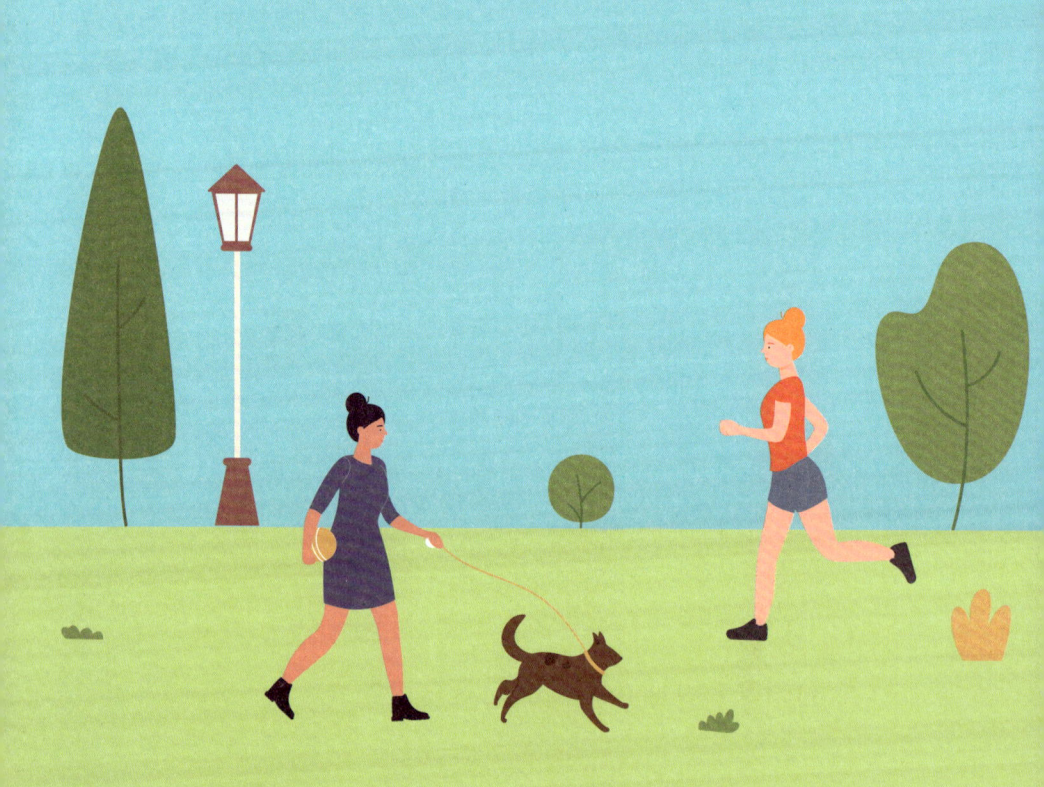

1장

당신의 몸은 걷기 위해 만들어졌다

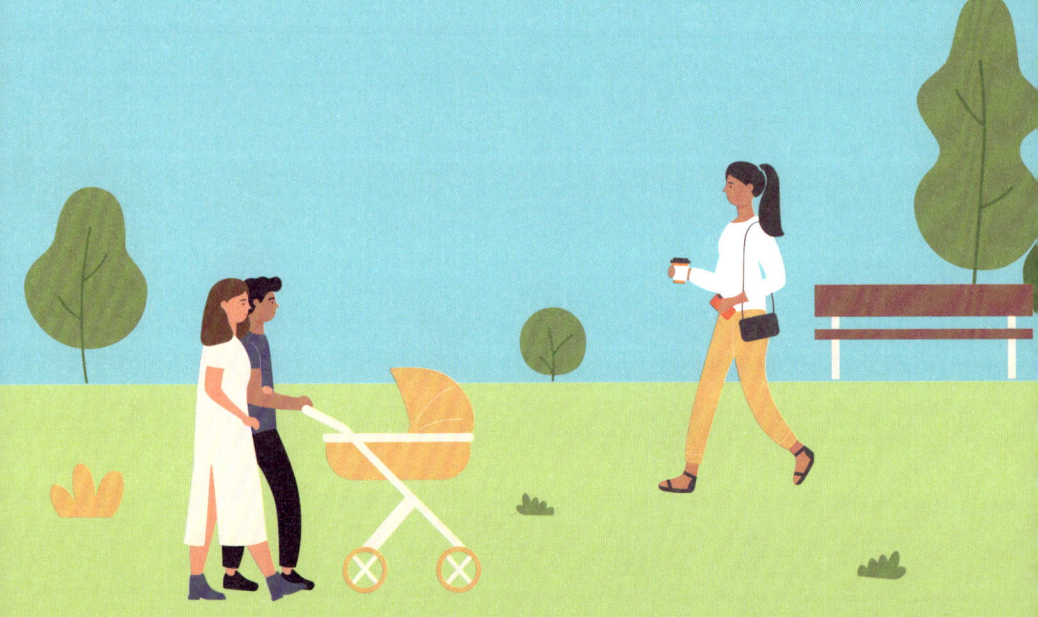

구조가 기능이다.
펭귄은 헤엄치기 위해
침팬지는 나무를 타기 위해
인간은 걷기 위해 만들어졌다.

인간이 가진 가장 뛰어난 능력

인간이 동물과 비교해서 가지고 있는 가장 뛰어난 신체 능력은 무엇일까?

대부분 다음과 같이 답한다.

"뇌를 통한 지능이 발달했어요!"

"말을 할 수 있습니다."

"불을 사용하는 능력입니다."

모두 맞는 말이다. 하지만 지능과 손기술이 아닌 독수리의 날개, 사자의 발톱, 치타의 달리기, 돌고래의 수영 능력처럼 신체적 능력만을 따졌을 때 인간은 어떤 능력이 있을까? 인간은 250종의 영장류 중 유일하게 척추를 곧게 세우고 두 발로 걸을 수 있다. 이런 직립보행은 인간을 다른 동물과 구분 짓는 가장 큰 특징이다. 몇몇 동물이 두 발로 서서 걷곤 하지만 인간처럼 효율적으로 걷지는 못한다. 직립보행을 통해 얻은 이점은 너무나 많다. 목을 세우게 되면서 성대가 아래로 내려오게 되었고 이것은 발성을 자유롭게 하여 언어가 탄생하는 기초가 되었다. 두 손을 자유롭게 사용하면서 도구를 쓰게 되고, 돌을 던지는 능력을 얻게 되면서 사냥 확률을 높였다. 또한 불을 이용하여 고기를 익혀 먹으며 음식을 소화하는 시간을 획기적으로 줄여 턱이 작아지고 뇌가 발달하는 계기가 되었다. 하지만 이것은 직립보행의 여러 결과물이며 실제로 직립보행을 통해 얻게 된 가장 큰 신체적 능력은 바로 오래 걷고 달리는 능력이다.

네 발로 걷는 동물에 비해 두 발로 걷는 인간은 달리기 속도가 느리다. 네 발로 걷는 동물은 걷다가 달릴 때 속도가 빨라지면 몸을 구부리고 앞발과 뒷발을 동시에 교차해서 달린다. 다리 근육만 이용해서 달리는 게 아니다. 몸통 근육을 이용하여 최대한 몸을 구부렸다 폈다 하면서 스프린팅 기술을 사용한다. 이것은 순간 속도를 높이는 데 도움이 된다. 하지만 인간은 순전히 두 다리로만 달려야 한다. 게다가 상체는 몸을 약간 앞으로 숙이고 팔을 흔드는 것 외에는 달리는 속도를 높이는 데 큰 도움을 주지 않는다. 달리기 속도가 느리면 더 빠르게 달리는 천적에게 잡아먹힐 수 있다. 사냥할 때도 마찬가지다 인간보다 빠른 사슴이나 영양을 쫓을 때 인간은 달리기로 그들을 절대 따라잡을 수 없다. 그러므로 이런 관점에서 보면 직립보행은 생존에 있어 큰 도움이 되지 않아 보인다.

하지만 인간은 빠른 속도를 포기하는 대신 직립보행을 통해 지구력이라는 큰 선물을 받았다. 네 발로 걷는 동물은 순간적으로 빠르게 달릴 수 있다. 하지만 근육에 많은 에너지를 쓰고 내장의 흔들림이 생기고 체온이 높아져 오랫동안 달릴 수 없다. 아무리 빠르게 달리는 치타도 1km 이상 달리면 체온이 급격히 상승해 달리기를 멈춰야 한다. 그래서 그들은 사냥할 때 숨어서 사냥감에 최대한 가까이 간 다음에 빈틈을 노려 빠르게 사냥한다. 오래 달릴 수 있는 말조차도 10km를 8.9m/s으로 달릴 수 있지만, 15분이 넘어가면 그 속도가 5.8m/s으로 줄어든다. 달리는 거리가 멀어질수록 달리기 능력이 점점 떨어진다. 반면 인간은 같은 속도로 42.195km 마라톤을 할 수 있다. 이것도 구간이 정해져 있지 않다면 더 많은 거리를 이동할 수 있다. 또한 시간제한 없이 걷기로만 이동한다면 에너지 소비량이 더 적기 때문에 이동 거리를 더 늘릴 수 있다. 그런데 이런 오래 걷기, 오래달리기 능력이 사냥과 채집 활동에 어떤 영향을 미쳤을까?

끈질기고 인내심 강한 사냥꾼

역사적으로 인간은 오래 걷고 달리는 능력이 아주 뛰어났다. 약 15만 년 전 호모 사피엔스는 뿌리 식물을 캐고 열매를 따기 위해 5km² 면적의 땅을 걸어 다녔으며, 사냥감을 쫓기 위해 100km² 면적의 땅을 달렸다. 새로운 터전을 찾아 거주지를 이동할 때면 수백 km를 걸었다. 그런데 먼 인류의 이런 오래 걷기, 달리기 능력은 수만 년이 지난 현대사회의 원시 부족에게서도 나타난다.

2009년 BBC 다큐멘터리에서는 아프리카 칼라하리 사막 산족의 사냥법이 소개되었다. 그들은 아프리카에서 오래 걷기, 오래달리기를 이용해 끈질긴 사냥을 한다. 얼마나 끈질긴지 영어로 집요하다는 뜻의 퍼시스트 헌팅Persistent hunting이라고 부른다.

세 명이 사냥에 나선다. 큰 영양 한 마리를 사냥 목표로 잡는다. 영양이 눈치채고 도망간다. 달리기가 빠른 영양을 사람이 따라잡을 수가 없다. 하지만 세 명의 사냥꾼은 천천히 걷고 달리면서 영양을 따라간다. 발자국을 보면서 영양의 이동 경로와 도망가는 속도를 예측한다. 영양은 다른 포유류처럼 땀샘이 신체 일부분에만 있어 달릴 때 발생하는 체온을 쉽게 낮추지 못한다. 그래서 도망을 가다가도 체온을 식혀야 하기에 나무 그늘에서 잠시 휴식을 취한다. 반대로 인간은 온몸에 땀샘이 분포되어있어 땀을 흘리며 체온을 낮춘다. 또한 두 손이 자유로워 물통을 들고 다니면서 필요할 때 물을 보충하고 더워진 몸에 물을 뿌리며 열을 식힌다. 이렇게 영양이 나무 그늘에서 쉬는 동안에도 인간은 느리지만 끈질기게 추격한다. 머지않아 사냥꾼들은 영양을 발견하고 영양은 사냥꾼들을 보고 또다시 도망을 간다. 이렇게 사냥꾼과 영양이 8시간 넘게 쫓고 쫓기는 추격전을 벌이다가 결국 영양이 탈진해 쓰러진다. 사냥꾼은 쓰러진 영양을 향해 형식적으로 창을 던진 뒤 도망가느라 고생한 사냥감에 경의를 표하고 사막의 모래를 뿌린다.

영양 입장에서 생각하면 괴물도 이런 괴물이 없다. 체력이 엄청난 누군가가 창을 들고 무표정으로 따라오고 있다고 생각해보라. 그들은 내가 어디로 어떻게 도망가든 쫓아온다. 1시간이고 2시간이고 8시간이고 상관없다. 내가 잡히지 않는 한 그들은 걷고 달리기를 멈추지 않는다. 그것도 아주 집요하고 끈질기게.

멕시코 바란카스 델 코브레에 사는 원주민 타라우마라족은 자신을 '라라무리'라고 부른다. '라라무리'는 달리는 사람들이라는 뜻이다. 그들은 '우아라 체스'라는 얇은 가죽 샌들을 신고 48시간 이상 아무렇지 않게 달린다. 그들은 사냥하기 위해 160km 이상 되는 거리를 부상 없이 힘들이지 않고 뛴다. 멕시코 역사학자 프란시스코 알마다는 한 번에 700km까지 달린 타라우마라인이 있었다고 기록했다. 이들의 사냥법 역시 아프리카 칼라하리 사막 산족의 사냥 방식과 비슷하다. 그들은 사슴의 발굽이 닳을 때까지 집요하게 걷고 달리면서 쫓아간다.

이렇게 인간은 날카로운 발톱도 멋진 날개도 빠른 다리도 갖진 못했지만 오직 지구력과 끈기 하나로 살아남았다. 오래 걷고 달리는 능력을 통해 생존에 성공했다.

물속을 나는 펭귄, 나무 위 곡예사 침팬지

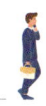

구조가 기능이다. 인간만큼은 아니지만 직립보행 하는 동물도 몇몇 있다.

대표적으로 펭귄이 있다. 펭귄은 인간처럼 몸을 세우고 두 발로 걷는다. 하지만 걷는 모습은 엉성하기 짝이 없다. 그 모습이 얼마나 엉성한지 걷다가 자기 혼자 넘어지는 모습을 어렵지 않게 볼 수 있다. 펭귄의 몸은 볼링핀처럼 배가 볼록하게 생겼다. 날개는 일반 새와 비교하면 볼품없이 작다. 다리는 너무 짧아 몸을 옆으로 움직이며 뒤뚱뒤뚱 걷는다. 물론 실제 펭귄 다리를 X레이 사진으로 보면 매우 긴 것을 확인할 수 있다. 추위를 견디기 위해 다리를 쪼그리고 있으며 털로 덮여있어서 짧아 보이는 것뿐이다.

어쨌든 하늘로 날지도 못하고 땅에서도 엉성하게 걷는 펭귄도 물속에 들어가면 날쌘 제비가 된다. 펭귄은 타고난 수영선수다. 물속에서 아주 재빠르게 헤엄치고 물고기를 잡아먹는다. 땅에서 뒤뚱거리던 모습은 온데간데없고 국가대표 수영선수보다 더 멋진 수영 실력을 뽐낸다.

땅에서 뒤뚱거리던 발에는 물갈퀴가 있어 물속에서 헤엄칠 때 방향을 잡아주는 방향타 역할을 한다. 걷기에 불편해 보이던 볼록한 배와 유선형 몸통은 헤엄칠 때 발생하는 물의 저항을 줄여주어 수영 효율을 높인다. 볼품없어 보이던 작은 날개는 물속에서는 지느러미처럼 옆으로 나와 마치 노를 움직이듯 신나게 물살을 가르며 앞으로 나아가는 힘을 만든다.

더 흥미로운 점은 펭귄의 뼈는 속이 단단하게 채워져 있다는 점이다. 일반적으로 새는 하늘을 날기 위해서 몸이 가벼워야 한다. 그래서 뼈 무게를 줄이기 위해 뼛속이 비어있다. 하지만 펭귄은 반대로 뼛속이 차 있다. 그래서 뼈 무게가 다른 새보다 무겁다. 이것은 물속에서는 부력을 줄여주어 더 쉽게 헤엄치는 장점이 된다. 만약 일반 새처럼 뼛속이 비어있다면 깊은 곳으로 잠수하거나 헤엄칠 때 몸이 자꾸 위로 떠서 사냥을 쉽게 못 했을 것이다. 즉, 펭귄의 몸은 땅 위에서 걷거나 하늘을 날기 위해 만들어진 몸이 아니라 바다에서 수영을 잘하기 위해 만들어졌다. 그래서 펭귄을 물속을 나는 새라고 표현하기도 한다.

종종 두 발로 걷는 침팬지는 어떨까? 침팬지는 앞발로 땅을 짚으며 네 발로 걷기도 하고 필요할 때는 두 발로 걷기도 한다. 두 발로 걸을 때 걸음걸이를 보면 몸을 어기적거린다. 등을 구부정하게 한 상태로 긴 팔을 옆으로 늘어뜨려 좌우로 몸을 흔들며 걷는다. 마치 아기가 첫걸음마를 할 때의 모습처럼 어설프고 불편해 보인다. 하지만 이런 침팬지도 나무를 타기 시작하면 언제 그랬냐는 듯이 능숙한 곡예사가 된다.

침팬지는 대부분 숲속에서 지낸다. 나무의 열매나 잎을 따 먹고 작은 동물을 사냥하면서 생활한다. 이 나무 저 나무 사이를 손쉽게 점프하고 나뭇가지를 잡고 거꾸로 매달리며 나무 위에서 잠을 잘 정도로 중심을 잘 잡는다. 손가락은 인간보다 길어 나무를 잡기 편하게 생겼고, 오랫동안 나무를 잡고 매달릴 수 있게 팔이 길다. 발도 손처럼 나무 기둥을 잡기 쉽게 발가락이 길다. 척추는 사람처럼 S 곡선이 있진 않아서 몸을 반듯하게 펴지 못한다. 몸이 앞으로 구부러져 있다. 다리는 O자 형태로 휘어있어 나무를 잡고 매달리기 편한 구조다. 하지만 이런 구조는 오래 걷기에는 불편하다. 그래서 침팬지는 오래 걷지 못한다.

펭귄과 침팬지 외에 다른 동물도 생존을 위해서 환경에 적응하는 과정에서 자신만의 독특한 신체 구조와 기능이 있다. 새는 날기 위해 큰 날개를 갖고 있는데 날개를 움직이기 위해 가슴 근육이 발달했다. 그래서 새의 다리를 보면 앞쪽으로 실리는 무게중심을 맞추기 위해 다리뼈가 뒤로 많이 꺾여있다. 사슴은 빠르게 달리기 위해 만들어졌다. 포식자에게 잡아먹히지 않기 위해 예민한 감각, 길고 얇은 다리, 튼튼한 허벅지 근육을 가지고 있다. 코뿔소는 큰 힘과 단단한 몸을 위해 유연함을 포기했다. 그의 뿔과 몸은 마치 전투용 갑옷처럼 단단해 천적이 쉽게 다가오지 못하지만 그만큼 갑갑하게 몸을 움직여야 한다. 코끼리는 육중한 체중을 견뎌야 하기에 뼈가 두껍고 다리가 뻗정다리처럼 생겼다. 그래서 큰 몸집을 갖는 대신 걷거나 뛸 때 종종 뼈에 금이 가곤 하는 아픔을 겪는다.

구조와 기능 관점에서 사람의 몸은 오래 잘 걸을 수 있는 신체 구조로 되어있다. 길고 곧게 뻗은 다리, 상체보다 발달한 하체 근육, 특히 엉덩이 근육이 발달했다. 지구력이 강한 근육이 차지하는 높은 비율, 척추의 S 곡선, 넓은 심장 용적, 세숫대야 같은 골반, 지렛대처럼 움직이는 발목, 땀샘 발달, 큰 목덜미 인대 등이 그 예다. 이렇게 특별하게 디자인된 신체 구조는 인간이 오래 걷고 달리는 생리적인 능력의 바탕이 되었다. 제대로 걷고자 한다면 우리 몸을 알아야 한다. 걷기 위해 만들어진 인간의 신체 구조와 기능을 자세히 살펴보자.

> **임상 사례**
>
> ## 제 허리는
> ## 왜 이렇게 아플까요?
>
> 기업 건강 컨설팅 서비스를 하면 많은 직장인이 허리 통증을 호소한다. 그리고 자기 허리가 왜 이렇게 아픈지 궁금해한다. 물론 의학

적 진단을 받으면 추간판 탈출증이 있는 예도 있고, 척주관 협착증이 있는 예도 있으며, 근막통증후군인 경우도 있다. 사람마다 통증의 원인이 각각 다르다. 하지만 나는 그들에게 직접적인 통증 원인보다 좀 더 근본적인 문제를 생각해볼 필요가 있음을 말한다. 우리 몸은 수렵 채집 활동을 위해 발달한 몸이며 걷고 달리고 돌을 던지면서 수만 년을 살아왔다. 현대인도 그런 유전적 소양을 물려받았고 지금도 당신의 몸은 걷고 달리기를 원한다. 하지만 당신이 하는 일은 그렇지 않다. 대부분 회사에 앉아서 일한다. 하루 종일 앉아서 컴퓨터 모니터를 바라보고 타이핑하며 일한다. 신체의 다양한 근육과 관절을 움직이지 않고 경직된 자세를 유지한다. 엉덩이 근육은 거의 쓰지 않아 줄어들고, 등 근육은 구부정해진 몸을 잡기 위해 길어지고 약해진다. 이렇게 8시간 동안 수년간 스트레스받으며 일하는데 어떻게 허리가 좋아지겠느냐며 말한다. 그리고 통증 자체를 해결하려는 노력도 중요하지만 일단 나가서 걷기 운동을 하라고 권한다. 우리 몸은 걷기 위해 디자인되었고 하루에 30분 이상 바른 자세로 걸으면 조금씩 허리가 좋아질 것이라고 조언한다. 실제로 이 조언을 잘 듣고 걷기 운동을 실천한 사람은 대부분 허리 통증이 많이 좋아졌다고 이야기한다. 그렇지 않은 사람은 또다시 허리 통증이 재발해서 다시 상담받으러 온다.

상체는 승객, 하체는 기관차

걷기에서 신체를 구분할 때 크게 두 부위로 나눈다. 승객과 기관차. 승객은 상체를 가리키는데, 몸을 실제로 이동하는 부위가 아니라 기관차 위에 올라탄 것과 같다는 뜻이다. 이 부위는 머리, 팔, 몸통이 해당하는데 영어 약자를 따서 햇-HAT HEAD, ARM, TRUNK이라고 부른다. 상체는 걷기에 직접 관여하지 않는다. 그래서 상체가 움직이지 않아도 독립적인 걷기 행위가 가능하다. 걸으면서 전화 통화할 수도 있고 장을 보면서 이동할 수도 있다. 걷거나 달리면서 몸을 숙이거나 기울일 수도 있고 뒤를 돌아볼 수도 있다. 상체가 걷기 행위로부터 완전히 자유로워짐으로 인해 두 손으로 다양한 작업을 할 수 있다는 장점을 갖게 되었다.

하지만 장점이 있는 만큼 단점도 있다. 상체가 어떻게 움직이고 자세를 취하는가에 따라 하체의 걷기 효율에 많은 영향을 미친다. 걸을 때 몸을 구부정하게 하면 무게중심이 앞으로 쏠려 보폭이 짧아진다. 팔을 주머니에 넣고 걸으면 골반에서 발생하는 회전력을 상체에서 감소할 수 없어 뻣뻣하게 걷게 된다. 척추가 옆으로 휘어있으면 골반이 틀어져 다리 길이 차이가 생기는데, 걸을 때 왼쪽 다리와 오른쪽 다리의 보행 주기에 차이가 생겨 한쪽 발과 무릎에 부담을 준다. 쉽게 말해 한쪽은 대형차 바퀴, 다른 쪽은 소형차 바퀴를 달고 걷는 셈이다. 그러므로 제대로 걸으려면 척추를 최대한 곧게 세워야 하며 팔과 어깨를 다리에 맞게 잘 흔들어야 한다.

  기관차는 하체를 가리키며 몸을 직접 이동하는 부위다. 다리와 골반이 이 부위에 해당한다. 골반은 내장과 척추를 떠받치는 의미에서 상체의 일부로 보기도 한다. 하지만 골반은 걸을 때 허벅지뼈와 연결되어 움직일뿐더러 엉덩이 근육과 같이 걸을 때 필수적인 역할을 하는 근육이 많이 부착되어있다. 그래서 걷기에서는 골반을 하체로 분류한다. 하체는 발과 발목, 무릎, 고관절, 골반 등 여러 관절이 맞물려 조화를 이루며 다리를 움직인다. 그리고 두 다리의 주기적인 교차 움직임을 통해 몸을 앞으로 이동한다. 그만큼 하체의 바른 정렬과 바른 움직임은 효율적이고 건강한 걷기를 위한 핵심 열쇠다.

  그런데 하체는 하체 자신만 이동하는 게 아니다. 자기 위에 무거운 상체를 올려놓고 이동해야 한다. 상체에는 척추, 팔뼈와 같이 뼈도 많지만 심장과 폐, 소장과 대장 같은 장기와 그 안에 있는 혈액, 소화물도 포함되어있다. 5~6kg짜리 볼링공 무게의 머리도 상체 꼭대기에 얹혀있고 흔들리는 양팔도 옆에 매달려있다. 때론 양팔로 무

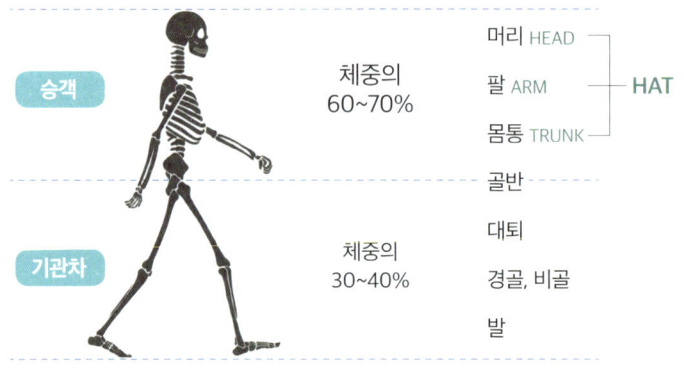

| 골반은 승객과 기관차 양쪽에 모두 속하여 경계선에 표시했다.

거운 것을 들거나 작업할 때도 있어서 하체는 이런 무거움과 무게중심의 다양한 변화를 버티면서 걸어야 한다. 지게 위에 움직이는 쌀한 포대를 얹고 그 위에 작은 어린이가 올라타서 지게를 흔든다고 생각해보자. 그러면 하체가 얼마나 힘들게 걷기 운동을 수행하는지 이해할 수 있다. 다행히도 이런 부담을 견디기 위해 하체 근육은 크고 강하고 튼튼한 편이다. 또한 넘어지지 않고 중심을 잘 잡아야 해서 발목 부위 관절과 근육에는 고유수용감각이라고 하는 몸의 자세 변화를 감지하는 감각신경도 매우 발달되어있다. 물론 이것은 어디까지나 다리 근육을 자주 사용했을 때 이야기다. 만약 당신이 앉아서 일어나지 않는 생활을 한다면 하체 근육은 약해지고 감각도 떨어져 무릎 관절에 퇴행화가 빨리 일어날 것이다.

임상 사례

척추측만증을 극복하고
세계에서 가장 빠른 사람이 된 우사인 볼트

　세계적인 육상선수였던 우사인 볼트. 그는 척추측만증 환자다. 휘어진 척추 때문에 그의 왼쪽 골반은 오른쪽보다 올라가 있었고 기능적으로 왼쪽 다리가 오른쪽 다리보다 더 길었다. 그래서 우사인 볼트는 훈련과정에서 잦은 왼쪽 무릎 통증으로 고통을 받았다. 그도 그럴 것이 자동차로 비유하면 F1 자동차 경주를 하는데 왼쪽 바퀴 휠이 오른쪽 바퀴 휠보다 더 큰 상태와 마찬가지였다. 그 상태로 고속주행을 하면 차에 큰 무리가 가듯이 우사인 볼트도 길이가 다른 두 다리로 100m 전력 질주를 해야 했기 때문에 관절에 무리가 갈 수밖에 없는 상황이었다. 하지만 그의 척추는 온전히 교정할 수 없는 상태였다. 성장기에 이미 척추가 휘며 자랐기에 성인이 되어서 이것을 펼 수는 없었다. 만약 이대로 가다간 빈번한 무릎 부상으로 선수 생활을 조기에 은퇴해야 하는 상황.

　하지만 그는 독일 스포츠의학 팀을 찾아가 코어 근육을 강화하여 상체의 자세를 최대한 바르게 만들었다. 그리고 휘어진 척추로 인해 큰 부담을 갖는 무릎을 위해 엉덩이, 허벅지 근력을 일반 육상선수 수준보다 두 배 더 강하게 만들었다. 자동차로 비유하면 그동안 틀어진 차체를 바로 세우고 타이어와 휠의 재질을 튼튼하게 하여 불균형한 스트레스에도 버틸 수 있도록 내성을 키운 것이다. 그는 이렇게 하체와 척추 근육을 튼튼하게 해 고질적인 무릎 통증을 극복하며 올림픽에서 100m 달리기 3연패를 할 수 있었다. 우사인 볼트처럼 일반인도 완벽한 척추, 하체 균형을 갖기는 힘들다. 그래도 최대한 바른 자세를 유지하려는 습관과 평소 근력 운동을 열심히 한다면 그런 불균형으로 인한 통증을 충분히 극복할 수 있다.

오뚜기가 아닌 죽마를 택하다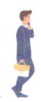

오뚜기를 생각해보자. 오뚜기는 어떻게 넘어뜨리든 다시 선다. 무게중심이 몸의 가장 아래인 지면에 가까운 곳에 있기 때문이다. 인체도 오뚜기처럼 무게중심이 발에 있다면 중심 잡기 편할 것이다. 발이 무거워서 몸을 옆으로 기울여도 쉽게 넘어지지 않을 것이다. 하지만 걷는 경우라면 이야기가 달라진다. 발로 갈수록 무게가 무거워진다면 다리를 들기 어려울 것이다. 갯벌에서 걷는 것처럼 양팔로 다리를 잡고 무겁게 들어 올려야만 할 것이다. 그렇게 한발 들어서 내리고 쿵! 또 한발 들어서 내리고 쿵! 마트 한 번 갔다 오는데 며칠이 걸릴 수도 있다. 이렇게 무게중심이 아래에 있는 상태에서 시계추처럼 일어나는 움직임을 '진자 운동'이라고 한다. 진자 운동은 걸을 때 적용하기엔 에너지 소비가 많고 비효율적이다.

그래서 인간은 오뚜기처럼 무게중심을 아래에 놓지 않고 넘어질 위험이 있더라도 좀 더 높은 곳에 잡았다. 인체의 무게중심은 정확히 말하면 배꼽 아래 10cm, 두 번째 엉치뼈 앞에 있다. 사람의 체형마다 약간 위치가 다를 수 있지만 대부분 이 정도 지점에 있다. 이 위치는 지면에서 꽤 높이 떨어져 있다. 그래서 서 있을 때는 불안정해서 근육과 신경을 통해서 중심을 잡아야 하는 불편함이 있다.

하지만 걸을 때는 그 진가를 발휘한다. 무게중심이 위에 있으므로 땅에 다리를 놓고 몸을 넘기기만 하면 된다. 마치 죽마 놀이를 할 때 죽마를 땅에 짚고 몸을 넘기는 것과 같다. 몸을 높이기까지 에너지를 써야 하지만 높은 곳에 무게중심을 넘어뜨리기만 하면 중력에 의해 쉽게 몸이 이동한다. 이것을 '역진자 운동'이라고 한다. 시계추를 거꾸로 세워 놓은 구조라고 이해하면 쉽다.

역진자 운동은 중력을 이용한다는 점에서 진자 운동보다 걷기에 더 효율적이다. 롤러코스터를 보면 가장 높은 지점에 올리기까지 에너지를 쓴다. 하지만 높이가 정점에 다다르면 그저 롤러코스터를 떨어뜨리기만 하면 된다. 위치에너지가 운동에너지로 바뀌면서 역동적인 힘을 발휘하며 롤러코스터가 앞으로 나간다. 사람이 걷는 원리도 기본적으로 이런 롤러코스터 움직임과 같다. 한 발을 땅에 디딘다. 다리가 구부러지지 않게 근육으로 관절을 고정하고 버틴다. 몸을 세운다. 무게중심이 가장 높은 곳에 도달하면 몸을 기울여 앞으로 넘어뜨린다. 넘어지기 전에 다른 발을 앞으로 뻗어 땅을 디딜 준비를 한다. 몸을 넘어뜨리면서 얻은 운동에너지를 추진력으로 다시 앞으로 뻗은 다리를 땅에 딛고 근육으로 버티면서 몸을 세운다. 그리고 무게중심을 앞으로 떨어뜨림과 동시에 다시 반대쪽 다리를 앞으로 뻗는다. 걷기는 곧 넘어짐의 연속이다. 이렇게 넘어졌다 세워졌다가를 반복하며 머리끝의 움직임은 부드러운 사인 곡선sin.을 그린다. 이렇게 걸을 때는 몸이 올라가고 내려가는 것을 느끼면서 리드미컬하게 움직여야 제대로 걷는 자세가 나온다.

> **임상 사례**
>
> ## 머리끝 어린 외계인을 생각하세요
>
> 모 교육연수원에서 장학사를 모시고 걷기 특강을 할 때였다. 무용실 거울을 보면서 걷는 연습을 하는데, 발에서 머리까지 바르게 걷는 법을 알렸다. 그래서 마지막에는 이것을 다 합쳐서 걸어보라고 지도했다. 그러자 신체를 나누어서 연습할 때는 잘 걷던 장학사분들이 너무 긴장한 채 걷다 보니 걸음걸이가 뻣뻣했다. 발 신경 쓰느라 팔 흔들림을 신경 쓰느라 정신이 없다고 말하며 다들 로봇처럼 걸었다. 그래서 그동안 배운 것을 다 잊고 머리끝만 신경을 쓰고 걸어보라고 이야기했다. 머리끝에 어린 외계인이 탔다고 상상해보라. 그 외계인은 아주 까칠한 성격이라서 머리를 너무 많이 흔들리거나 급격한 충격이 생기면 구토를 할 수도 있다. 또 너무 움직임이 없이 걸으면 어린 외계인이 재미없어서 화를 낼 것이다. 그러니 어린 외계인이 즐겁게

웃을 수 있도록 머리의 좌우 흔들림은 적게 하되 어린이용 롤러코스터를 탄 것처럼 리듬감 있게 위, 아래로 움직임을 느끼면서 걸어보라고 했다. 그러자 로봇처럼 뻣뻣하게 걷던 분들이 몸을 부드럽게 움직이기 시작했다. 어떤 사람은 머리 위에 진짜 외계인이 탄 것처럼 눈을 위로 치켜뜨고 걸어서 다른 사람들의 웃음을 자아내기도 했다.

구르는 발,
땅을 밀기 위한 엄지발가락

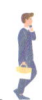

발은 몸 전체로 볼 때 매우 작다. 고작 2%밖에 되지 않는다. 그런데 98%의 몸을 온전히 한 발로 버텨내야 한다. 발에는 26개의 뼈, 32개의 근육과 힘줄, 107개의 인대가 있다. 크기는 작지만 이들이 정교하게 맞물리며 우직하게 몸을 지탱한다. 한 발에 체중이 실릴 때 약 1.5배의 하중이 발을 누르는데 이것을 온전히 버텨낸다. 오래 걷기 위해선 발이 체중과 지면 반발력에 대한 충격을 잘 흡수하고 몸의 흔들림을 줄여야 한다. 이것을 잘 해내기 위해 발목관절에서 지렛대 구조를 이용한다. 발은 뒤꿈치가 튀어나와 있고 뒤꿈치 가까운 쪽 중간 부위에 발목 관절이 있다. 발목을 중심으로 발은 마치 시소처럼 발등과 발바닥 쪽으로 번갈아 지렛대처럼 움직인다.

이런 구조로 발은 걸을 때 마치 구르듯이 움직인다. 지면을 총 3회 터치하는데 뒤꿈치(중앙 또는 중앙에서 약간 바깥쪽)가 바닥에 닿고 그다음 발 중간이 닿으며 마지막으로 엄지발가락으로 몸을 밀어낸다. 뒤꿈치가 바닥에 처음 닿을 때 앞쪽 정강이 근육이 힘을 주면서 천천히 발을 내려놓으며 발이 떨어지는 속도를 줄인다. 엄지발가락으로 발을 밀어낼 때는 종아리 근육과 아킬레스건을 이용하여 지렛대처럼 움직여 적은 힘으로도 큰 몸을 들어 올린다. 오리발을 차고 걸어본 적이 있는가? 오리발을 차고 걸으면 팔자걸음처럼 다리를 바깥으로 벌리고 걸어야 한다. 발끝이 너무 길어 발을 굴릴 수 없으며 발목 지렛대 원리를 활용할 수 없기 때문이다. 또한 발이 너무 무거워져서 한 걸음을 옮기기가 어려워진다. 그래서 발을 바깥쪽으로 돌려 어기적거리며 걷게 된다.

  이번엔 엄지발가락을 관찰해보자. 검지발가락에서 새끼발가락까

걸을 때 일어나는 3회의 발 구르기. 이 3회의 구르기는 지면으로부터 발생하는 충격을 효과적으로 줄이고 몸을 앞으로 밀어내는 추진력을 만든다.
① 뒤꿈치 구르기 ② 발목 구르기 ③ 앞발 구르기

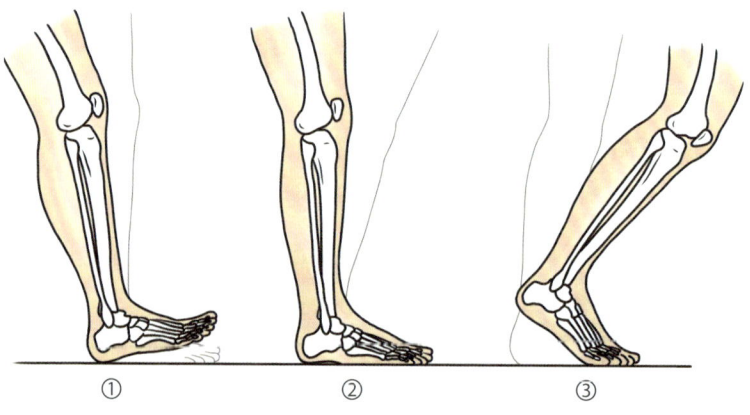

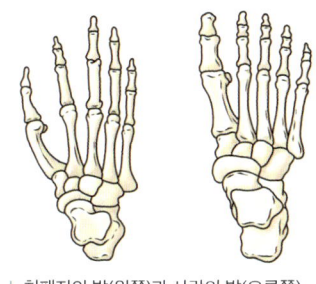
| 침팬지의 발(왼쪽)과 사람의 발(오른쪽)

지 다른 네 개의 발가락에 비해 유독 엄지발가락이 크다. 사람의 엄지발가락은 침팬지와 다르게 생겼다. 침팬지는 엄지발가락이 길고 안으로 향해있다. 하지만 사람의 엄지발가락은 뼈가 짧고 두꺼우며 앞으로 향해있다. 침팬지가 나무를 잘 타기 위해 만들어진 발가락 형태라면 사람은 땅을 밀고 앞으로 나가기 위한 형태다. 다른 부위에도 적용되는 이야기지만 뼈가 두꺼우면 그 부위에 하중이 많이 실린다는 의미다. 이것을 볼프의 법칙Wolff's law이라 한다. 독일 외과의사 율리우스 볼프가 발견한 이론으로, 건강한 사람이나 동물의 뼈는 가해지는 부담이나 충격에 따라 변형된다는 것이다. 발에서 엄지발가락 뼈의 두께가 두꺼운 것, 척추 전체 중 목뼈에서 허리뼈로 갈수록 두꺼워지는 것, 고관절에서 힘이 실리는 부위에 골밀도가 높은 것. 모두 볼프의 법칙으로 설명할 수 있는 대표적인 사례다.

걸을 때 다리가 뒤로 가고 발이 공중으로 뜨기 직전에 엄지발가락으로 몸을 밀어낸다. 이것을 발가락 밀기 또는 푸시 오프PUSH OFF라고 한다. 이때 뒤꿈치가 땅에 닿을 때 실리는 압력과 비교하면 약 30~55% 수준에 육박하는 압력이 엄지발가락에 실린다. 그리고 나머지 압력이 네 개 발가락에 분산되어 체중이 실리고 새끼발가락이 가장 적은 압력을 받는다. 발가락 밀기 단계에서 엄지발가락으로 체중의 절반 수준을 버텨내는 셈이다.

또한 발바닥에는 발에 실리는 압력과 발의 자세 변화를 감지하기 위해 수많은 기계수용기, 고유수용기 감각신경이 분포한다. 이 감각들은 발의 위치와 압력을 계산하여 중추신경계로 정보를 전달하는데 뇌는 이것을 계산하여 적절한 자세를 취하고 필요한 움직임을 만든다. 특히 이 감각들은 엄지발가락과 엄지발가락 아래 발볼 부위에 집중되어있다. 이 외에 발바닥 바깥쪽, 뒤꿈치뼈 바로 앞쪽에도 많이 분포되어 있는데, 이것은 자세를 조절하고 발바닥 압력 분배를 위해 매우 중요하게 쓰인다. <u>그러므로 걸을 때는 발을 바르게 정렬하고, 엄지발가락으로 밀어내는 움직임이 중요하다.</u>

> **임상 사례**
>
> ### 발 앞쪽으로만 걷던 여성
>
> 유튜브에서 걷기 관련 영상을 본 한 젊은 여성분이 메일을 보내왔다. 오래 걸으면 무릎이 아프다는 것이었다. 그냥 걷는 것은 괜찮은데 1km 이상 걸으면 다음 날 무릎과 허리가 아프다고 했다. 그래서 걷기 자세를 한번 봐줄 수 있냐고 부탁했다. 당시에는 개인 상담을 하지는 않은 때라 처음에는 거절했지만 너무 간곡하게 부탁해서 연구실로 잠깐 오라고 말씀드렸다. 연구실에서 그분의 걷는 자세를 체크하

는데 보폭도 너무 짧고 신체 무게중심이 앞으로 쏠려있었다. 발의 움직임도 좋지 않았는데 뒤꿈치-발 가운데-엄지발가락으로 무게중심이 이동하지 않고 발 앞부분만 이용하여 걷고 있었다. 뒤꿈치가 닿지 않는 걸음걸이였다. 그래서 발의 움직임이 좋지 않아 무릎과 허리에 가해지는 충격이 크다고 말씀드렸다. 그런 다음 발뒤꿈치 약간 바깥쪽으로 딛는 연습을 하고 몸이 가운데 왔을 때 발 가운데, 마지막으로 몸이 앞으로 나갈 때 엄지발가락으로 밀어내는 방법을 알려주었다. 처음에는 어색해했지만 시간이 지나면서 점점 움직임이 나아졌고, 나는 추가로 발목을 유연하게 하는 종아리 스트레칭 법을 알려주고 집에서 하루에 1회씩 꼭 하라고 숙제를 내줬다. 그렇게 그는 연구실을 나갔고 1주일 뒤에 카카오톡으로 연락이 왔다. 걷기 자세를 바꾸니 오래 걸어도 무릎과 허리가 불편하지 않다며 감사하다는 인사와 함께 작은 커피 쿠폰을 선물로 보내왔다.

발바닥 아치와 근막

발바닥을 보면 안쪽이 움푹 들어가 있고 바깥쪽은 그렇지 않다. 발가락 바로 밑에 발 볼 쪽을 만져보면 가운데가 약간 들어가 있다. 이 부분들은 발의 아치다. 아치 구조는 무거운 하중을 잘 견디기 위한 건축 구조다. 발은 아치 구조를 통해 체중을 견뎌낸다. 이 아치 구조가 잘 느껴지지 않고 편평하다면 평발을 의심해볼 수 있다. 이런 경우 체중이 발 안쪽으로 실리는데 무릎이 안쪽으로 꺾이는 힘을 받아 무릎 자세에도 영향을 미친다.

발이 아치 구조를 유지하기 위해 발바닥에 넓은 근막이 펼쳐져 있다. 발뒤꿈치를 들고 앞꿈치로 서보자. 발바닥을 손끝으로 눌러보면 팽팽하게 느껴지는 느낌이 있는데 이 부분이 바로 발바닥 근막이다. 발바닥 근막은 발뒤꿈치에서 발 앞쪽으로 부채꼴 모양으로 펼쳐져 있다. 이 부분은 걸을 때 뒤꿈치를 들어 올리면서 더욱 팽팽해지는데, 이 탄력을 이용하여 엄지발가락을 끌어당긴다. 근막은 걸으면서

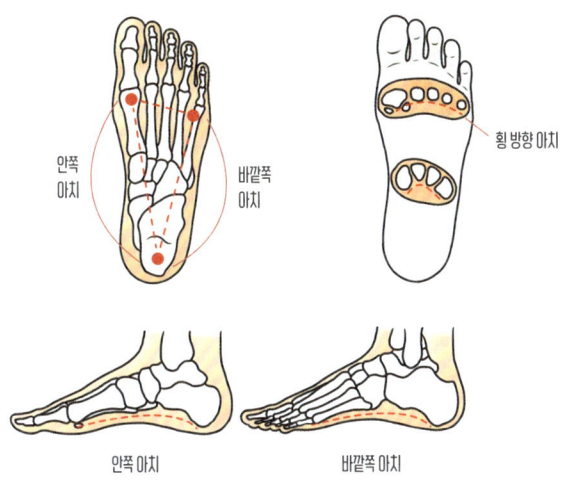

| 발의 다양한 아치 구조. 발은 안쪽, 바깥쪽, 횡 방향의 아치를 가지고 있다.

엄지발가락에 체중이 실렸을 때 발가락이 위로 과하게 꺾이는 것을 막아주고 발을 안정시키는 데 도움을 준다. 또한 엄지발가락이 땅을 밀어낼 때 발가락을 움직이는 근육이 힘을 잘 내게 도와준다. 발을 최대한 아래로 폈을 때 엄지발가락을 구부리는 힘은 두 배가 된다. 서서 뒤꿈치를 들어보고 발바닥 근막이 팽팽해지는 것을 느껴보기 바란다.

발바닥 근막은 걸을 때도 중요하게 쓰이지만 달릴 때 큰 역할을 한다. 달릴 때 발바닥 근막의 탄력을 이용하여 스프링처럼 다리를 움직이는데 약 17% 정도 힘이 아치 구조에서 나온다. 발 자세가 틀어져 평발이 되거나 요족발(까치발)이 되면 발바닥 근막이 팽팽해지고 탄력을 잃어버리는데 발바닥 근막 통증의 원인이 된다. 또한 뒤꿈치로 연결된 근막이 뼈를 잡아당겨 뼛조각이 자라는 질환이 생기기도 한다. 그래서 평소 발바닥을 지압하고 바른 자세로 걸으면서 발바닥 근막의 탄력을 잘 이용하는 것이 필요하다.

무지개 스프링처럼 움직이는 아킬레스건

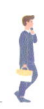

 근육은 힘을 낸다. 관절을 잡아주고 움직이는 역할을 한다. 걸을 때 다리를 움직이는 데 많은 근육이 쓰인다. 그런데 모든 움직임에 근육을 쓰는 게 꼭 좋은 것만은 아니다. 근육은 수축과 이완을 하는 동안 에너지가 사용된다. 그러므로 모든 움직임에 근육을 100% 쓰게 되면 그만큼 많은 에너지가 필요하여 뇌와 다른 장기에 에너지를 공급하기 어려워진다. 그래서 인체는 근육의 부담을 줄이기 위해 힘줄이라는 스프링을 넣었다. 그중 대표적인 부위는 종아리에 있다.

 당신의 종아리 근육을 만져보라. 정강이뼈를 중심으로 뒤에 붙어 있는 이 근육은 체중을 떠받치며 뒤꿈치를 올렸다 내릴 정도로 강한 근육이다. 그런데 자세히 보면 정강이뼈 중간에서 위쪽으로 근육이 두껍게 붙어있고 발목 쪽으로 갈수록 급격히 얇아진다. 큰 힘을 내야 할 필요가 있는 근육이라면 근육의 크기가 클수록 유리하다. 그래서 발목까지 근육이 덮여있어도 모자랄 텐데 정강이뼈 중간까지만 발달되어있다. 어떻게 된 일일까?

바로 종아리 근육 아래는 아킬레스건을 통해 발목에 연결되기 때문이다. 아킬레스건은 우리 몸에서 가장 길고 탄력적인 힘줄이다. '건'이라는 해부학적 용어는 근육이 뼈에 붙을 때 근육과 뼈를 연결하는 힘줄을 의미한다. 참고로 '인대'는 뼈와 뼈를 연결하는 힘줄을 의미한다. 아킬레스건은 매우 질기고 탄력적인 조직이다. 만약 아킬레스건이 끊어진다면 걸을 수 없을뿐더러, 오금 부위 가까이 딸려 올라가서 수술하는 의사들이 아

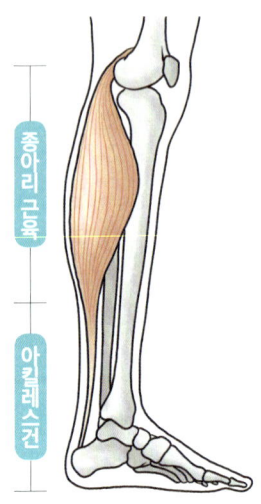

종아리 근육과 아킬레스건. 인체는 효율적으로 걷고 달리기 위해 아킬레스건의 탄력성을 최대한 활용한다.

킬레스건을 찾기 위해 애를 먹기도 한다. 그만큼 강한 고무줄을 길게 늘인 것처럼 종아리 근육과 뒤꿈치뼈를 연결하고 있다. 다른 부위보다 아킬레스건이 이렇게 길게 발달되어있는 이유는 뭘까?

무지개 스프링 장난감을 가지고 논 적이 있는가? 플라스틱이 코일처럼 말려있고 양옆을 잡고 잡아당기면 길게 늘어나는 장난감 말이다. 양 손바닥에 놓고 무지개 모양을 만들거나 계단 위에서 한쪽 끝부분을 잡고 빠르게 아래 계단으로 내리면 탄력을 받아 바닥까지 내려가게 해서 가지고 놀던 기억이 있을 것이다. 이것의 한쪽 끝부분을 잡고 아래로 길게 늘린다고 생각해보자. 그런 다음 손으로 아래

위로 가볍게 흔들어주면 길게 늘어났다가 위로 올라왔다가 아래로 살짝 튕기듯이 흔들어주면 아래로 길게 늘어났다가 위로 쭉 올라오는 모습을 확인할 수 있다. 장난감이 가진 고유한 탄성을 이용하여 길이가 변하는 것인데 손은 큰 힘을 들이지 않아도 살짝만 움직여주면 큰 움직임이 일어난다. 아킬레스건도 이런 탄성을 이용한다. 뒤꿈치를 들어 몸을 들어 올려야 할 때면 종아리 근육을 살짝만 수축해도 아킬레스건이 길어지면서 탄성에너지가 축적된다. 그 에너지를 이용해 힘이 극대화되어 뒤꿈치가 들어 올려진다. 근육이 모든 일을 하지 않아도 되는 것이다.

아킬레스건은 이런 구조를 가장 잘 활용하는 부위이며 걸을 때 아킬레스건의 탄력을 이용하여 종아리 근육의 에너지 소비를 줄이고 효율적으로 발을 들어 올릴 수 있다. 걷기를 할 때 필요한 힘의 16%는 아킬레스건으로부터 나올 정도다. 다른 동물들은 아킬레스건이 사람만큼 발달되어있지 않다. 종아리 근육과 아킬레스건의 탄성 시스템이야말로 사람이 걷기 위해 만들어졌다는 것을 알려주는 특징적인 신체 부위다. <u>그만큼 종아리 근육의 근막과 아킬레스건은 탄력성을 유지해야 하며 평소 스트레칭과 걷기 운동을 자주 해야 기능이 살아난다.</u> 만약 걷지 않고 스트레칭도 하지 않는다면 이 부위의 탄력성이 줄어들고 힘의 효율이 떨어진다. 그러면 발등 쪽으로 발목을 꺾을 때 유연성이 떨어져 걷거나 계단을 오를 때 발끝을 바깥쪽으로 돌려 나쁜 자세를 유발한다. 또 나이가 들어 힘이 더 빠지면 문턱을 잘 넘지 못해 낙상 사고를 당하기도 한다.

 참고로 아킬레스건만큼은 아니지만 다른 근육 역시 비슷하게 이런 구조를 이용한다. 모든 근육은 근막이라는 탄력 있는 얇은 막으로 싸여있다. 근막이 있어서 근육이 형태를 유지할 수 있다. 삼겹살이 그냥 잘려만 있다면 모양을 특정할 수 없지만 랩으로 둥글게 포장하면 둥근 모양이 되는 것처럼 각 근육 섬유들을 묶음 단위로 잡아주는 게 근막이다. 이 근막이 근육 끝부분에 모여 뼈에 붙기 전에 건이라는 힘줄을 형성한다. 그래서 근육이 수축하면서 힘을 줄 때 근막과 건의 탄력을 이용해 효율적으로 관절을 움직인다. 근막은 온몸을 연결하기 때문에 걸을 때 관절과 관절의 움직임을 부드럽게 연결한다.

> **임상 사례**
>
> ## 아침에 일어나서 발을 디디면 발바닥이 너무 아파요
>
> S 전자 직원이 어느 날 발바닥 통증을 호소하며 사내 운동센터를 찾아왔다. 아침에 일어나서 발을 디딜 때마다 발바닥이 너무 아프다는 것이었다. 조금 걸으면 나아지는데 아침만 되면 아파서 출근 준비하기가 어려울 정도라고 했다. 일단 신발과 양말을 벗어보라고 했다.

그런 다음 선 자세에서 엄지발가락을 발등 쪽으로 꺾어보았다. 그러자 발바닥이 아프다며 통증을 호소했다. 발바닥 근막의 통증이 의심되었다. 사내 병원에 가서 정확한 진단과 함께 통증과 염증을 해결할 수 있는 치료를 받을 것을 권했다. 그런 다음 통증이 운동할 수 있을 정도로 줄면 매일 점심을 먹고 나서 센터로 와서 다음의 순서대로 운동하라고 지도했다.

1. 마사지볼로 발바닥을 3분 이상 풀기
2. 발목 스트레칭 기구 위에서 발목을 위로 꺾은 자세로 30초씩 3회 아킬레스건 스트레칭하기
3. 스텝바에 발 앞부분을 걸치고 뒤꿈치 사이에 테니스공 끼운 후 뒤꿈치 올렸다 내렸다 하며 발 아치 만들기 운동 20회씩 3세트 하기

집에서는 급격한 체중 증가로 발에 스트레스가 쌓였으니 꾸준히 식이조절을 하면서 식후 30분 이후에 실내 자전거 운동을 하며 체중 관리할 것을 권했다. 그 직원은 점심시간마다 와서 열심히 운동했고 한 달 뒤에 증상이 많이 호전되었다. .

나무 옹이처럼 두껍지만
유리병처럼 부드러운 무릎

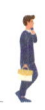

 우리 몸이 걷기 위해 만들어지면서 피해를 본 관절도 있는데 바로 무릎이다. 무릎은 불쌍한 관절이다. 발과 골반 사이에 연결되어있어 스스로 선택해서 자세를 잡고 움직이기보다는 발과 골반에 따라 무릎 자세가 수동적으로 결정된다. 마치 회사의 중간관리자와 같다. 상관에게 치이고 부하 직원에게 치이는 수모를 겪는다. 발이 안짱으로 움직이면 무릎은 안쪽으로 돌아간다. 발이 팔자로 움직이면 무릎은 바깥쪽으로 돌아간다. 엉덩이 근육이 약해 고관절을 잡아주지 못하면 허벅지뼈는 안쪽으로 꺾이고 무릎 안쪽 인대와 바깥쪽 연골이 스트레스를 받는다. 이렇게 발과 골반의 자세가 좋지 않으면 무릎 연골은 한쪽으로 빨리 닳게 된다. 그래서 무릎 관절이 건강하지 않은 사람은 발과 골반 자세가 좋지 않은 경우가 많다.

 무릎 관절은 정강이뼈와 허벅지뼈 그리고 무릎뼈(앞쪽에 작은 접시처럼 생긴 뼈)가 만나서 이루어진다. 무릎은 근육을 제외하고 뼈만 관찰한

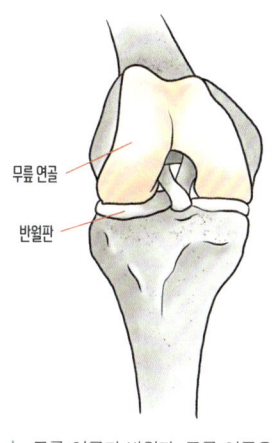

무릎 연골과 반월판. 무릎 연골은 초자연골로 되어 있어 마찰계수가 매우 낮아 움직임이 부드럽다. 정강이뼈 윗부분은 반월판이 있어 허벅지뼈에 붙은 둥근 무릎 연골을 감싸준다.

다면 나무 옹이처럼 뭉툭하고 두꺼운데 그만큼 체중에 대한 스트레스가 많은 부위다. 무릎에 실리는 스트레스는 평지에서 걸을 때 체중의 1.3배, 무릎을 펴고 다리를 앞으로 들어 올릴 때 체중의 2.6배, 계단을 오를 때 체중의 3.3배, 완전히 쪼그려 앉았다 일어날 때 체중의 7.8배까지 올라간다. 실제 체중도 체중이지만 무릎 관절 스스로 보호하기 위해 주변 근육이 수축하면서 무릎 관절을 잡아당기는 것도 큰 몫을 한다. 이 부분은 잘 기억해 두길 바란다. 때론 관절에 생기는 부담이 단순히 물리적 스트레스 때문도 있지만 근육이 관절을 보호하기 위해 긴장하면서 실리는 압력도 큰 영향을 미친다. 그래서 관절이 아픈 사람은 그 통증을 줄이기 위해 근육을 긴장하고 그래서 관절이 더 마모되는 악순환이 발생한다. <u>그런 만성적인 경우는 강화 운동을 먼저 하기보다는 주변 근육과 근막을 풀어주어 관절을 부드럽게 만드는 게 필요하다.</u>

무릎 관절은 뼈와 뼈가 맞물리는 부분이 초자연골로 되어있는데 초자연골은 아주 부드러운 관절이다. 마찰계수가 지극히 낮아 스케이트장 얼음보다도 미끄럽다. 무릎 관절을 형성하는 뼈는 옹이처럼 두껍지만 관절이 맞물리는 부위는 그 어떤 부위보다 부드럽고 매끈하다. 유리병 위에 젤을 바르고 손으로 병을 만지는 것과 같은 움직임이 일어난다. 무릎 연골은 관절 주머니가 감싸고 관절 주머니 안은 윤활액으로 가득 차 있다. 윤활액은 관절을 부드럽게 움직이는 역할을 한다. 자전거 체인의 기름과 같은 역할이다. 자전거는 밖에서 기름을 뿌리면 되지만 윤활액은 몸 안에 있으므로 그럴 수 없다. 그래서 걷기 운동을 하기 전에 충분히 무릎을 움직이고 스트레칭하면 몸 안에서 윤활액 분비량이 늘어난다. 이것은 다른 관절도 마찬가지인데 타이핑하기 전에 손가락 손목 관절을 움직이고, 배드민턴을 치기 전에 어깨 관절과 팔꿈치 관절을 스트레칭하면 관절에 윤활액이 풍부해져 운동할 때 부상을 예방할 수 있다.

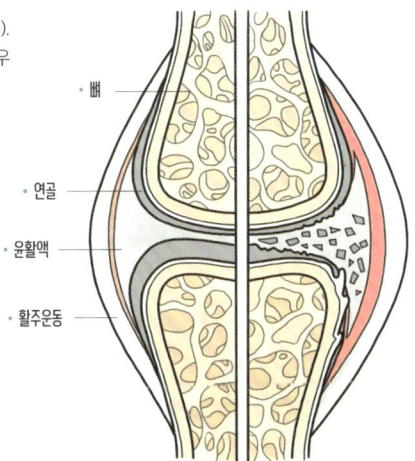

건강한 무릎 관절(좌)과 관절염 무릎 관절(우).
관절염의 경우 윤활액이 부족해 연골이 매우
닳았다.

무릎 관절에서 허벅지뼈 끝부분은 편평하지 않고 둥근 모양이다. 이 모양을 보면 인체가 정적으로 서 있는 게 아니라 부드럽게 움직여야 하는 존재임을 알 수 있다. 그런데 이렇게 둥근 면이 바로 정강이뼈와 맞물리면 연골이 손상되기 쉽다. 이것을 방지하기 위해 정강이뼈 끝부분은 둥근 허벅지뼈 끝부분과 잘 맞물리도록 약간 오목하게 생겼다. 자세히 보면 반월 모양으로 관절 바깥 부분을 연골이 감싸고 있다. 이 부분은 반월판이라고 하여 허벅지뼈가 정강이뼈 위쪽에 잘 놓이게 접촉면을 늘려 위치를 잡아주는 역할을 한다. 문제는 이 부분이 자주 손상된다는 점이다. 무릎 자세가 틀어지면 반월판 특정 부위에 실리는 스트레스가 많아져 자주 찢어진다. <u>반월판 안쪽은 혈관이 분포하지 않는다. 그래서 이 부위는 한 번 찢어지면 회복이 잘 안된다. 걸을 때 무릎을 곧고 바르게 정렬해 반월판이 손상되지 않도록 예방하는 것이 중요한 이유다.</u>

무릎 관절은 인간이 직립보행을 하면서 손상이 많고 퇴행화가 빨리 일어나는 곳이기도 하다. 많은 사람이 잘못된 걸음걸이로 가장 먼저 불편함을 느끼는 관절이기도 하다. 그만큼 제대로 걷기가 가장 필요한 관절이 바로 무릎이다.

임상 사례

걸을 때 무릎이 뒤로 휘어지는 경우

걷는 자세를 관찰하다 보면 다리를 땅에 딛고 몸을 세울 때 무릎이 뒤로 휘는 사람들이 종종 있다. 양쪽 무릎이 다 그런 경우도 있고 사람에 따라 한쪽 무릎만 그런 경우도 있다. 예를 들어 발과 무릎과 몸통이 수직선에 놓일 때 무릎이 뒤로 과하게 펴져서 마치 활처럼 휘어진 모습을 띠는 것이다.

무릎 관절을 잡아주는 근육 힘이 약해서 그렇다. 근육이 무릎 관절을 제대로 잡아주지 못해 관절이 뒤로 과하게 펴지면서 부족한 안정성을 보상하게 된다. 이렇게 나쁜 걷기 자세를 그대로 두면 무릎에 불균형한 스트레스가 가해져 무릎 통증이 발생하는 것은 물론 연골 퇴행화가 빨리 진행되기도 한다.

이런 경우는 반드시 앞허벅지 근육인 대퇴사두근을 근력 운동을 통해 강하게 만들어야 한다. 레그익스텐션 동작이나 벽에 기대어 하는 월스쿼트 동작처럼 무릎에 부담이 적으면서 대퇴사두근을 튼튼하게 하는 운동을 하는 것이 좋다. 만약 무릎이 지나치게 펴져서 나쁜 걷기 자세가 잘 고쳐지지 않는다면 뒷굽이 높은 힐운동화를 신는 것이 좋다. 뒷굽을 높여주면 무릎 관절이 뒤로 과하게 펴지는 것을 막을 수 있다.

허벅지근육 힘줄의 도르래, 무릎뼈

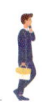

무릎 앞쪽에는 접시 모양의 둥근 뼈가 하나 있다. 무릎뼈 또는 슬개골이라고 하는 부위다. 이건 도대체 왜 있는 걸까? 이 부분은 해부학적으로 힘줄로 덮여있다. 앞허벅지 근육의 힘줄이 모아져 정강이뼈 앞부분으로 연결되고 무릎뼈를 지나 정강이 앞쪽 뼈까지 인대로 연결되어있다. 그 사이에 무릎뼈가 매달려 있는 셈이다. 힘줄만 연결하면 될 텐데 굳이 접시 모양의 뼈를 넣어둔 이유는 도르래 역할을 하기 위함이다. 앞허벅지 근육은 골반 앞쪽 가장 튀어나온 뼈에서 고관절 앞쪽을 지나 무릎 관절 앞쪽으로 통과한다. 두 개의 관절을 통과하는 것이다. 근육이 일단 길다. 그리고 무릎을 펴면서 몸을 세우고 무릎 관절을 보호하기 위해 큰 힘을 내야 한다. 그런데 무릎 관절이 구부러지면 구부러질수록 힘의 방향이 바뀐다. 쪼그리고 앉았을 때 무릎을 펴려고 갑자기 일어나면 무릎에 부담이 된다. 앞허벅지 근육이 수축하는 힘의 방향과 정강이뼈를 펴는 방향이 일치하지 않기 때문이다. 이렇게 다르게 작용하는 힘의 방향을 보완하기 위해 무릎 앞쪽에 무릎뼈를 넣어두었다. 허벅지뼈 끝부분에 안으로 파인 부분이 있는데 무릎뼈 안쪽은 이 부분에 잘 맞도록 약간 튀어나와 있다. 허벅지뼈 관절면에 세로로 끼워져 움직일 수 있는 형태다. 그리고 무릎뼈와 무릎 관절이 맞닿는 사이에는 관절낭이 있어서 완충 역할을 한다. 이런 구조는 도르래 역할을 한다. 앞허벅지 근육이 어떤 각도에서 수축해도 무릎뼈가 도르래처럼 움직이면서 정강이뼈를 펴준다. 무릎뼈가 없으면 앞허벅지 근육은 무릎을 펴기 위해 30%의 힘을 더 주어야 한다.

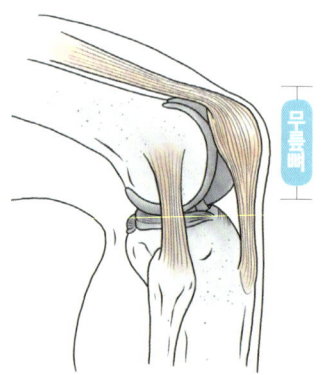

무릎뼈. 무릎뼈는 앞허벅지 근육의 힘을 정강이뼈에 효율적으로 전달하는 도르래 역할을 한다.

아무리 효율적인 도르래 구조라도 무릎 각도가 90°보다 작으면, 쉽게 말해 쪼그려 앉으면 앉을수록 무릎 근육과 관절은 부담이 된다. 특히 무릎뼈가 관절을 압박하는 힘이 매우 증가하는데 그런 의미에서 양반다리는 무릎 관절에 나쁜 자세이며 되도록 의자 생활을 해야 한다. 장시간 작업 중에는 무릎을 쪼그리지 말아야 하며 자전거를 탈 때는 무릎 구부러지는 각도가 90°보다 작아지지 않게 안장을 높여야 한다. 시골에서 쪼그려 밭일하는 어르신들의 무릎 관절에 퇴행화가 빨리 일어나는 원인이기도 하다. 그래서 밭일할 때는 엉덩이에 원기둥처럼 생긴 단단한 재질의 간이 쿠션을 엉덩이에 차는 것이 좋다.

걸을 때 지면에 뒤꿈치가 닿을 때 무릎은 체중과 지면 반발력에 의해 구부러지는 힘을 받는다. 이때 앞허벅지 근육은 무릎이 구부러지지 않게 힘을 주면서 완충 역할을 한다. 무릎 관절을 보호하는 데 앞허벅지 근육의 근력은 핵심이다. 무릎뼈는 앞허벅지 근육이 효율적으로 일할 수 있게 돕는다. 무릎을 보호하기 위해 평소 레그익스텐션 동작 등을 통해 근력을 강화하는 것이 좋다.

걸을 때 다리 정렬을 바르게 하지 않으면 안쪽이나 바깥쪽으로 무릎뼈 위치가 변형된다. 무릎뼈가 제 위치에서 벗어나면 본디 도르래 기능을 잘 못 하게 되며 무릎뼈 안쪽 관절낭이나 무릎뼈와 정강이뼈를 연결하는 인대에 손상이 일어나 무릎 통증이 생길 수 있다. 앞허벅지 근육 강화 외에도 무릎 건강에 발의 바른 자세와 강한 엉덩이 근육이 필요하며 걸을 때 다리를 11자로 잘 걸어야 무릎뼈의 기능을 제대로 살릴 수 있다.

임상 사례

무릎 관절이 뻣뻣할 때는
무릎뼈 주변을 풀어라

　사람들이 무릎 관절이라고 하면 허벅지뼈와 정강이뼈가 만나는 부위만 생각하는 경향이 있다. 하지만 무릎뼈와 허벅지뼈가 만나는 부위도 중요한 무릎 관절이다. 무릎뼈가 부드럽지 않아 무릎뼈 아래 즉, 무릎 앞쪽이 아픈 경우도 종종 발생한다. 무릎뼈와 정강이뼈가 연결되는 인대가 손상되었거나 무릎뼈 안쪽에 지방층 또는 관절낭이 심하게 압박받아서 그런 것일 수도 있다.

　무릎을 구부렸다 폈다 했을 때 움직임이 부드럽지 않으면 무릎뼈 주변을 풀어주는 것이 좋다. 따뜻한 핫팩으로 무릎뼈 주변을 감싸서 관절을 따뜻하게 한다. 온찜질은 30분 이내로 충분히 하는 것이 좋다. 스트레칭도 도움이 된다. 무릎뼈를 손으로 잡고 +자 방향으로 위, 아래, 좌, 우로 지긋이 스트레칭한다. 그리고 양손으로 무릎뼈를 잡고 부드럽게 원 모양을 그리며 움직인다. 시계 방향, 반시계 방향으로 움직이면서 풀어주면 무릎뼈 주변 조직이 이완되면서 무릎의 움직임이 좋아진다.

　이런 온찜질과 스트레칭은 무릎뼈 주변 조직의 혈관을 확장해 혈액순환과 신진대사를 촉진한다. 뿐만 아니라 한쪽으로 긴장하고 당겨져 있는 무릎뼈의 정렬을 좋게 하고 손상된 조직의 노폐물을 배출

하는 데 도움이 된다. 대부분 무릎이 뻣뻣했던 사람도 이렇게 무릎뼈만 가볍게 풀어줘도 무릎을 구부리고 펼 때 불편감이 해소되는 것을 경험한다.

허벅지뼈의 안쪽 휘어짐, 직립보행을 위한 결정적 디자인

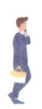

사람의 허벅지뼈는 구조가 아주 독특하다. 길게 직선으로 생긴 게 아니라 고관절에서 무릎으로 내려오면서 안쪽으로 약 120° 각도를 그리며 휘어져있다. 왜 이렇게 생겼을까?

우리는 두 발로 걷는다. 한 발을 들면 한 발은 반드시 땅에 닿아있어야 한다. 네 발로 걷는 것보다 다리에 실리는 부담이 크고 중심을 잡는데 더 노력해야 한다. 인체를 잘 생각해보자. 몸통의 무게중심은 앞에서 보았을 때 정수리에서 수직선으로 가운데로 지나간다. 하지만 서 있을 때 다리는 골반에서 양쪽으로 갈라진다. 몸의 무게중심은 발바닥이 아닌 발과 발 사이로 지나간다. 한 발로 땅을 디디면 무게중심이 반대쪽으로 쏠릴 수밖에 없는 구조다. 그래서 발과 발 사이를 너무 넓게 해서 걸으면, 쉽게 말해 팔자걸음으로 걸으면 한 발로 중심을 잡을 때 몸이 넘어지지 않기 위해 발을 딛는 쪽으로 몸통을 기울이게 된다. 침팬지가 이런 식으로 걷는다. 몸을 오른쪽 왼

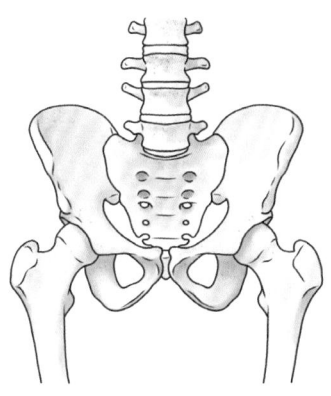

허벅지뼈 안쪽 휘어짐. 허벅지뼈 고관절 가까운 부분은 골반에서 직선으로 내려가지 않고 120° 정도 꺾어서 내려간다. 걸을 때 한 발로 중심을 잡기 위한 디자인이다.

쪽으로 건들거리며 걷는데 이것은 그들이 건방져서 그런 게 아니라 허벅지뼈가 O자처럼 벌어져 있어서 몸의 중심을 맞추기 위해 어쩔 수 없이 나오는 걸음걸이다.

하지만 사람은 이것을 최대한 보완하기 위해 허벅지뼈를 골반 쪽에서 안쪽을 향하도록 휘어져 있다. 상대적으로 몸의 무게중심에 가깝게 허벅지뼈를 모아줌으로써 한 발로 땅을 디딜 때 중심을 잡기가 좀 더 편하다. 그래서 사람은 걸을 때 몸을 좌우로 크게 흔들지 않아도 되고 좀 더 우아하게 척추를 세우고 걸을 수 있다. 또한 엉덩이 근육에서 중심을 잡는 데 에너지 소비를 최소화할 수 있게 되었다.

정강이뼈는 허벅지뼈의 기능 변화에 맞춰 직선으로 곧게 뻗어 내려간다. 그래서 허벅지뼈와 정강이뼈가 맞물리는 각도는 몸 바깥쪽으로 약간 꺾여있다. 그리고 그에 맞추어 무릎 관절면이 잘 맞물리도록 디자인되었다. 그러므로 허벅지뼈가 기능적으로 안쪽으로 휘어진 것은 직립보행을 위한 결정적 디자인이다. 걸을 때 발과 발 사이의 가로 너비를 보행 간격이라고 한다. 이 보행 간격은 5~15cm 수준으로 그것을 초과하여 너무 넓게 벌리고 걸으면 몸을 좌우로 많이 흔들게 된다. 그러므로 이런 인체의 디자인을 이해한다면 보행 간격을 정상범위로 잘 모으고 걸어야 함을 알 수 있다. 대게 주먹 하나를 세웠을 때 주먹이 발과 발 사이에 들어갈 정도면 적당하다.

그런데 이렇게 걷기에 특화된 고관절의 디자인은 한편으로 꺾이는 각도가 커서 잘 부러진다는 약점도 있다. 골밀도가 떨어지고 균형 감각이 떨어지는 고령자는 집이나 야외에서 낙상 사고를 당하면 고관절 골절이 일어나 회복하기 어렵다. 또한 걷지 못하게 되어 체력이 떨어져 지병으로 생을 마감하는 예도 많다. 그래서 할 수 있을 때 스쿼트나 한 발로 서기 같은 운동을 통해 엉덩이 근육을 많이 단련하는 것이 중요하다.

임상 사례

호수공원에서 본 독특한 걸음걸이

석촌호수는 벚꽃으로 유명하다. 하지만 제2롯데월드타워가 생기기 전에는 관광객이 지금처럼 많지 않았다. 구간이 8자 형태로 순환하게 되어있어 걷기, 달리기 운동을 하는 사람이 많았다. 마라톤 금메달리스트 황영조 선수가 달리기 운동을 했던 곳으로 유명할 정도였다. 이 공원에서는 시민들이 다 같이 호수를 왼쪽으로 끼고 돌면서 걷기 운동을 하는데 그러다 보니 앞에 가는 사람들의 걷는 자세를 무심코 보게 된다. 그중 기억에 남는 독특한 걸음걸이를 가진 분이 있었다. 50대 중반으로 보이는 여성분이었는데 그의 운동법은 이러했다.

다리를 골반보다 넓게 벌린다. 몸을 뒤로 젖힌다. 팔과 다리를 대각선 V자로 힘차게 흔들며 걷는다. 이렇게 1시간 동안 땀을 뻘뻘 흘리며 공원을 걷는다.

바른 자세로 걷는 법을 알려드리고 싶었지만 개인 운동에 방해가 될까 싶어 말씀드리지 않았다. 이렇게 발과 발 사이 보행 간격을 넓게 걸으면 몸을 좌우로 크게 움직이게 된다. 그때마다 양쪽 다리에 체중을 잘 분산시키지 못하고 한쪽 다리에 힘을 싣게 된다. 발과 무릎, 고관절에 모두 무리가 갈 수밖에 없다. 더욱이 몸과 머리가 좌우로 많이 흔들려 목, 허리 근육에도 부담을 준다. 물론 다이어트 효과는 좋을 수 있다. 비효율적인 걷기는 반대로 이야기하면 근육을 많이 사용하여 에너지 소비량이 증가하는 것을 의미하기 때문이다. 잠깐 걷는 정도야 독특한 방식으로 걸어도 되지만 30분 이상 오래 걷는다면 관절과 근육 건강에 좋지 않다. 건강하게 걸으려면 몸을 중립 자세로 세우고 다리를 모으고 11자로 걷는 것이 좋다. 허벅지뼈가 그렇게 생겼기 때문이다. 팔과 다리 옆으로 흔들기, 뒤로 걷기, 모델처럼 걷기 등 나만의 특별한 걷는 법이 있더라도 건강을 위해서 특정 구간을 정해놓고 그 구간에서만 그 방법을 사용해보자.

고관절 X자 인대와 엉덩이 속근육 6형제

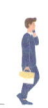

고관절은 앞뒤로 부드럽게 움직이는 관절이다. 볼 앤 소켓 관절 ball-and-socket joint이라고 하는데 허벅지뼈 부분은 마치 골프공이 매달린 것처럼 둥글게 생겼고 그 공을 골반 안쪽이 소켓처럼 감싸는 구조다. 이런 비슷한 관절 형태는 어깨에 있다. 어깨 관절과 고관절이 다른 점은 고관절이 소켓 안에 더 깊이 들어가 있다는 점이다. 어깨 관절뼈는 날개뼈 오목한 면 바깥으로 나와 있다. 그래서 어깨는 움직임이 큰 대신 탈구가 잘 일어나고 고관절은 어깨보다 움직임이 적지만 그만큼 탈구 위험이 적다. 고관절의 구조는 걸을 때 위아래로 발생하는 충격과 흔들림으로부터 탈구를 막기 위한 최소한의 안전장치인 셈이다.

이렇게 움직임이 많은 관절은 한편으로 안정성이 떨어지는 단점이 있다. 그래서 관절을 잡아 안정성을 높이는 장치가 필요한데 바로 인대다. 고관절 인대는 앞쪽이 두텁고 강하게 발달해있다. 앞쪽에는 Y자 형태로 인대가 교차하며 고관절을 잡아준다. 그래서 Y자 인대라고 부르기도 한다. Y자 형태 인대 구조의 특징은 허벅지뼈를 안쪽으로 돌리면서 뒤로 뻗으면 인대가 꼬인다는 점이다. 젖은 수건을 비틀어서 물을 짜다 보면 최대한 비틀었을 때 더 이상 비틀어지지 않고 수건이 단단하게 말리는데 그런 원리와 비슷하다.

이 인대는 걸으면서 다리가 뒤로 이동할 때 뒤로 너무 많이 가지 않도록 앞쪽에서 잡아주는 역할을 한다. 그래서 다리를 뒤로 뻗어보면 앞으로 뻗을 때와 달리 허리를 젖히지 않고서는 뒤로 많이 뻗어지지 않는다. 바로 이 인대가 움직임을 제한하기 때문이다. Y자 인대는 안정성을 위한 장치이기 때문에 이것을 굳이 길게 늘일 필요는 없다. 다리를 찢는다고 뒤로 다리를 너무 찢거나 장요근 스트레칭을 과하게 하면 이 인대가 늘어나 고관절의 안정성이 떨어진다. 운동은 뭐든지 적당한 게 최고다.

그렇다면 고관절 뒤쪽은 어떻게 잡아줄까? 고관절 뒤쪽 인대는 앞쪽보다 상대적으로 얇고 약하다. 그래서 고관절이 움직이는 범위는 앞쪽으로 움직이는 게 뒤쪽보다 월등히 크다. 선 자세에서 다리를 위로 올리면 잘 올라가지만 뒤로 뻗으려고 하면 생각보다 잘 나가지 않는다. 앞으로 다리를 뻗을 때 잡아주는 인대가 강하지

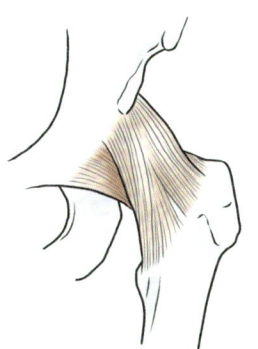

고관절 Y자 인대. 옆으로 누운 Y자와 비슷한 결이며 서 있을 때 허벅지뼈가 뒤로 펴지는 것을 막는 역할을 한다.

않은 만큼 고관절 뒤쪽에서는 근육이 잡아준다. 흔히 엉덩이 속근육 6형제라고 하여 6개의 작은 근육들이 엉치뼈에서 허벅지뼈 쪽으로 연결되어있다.* 이 근육들은 다리가 앞으로 나갈 때 수축하면서 상대적으로 얇은 뒤쪽 인대를 도와 관절을 잡아준다. 허벅지뼈가 안쪽으로 회전할 때는 반대로 바깥쪽으로 돌아가는 뼈를 잡아주는 역할을 하기도 한다. 그래서 이 근육들의 기능이 떨어지면 허벅지뼈가 안쪽으로 돌아가는 자세가 나온다. 결국 이 근육은 고관절이 제 자리에 놓이게 안정시키는 역할을 한다. 고관절의 회전근개**인 셈이다.

　인대는 에너지를 쓰지 않는 수동적인 프레임이며 근육은 에너지를 써서 힘을 주는 능동적인 조직이다. 그만큼 엉덩이 속근육 6형제는 고관절을 많이 쓰면 피로해질 수 있다. 근육이 피로해지면 긴장되고 혈액순환이 잘되지 않는다. 특히 이 근육들 사이로 다리 근육과 피부를 지배하는 좌골신경이 지나다닌다. 그러므로 평소 폼롤러나 테니스공을 바닥에 놓고 이 부위를 풀어주거나 따로 스트레칭하는 것이 좋다. 양반다리를 오래 하거나 변기에 오래 앉아있으면 이 근육의 길이가 짧아지고 신경을 압박해 혈액순환과 신경순환에 장애가 생길 수 있으므로 이 자세들을 오래 하지 않도록 주의하자.

---

* 이 근육들은 이상근, 상쌍자근, 내폐쇄근, 하쌍사근, 외폐쇄근, 대퇴방형근이다.
** 회전근개: 회전근개란 어깨 관절 주위를 덮고 있는 4개의 근육인 극상근, 극하근, 견갑하근, 소원근을 가리킨다. 이 근육들은 어깨 관절의 회전운동 및 안정성을 유지하는 역할을 한다.

임상 사례

골반을 앞으로 내밀고 선 자세

걷기 자세를 평가하기 전에 선 자세를 먼저 본다. 선 자세를 관찰하면 고관절의 안정성을 쉽게 관찰할 수 있기 때문이다. 대표적으로 보는 자세는 골반을 앞으로 내민 자세다. 옆에서 보았을 때 어깨 가운데(어깨 라인), 바지 주머니 뒤쪽 봉제선(고관절 라인) 그리고 무릎 옆 가운데 부분(무릎 라인)이 일직선에 놓이는 것이 건강한 자세다. 하지만 많은 사람이 어깨 라인과 무릎 라인에 비해 고관절 라인이 앞으로 나와 있는 경우가 많다. 마치 배를 내밀고 서 있는 모습을 한다. 이런 자세가 나오는 가장 큰 이유는 코어 근육과 엉덩이 근육을 사용하지 않고 고관절 앞쪽에 있는 Y자 인대에 걸쳐서 서기 때문이다. 이 자세를 계속 취하면 인대가 늘어나 고관절이 불안정해진다. 그만큼 허리 관절도 불안정해져서 약해질 수밖에 없다. 이럴 땐 엉덩이 근육과 아랫배에 힘을 주고 키를 크게 서는 것만으로도 불안정한 고관절과 허리를 건강하게 유지할 수 있다.

골반이 보폭을 늘린다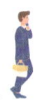

　골반은 세숫대야처럼 생겼다. 영어로 골반은 영어로 BASIN이라고 하고, 대야 또는 물대접이라는 뜻이다. 침팬지나 다른 영장류는 골반이 세로로 길다. 몸을 숙이는 데 더 익숙한 형태다. 하지만 사람의 골반은 옆으로 넓게 생겼다. 서 있을 때 내장을 떠받치기 좋은 구조다. 그리고 골반은 엉치뼈와 연결되어 척추를 세우는 기반 역할을 한다. 골반이 기울어지면 척추도 기울어지고 내장도 기울어진다.

　골반과 엉치뼈(천골)가 만나는 지점을 천장관절이라고 한다. 벨트를 찼을 때 벨트 라인 뒤쪽을 만져보면 가운데 엉치뼈가 있고 좌우로 콩알처럼 튀어나온 뼈가 있다. 살이 많아 그 부위가 보조개처럼 움푹 들어간 사람도 있다. 몸을 약간 숙이면 그 부위에 뼈가 튀어나오고 잘 만져진다. 그 부분은 골반 뒤쪽에 가장 튀어나온 뼈인데 그 안쪽에 있는 관절이 천장관절이다. 천장관절은 크게 움직이는 관절은 아니다. 어깨 관절, 고관절과 비교하면 거칠게 맞물린 모습이다.

하지만 엄밀히 말해 천장관절은 약간의 움직임이 있어야 한다. 이 약간의 움직임이 중요하다. 전문 용어로 관절의 유동성이라고 하는데 천장관절의 유동성은 걸을 때 골반을 부드럽게 움직이는 역할을 한다. 평소 자주 걷는 사람은 이 관절에 움직임이 있다. 하지만 자주 걷지 않는 사람은 관절의 움직임이 적다.

걸을 때 골반은 세 가지 축에서 움직임이 일어난다. 옆에서 보았을 때 앞뒤로 기울어지고, 앞에서 보았을 때 좌우로 기울어지며, 위에서 보았을 때 앞뒤로 회전(척추를 회전축으로)하는 것이다. 걸을 때 옆에서 보았을 때 약 7° 정도 옆으로 기울어진다. 왼쪽 다리로 지지하고 섰을 때 골반은 7° 정도 약간 오른쪽으로 기울어진다는 뜻이다. 앞에서 보았을 때 골반은 약 4° 정도 앞으로 기울어진다. 다리를 뒤로 뻗을 때 골반은 앞으로 4° 기울어지는데 다리가 앞쪽으로 갈 때는 허벅지뼈가 움직일 여유가 있지만 다리를 뒤로 뻗을 때는 고관절 앞쪽 인대가 제한하기 때문에 골반이 함께 움직여서 움직임을 만드는 것이다. 위에서 보았을 때 골반은 앞뒤로 5°씩 회전하는데 오른쪽 다리가 앞으로 나갈 때 그쪽을 향해 골반이 돌아간다. 총 10° 수준의 골반 회전 움직임이 일어나는 것인데 이것은 기능적으로 다리 길이를 늘리는 데 매우 중요한 역할을 한다. 이렇게 세 가지 축에서 움직임이 일어나는데, 이것은 결코 엉덩이를 옆으로 실룩거리는 것이 아님을 미리 얘기해둔다. 엉덩이가 오른쪽 왼쪽으로 튀어나오는 움직임이 아니다. 보폭을 잘 늘리기만 해도 골반은 자연스럽게 따라 움직인다.

 이렇게 골반은 범위가 넓진 않지만 허벅지뼈와 함께 유기적으로 움직인다. 이것은 발목의 지렛대 움직임과 함께 걸을 때 발생하는 수직·수평적인 흔들림을 크게 줄여준다. 예를 들어 골반이 부드럽게 움직이지 않고 고정되어있으면 위아래 수직 움직임이 9.5cm까지 늘어난다. 하지만 발목 지렛대 움직임과 골반의 움직임을 통해 이것을 최소 2.5cm, 최대 5cm까지 줄인다. 상체의 승차감을 좋게 하는 셈이다. 덕분에 두개골의 흔들림은 줄어들고 우리는 걸으면서 주변 환경에 대한 정보나 물체의 움직임을 좀 더 정확하게 볼 수 있는 능력을 갖추게 되었다.

 골반이 움직이면서 얻게 된 또 하나의 이점은 요통 예방이다. 골반을 움직이지 않고 걷는 사람은 보폭도 짧고 허리 통증을 자주 호소하는 경향이 있다. 골반 위에 척추가 세워지는데 골반을 부드럽게 움직이면 허리뼈 5번과 천골 사이 부분에 회전이 일어나고 다른 허

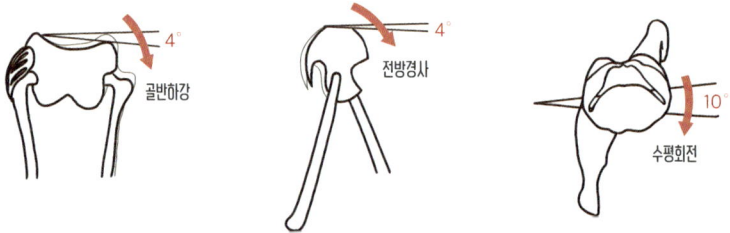

골반의 3축 움직임. 걸을 때 골반의 움직임.
걸을 때 골반은 옆으로 4°, 앞으로 4°, 회전 10° 움직임이 일어난다.

리 관절에 수직·수평적인 움직임이 일어난다. 이것은 허리 디스크에 펌프 작용을 일으켜 수분과 영양분을 공급하고 노폐물을 배출하는 역할을 한다. 또한 골반 움직임에 따라 척추를 세우는 근육이 수축과 이완을 리드미컬하게 반복하는데, 이것은 허리를 안정화하는 데 이바지한다.

또한 골반을 움직이지 않고 다리만 움직이면 다리 길이만큼만 보폭을 늘릴 수 있다. 하지만 골반이 다리를 앞뒤로 뻗을 때 같이 움직여 나아가면서 기능적으로 다리 길이를 더 늘리게 된다. 보폭이 늘어나는 것이다. 그래서 다리로 걷는 느낌이 아니라 골반으로 걸어야 한다. 골반을 부드럽게 움직이면서 보폭을 한 뼘 늘리면 골반이 제 기능을 하게 된다.

임상 사례

골반을 부드럽게 움직이려면 허벅지 근육을 스트레칭해라

골반이 틀어져 다리 길이가 다르고 엉덩이 높이가 다르다면 골반이 불균형한 것이다. 골반이 불균형해지면 골반과 척추가 만나는 천장관절도 뻣뻣해진다. 전문 용어로 유착되었다고 표현한다. 이런 경우에는 골반 교정이 필요하다. 전문가들은 틀어진 골반의 형태를 정확하게 계산하고 그에 맞추어 교정 자극을 하거나 운동 방법을 지도한다. 하지만 일반인들이 내 골반이 틀어진 방향을 계산하여 교정법을 정확하게 적용하기는 매우 어렵다. 이럴 때 간단하게 접근하는 방법이 있다. 골반을 잡고 있는 근육은 대부분 허벅지 근육이다. 안쪽 허벅지, 바깥쪽 허벅지, 앞허벅지, 뒤허벅지 등이다. 그래서 골반의 균형을 맞추고자 한다면 이런 큰 허벅지 근육을 중심으로 스트레칭하면 된다. 좌우 불균형, 길어진 근육, 짧아진 근육 이런 것을 계산할 필요도 없다. 그저 양쪽 똑같이 허벅지 근육을 같은 시간 동안 스트레칭하면 된다. 큰 근육이므로 15초 정도 충분히 늘려주고 3회씩 허벅지 근육을 골고루 스트레칭하면 골반이 자연스럽게 부드러워진다. 스트레칭을 하다 보면 잘되는 쪽이 있고 잘되지 않는 쪽을 느낄 수 있다. 잘되지 않는 쪽을 더 집중해서 스트레칭하려고 노력해보자. 이렇게 양측성으로 운동만 해도 골반의 균형은 많이 좋아진다. 특히 천장관절이 부드러워져 걸을 때 골반이 편해지는 것을 경험할 수 있다.

잘록한 허리

　침팬지와 비교해서 인간의 허리는 길고 잘록하다. 걸을 때 한쪽 다리가 움직이면 골반은 반대쪽으로 회전한다. 예를 들어 왼쪽 다리가 앞으로 나가면 골반은 위에서 보았을 때 오른쪽을 향해서 돌아갈 것이다. 이것을 골반의 수평 회전이라고 한다. 사람의 골반은 옆으로 넓게 생겼고 허리도 잘 세워진 상태로 길이도 길어서 이런 수평 회전이 가능하다. 문제는 이 회전력을 그대로 두면 머리까지 회전력이 전달되고, 몸의 무게중심을 맞추기도 어려워질 것이다. 그래서 신체는 이 회전력을 중간에 없애야만 했다. 걸을 때 머리의 회전을 막고 중심을 잘 잡기 위해서.

　골반 방향과 반대로 몸통을 회전시키면 회전력이 상쇄된다. 걸을 때 골반이 회전하면 인체는 팔과 어깨를 이용하여 몸통을 반대로 회전시킨다. 왼쪽 다리가 앞으로 나갈 때 골반이 시계 방향으로 돌아간다. 그러면 오른쪽 팔과 어깨가 앞으로 나가면서 몸통이 반시계 방향으로 돌아가게 만든다. 이것을 몸통 교차패턴이라고 한다. 몸통 교차패턴은 척추가 곧게 세워져서 축 역할을 할 때 잘 일어난다. 구부정한 자세를 하거나 너무 뒤로 편 자세를 하면 척추가 회전축 역할을 하지 못해 몸통 회전이 부드럽게 되지 않는다.

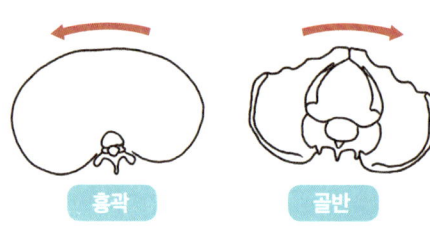

걸을 때 흉곽과 골반의 움직임. 사람은 골반이 오른쪽으로 돌아갈 때 흉곽이 반대 쪽인 왼쪽으로 돌아간다.
(출처: 유튜브 NATURE VIDEO)

한편으로 긴 허리 때문에 허리가 약해지게 되었다. 긴 허리로 인해 사람들은 요통과 허리 디스크 질환을 자주 겪는다. 이런 긴 허리의 취약점을 보완하기 위해 평소 허리를 잡아주는 복부, 옆구리, 허리 근육을 잘 단련하는 것이 좋다. 흔히 코어라고 불리는 복직근, 외복사근, 내복사근, 복횡근, 요방형근, 척추기립근, 다열근, 장요근이 그것이다. 엎드려서 팔꿈치로 중심을 잡고 몸을 일직선으로 만드는 플랭크 동작이나 옆으로 한쪽 팔꿈치로 중심을 잡고 몸을 일직선을 만드는 사이드 플랭크, 엉덩이와 허리 근육을 단련하는 네 발 기기 자세에서 팔다리 엇갈려 들기, 브리지 동작 등이 허리를 강화하는 데 도움이 된다. 그리고 평소 아랫배에 힘을 주고 허리를 펴는 바른 자세 습관도 요통과 허리 디스크를 예방하는 데 큰 도움이 된다.

중심을 맞추는 어깨와 팔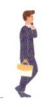

 또한 사람의 어깨는 허리둘레에 비해 넓은데 옆으로 넓게 발달되어 있다. 직립보행할 때 어깨로 중심을 잡기 위함이다. 어깨를 움직이는 근육은 귀 안에 있는 전정기관과 연결되어있다. 다리 자세가 바뀌거나 골반 위치가 바뀌어 몸의 중심이 기울어지면 그에 맞추어 어깨를 이용하여 중심을 맞춘다. 일반적으로 한쪽 골반이 앞으로 나가면 반대쪽 어깨가 앞으로 나가고, 한쪽 골반이 내려가면 내려간 쪽 어깨는 올라간다.

 줄타기하는 곡예사를 보면 부채를 이용하여 끊임없이 팔과 어깨를 움직인다. 부채를 이용하여 공기저항을 만들어 회전 관성을 크게 하고 팔과 어깨를 움직이며 중심을 잡는 것이다. 장대를 이용할 때도 비슷하다. 팔이 없는 사람은 무릎 정도 높이의 상자 위를 점프하는 것에도 큰 두려움을 느낀다. 팔과 어깨로 중심을 잡는 게 일반인보다 어렵고 실패했을 때 팔로 몸을 보호할 수 없어 그렇다.

이런 이유로 걷기 운동을 할 때 양손이 자유로워야 하며 팔과 어깨를 잘 흔들어서 중심을 맞추는 것이 좋다. 팔과 어깨를 흔들 때 다리가 움직인다고 해서 100% 팔과 어깨가 수동적으로 움직이는 것은 아니다. 어깨 삼각근의 앞쪽 근섬유와 뒤쪽 근섬유에 최대 근력의 5% 정도 능동적으로 힘이 들어간다고 보고되고 있다. 그러므로 팔과 어깨를 흔들 때는 큰 힘을 들이지 않고 자연스럽게 앞뒤로 흔드는 정도면 적당하다.

임상 사례

팔을 앞으로만 뻗는 걷기 동호회

한 지자체 의뢰로 걷기 지도자 보수 교육을 진행한 적이 있었다. 걷기를 16시간 이상 교육받고 일반인을 지도하는 자격증을 받은 분들이었다. 걷기의 과학적인 원리를 설명하고 실습에 들어갔다. 그런데 많은 분이 팔을 앞으로 뻗어서 팔꿈치를 펴고 걷는 모습이 보였다. 유독 그 모습이 눈에 띄어서 왜 그렇게 걷는지 물어보았다. 그러자 지도자들이 말하기를 걸을 때 팔을 잘 흔들어야 한다고 해서 평소보다 앞으로 더 뻗어서 흔들고 걷는 편이라고 했다. 나는 걸을 때 파워 워킹이나 노르딕 워킹처럼 의도적으로 특수하게 걷는 경우를 제외하고 팔은 다리의 움직임에 맞추어 자연스럽게 흔드는 것이 좋다고 말씀드렸다. 그리고 팔을 앞뒤로 흔들 때 팔꿈치 비율이 앞으로 10°, 뒤로 25°라고 설명하며 팔을 뒤로 2.5배 더 당기면서 걷는 것이 좋은 걸음걸이라고 조언해드렸다. 팔꿈치 아래에 해당하는 전완 부위는 편하게 흔들리는 대로 시계추처럼 움직이라고 설명했다. 다시 팔을 흔들며 걸어보라고 했다. 다들 처음엔 어색해했지만 조금씩 적응하면서 가슴이 더 펴지는 것 같다는 의견, 몸이 앞으로 더 잘 나가는 느낌이 난다는 의견을 주었다.

척추의 S 곡선, 그리고 허리 디스크

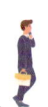

사람의 척추는 완만한 S곡선을 그린다. 정확하게 말하면 목은 C, 등은 반대로 C, 허리도 C, 엉치와 꼬리뼈는 반대로 C자다. 이 곡선은 태어날 땐 척추 전체가 앞으로 구부정한 C자를 그리고 있다. 목의 C자 형태가 기울기가 완만한 것을 제외하면 척추 전체가 등의 곡선 방향과 일치한다. 그러다 몇 개월이 지나고 아이가 뒤집기에 성공하면 엎드린 자세를 취하기 시작한다. 이때부터 생존을 위해 고개를 드는데 이 과정에서 목을 세우는 근육이 발달한다. 이게 익숙해져서 엎드려 기어 다니기 시작하면 목에 C자 곡선이 발달한다. 시간이 흘러 아이가 걸음마를 하려고 두 발을 딛고 몸을 세우기 시작하는데, 이때부터 허리에 C자 곡선이 허리 근육과 함께 발달하기 시작한다. 등과 엉치뼈의 곡선은 원래 가지고 태어났다고 해서 1차 곡선, 목과 허리는 나중에 만들어졌다고 해서 2차 곡선이라고 부른다.

이렇게 척추를 세우는 과정에 만들어진 완만한 S자 곡선은 직립보행을 가능하게 만든 디자인이다. 허리를 폄으로 인해 골반을 세우고 두 다리를 수직으로 곧게 뻗을 수 있게 되었다. 척추가 곧게 세워지면 몸을 다양하게 움직일 수 있게 되는데 기본적인 구부림과 폄 말고도 옆으로 기울임, 회전 움직임이 커지게 된다. 이렇게 늘어난 척추가 움직이는 범위는 걷기 효율을 높이는 데 큰 역할을 한다. 또한 척추의 완만한 S 곡선은 완충 기능이 있다. 두 발로 걸으면 어쩔 수 없이 흔들림과 충격이 발생하는데, 이때 발생하는 충격을 척추의 곡선이 앞뒤로 잘 분산시키게 되어있다. 척추 전체가 마치 정교한 스프링처럼 움직이는 것이다. 그래서 목이나 허리가 일자 또는 반대로 C자로 꺾인 사람은 체중으로 인한 충격을 분산시키지 못해 많은 불

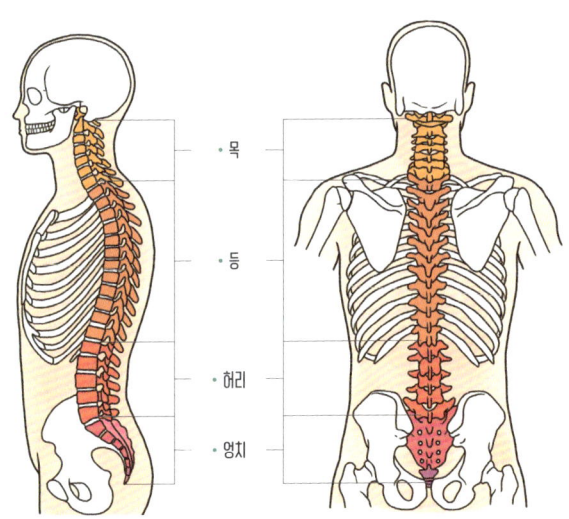

척추 S 곡선. 목과 허리는 안으로, 등과 엉치뼈는 뒤로 곡선을 그리고 있다. 뼈와 뼈 사이는 디스크가 있고 척추 가운데 난 구멍으로 척수신경이 흐른다.

편감을 호소한다.

척추와 척추 사이에 있는 디스크 연골조직은 훌륭한 쿠션 역할을 한다. 디스크는 단단한 섬유륜과 그 안에 물렁물렁한 수핵으로 구성된 연골이다. 디스크는 물을 많이 품고 있으며 그로 인해 척추를 부드럽게 움직이고 척추에 실리는 충격을 흡수한다. 디스크 관절 하나하나는 움직임이 많지 않다. 하지만 움직임이 작은 범위가 전체 디스크에서 일어나면서 큰 움직임을 만든다. 몸을 옆으로 기울이고 숙이고 펴고 돌리면서 다양한 방향으로 부드럽게 움직일 수 있는 것은 이런 디스크 한마디에서 일어나는 작은 움직임으로부터 비롯되었다. 디스크에는 혈관이 지나가지 않는다. 그래서 스스로 물과 영양을 공급받을 수 없다. 대신 움직일 때 발생하는 압력 차이를 이용하여 종판에 있는 혈관으로부터 수동적으로 물과 영양을 공급받는다. 디스크는 움직여야 먹고 살 수 있으며 이것을 펌프 메커니즘이라고 한다. 오래 앉아서 생활하면 허리가 눌린 상태에서 움직임이 거의 없으므로 상온에 오래 놓아둔 치즈처럼 허리 디스크에서 수분이 빠져나간다. 스트레칭을 자주 하고, 자주 일어나서 움직이면 허리 디스크는 다시 수분을 보충한다. 걷기와 달리기는 훌륭한 펌프 메커니즘 운동이다. 특히 달리기는 스프링처럼 다리를 움직이는데 척추 펌프 작용을 강하게 일으키고 허리 근육을 강화하여 허리 디스크 두께를 두껍게 만든다. 허리 디스크 건강을 위해 걷기, 빠르게 걷기, 가볍게 달리기 이런 식으로 운동 강도를 높이는 방법을 추천한다.

척추뼈 사이에는 위아래로 구멍이 크게 나 있다. 척추뼈를 도넛이라고 비유한다면 허리에서 목까지 도넛 24개가 세로로 쌓여있는 모습이다. 이 구멍을 척추관이라고 한다. 이곳으로 척수 신경이 지나간다. 이 척수 신경이 또다시 척추뼈와 척추뼈 위아래 사이로 난 또 다른 구멍으로 가지를 치듯이 옆으로 빠져나온다. 그 신경들이 몸 구석구석으로 퍼져나가 감각기관으로 들어온 감각 정보와 뇌를 통해 내려온 운동 명령을 전달한다. 그런데 움직이지 않아 디스크의 두께가 얇아지고 퇴행화가 일어나면 이 구멍들이 좁아진다. 척추관이 좁아지면 척추관 협착증, 디스크가 밀려 나와 신경 가지를 압박하면 추간판 탈출증이 된다. 이런 증상들은 신경의 흐름을 제한하기 때문에 감각은 물론 근육의 운동 기능을 떨어뜨린다. 척수 신경은 어깨 쪽과 허리 쪽이 두꺼운데 걷기와 관련한 근육들을 조절하는 신경이 지나가는 곳이다. 만약 허리 디스크가 눌려서 통증이나 신경 흐름 제한으로 다리를 잘 움직이지 못하게 된다면 걷기가 매우 힘들어질 것이다. <u>척추를 세워야 다리가 펴진다. 규칙적으로 바른 자세로 걷기 운동을 하여 척추를 관리하자.</u>

임상 사례

적당한 수준의 빠르게 걷기와 가벼운 달리기는 허리 디스크의 질과 강도를 높인다

호주의 한 연구팀은 평균 30세의 세 집단의 요추 자기공명영상(MRI)을 비교했다. 평소 달리기를 하지 않는 그룹, 달리기를 하는 그룹(주 20~40km), 장거리 달리기를 하는 그룹(주 50km 이상)으로 나누어 디스크와 관련한 여러 지표를 비교했다.

결과는 두 달리기 그룹 모두 달리기를 하지 않은 그룹보다 추간판 조직 질과 구조적 강도와 관련한 중요 지표인 '디스크 수분 공급'이 더 좋았고 '글리코사미노글리칸의 농도'가 더 높았다. 디스크의 구조와 탄력이 좋아진 셈이다. 게다가 일주일에 최소 50km를 뛰는 선수들은 다른 두 그룹보다 추간판의 두께가 두꺼웠다. 또한 연구 저자들은 달리기의 긍정적인 영향이 디스크 탈출과 관련된 중심 부분인 수핵에서 더 크다는 것을 발견했다. 디스크가 탄력을 잃고 손상되어 수핵이 디스크에서 밖으로 빠져나오면 주변 신경과 조직을 압박하여 극심한 통증의 원인이 된다.

이 연구를 통해 허리 디스크가 달리기 운동으로 건강해질 수 있음을 알 수 있다. 달릴 때 생기는 허리의 부드러운 상하 움직임이 디스크 조직을 자극하여 발달시킨 것이다. 걷기도 이와 비슷한 효과를 가지고 있다. 무릎 관절이 허락한다면 허리 디스크를 위해 가볍게 달리기를, 무릎 관절이 불편하다면 빠르게 걷기를 해보자.*

---

* 출처: Running exercise strengthens the intervertebral disc. Daniel L. Belavý, Matthew J. Quittner, Nicola Ridgers, Yuan Ling, David Connell & Timo Rantalainen Scientific Reports volume 7, Article number: 45975 (2017).

목을 곧게 세우기 위한 디자인, 목덜미 인대

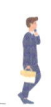

　머리는 무겁다. 볼링공이라고 생각하면 쉽다. 이 무거운 머리가 인체의 맨 위에 있다. 이것은 시야 확보 차원에서는 유리하지만 걸을 때는 불리하다. 머리가 앞에 달린 포유류는 이동 방향과 머리가 향하는 방향이 같다. 하지만 사람은 이동하는 방향과 머리가 향하는 방향이 같지 않다. 그래서 머리 위치를 잘 두는가에 따라 걷기 효율에 영향을 미친다. 머리가 앞으로 기울어져 있으면 몸의 무게중심도 앞으로 기울어진다. 이에 맞춰서 앞으로 넘어지지 않게 허리를 숙이고 보폭을 줄여야 한다. 머리가 뒤로 들려 있으면 몸의 무게중심도 뒤로 기울어진다. 허리가 뒤로 젖혀지고 배를 내밀게 된다.

　머리는 목 위에 얹혀있다. 그런데 머리의 무게중심과 관련하여 재밌는 사실이 있다. 우리가 흔히 생각할 때는 골프공이 골프공 핀에 올라가 있는 것처럼 머리가 목 위에 안정적으로 세워져 있다고 상상한다. 현실은 그렇지 않다. 머리의 무게중심은 가운데 있지만 목뼈와 연결된 부분은 그보다 약간 뒤쪽에 있다. 정확히 말하면 귓구멍 아래에 있다. 머리가 놓인 곳이 중심점보다 뒤에 있는 것이다. 그래서 머리는 엄밀히 말해 앞으로 기울어져야 한다. 하지만 우리는 머리를 잘 세우고 있다. 목뒤에 있는 인대 덕분이다. 목덜미 인대가 기본적으로 목을 잡아주어 목뒤에서 잡아주는 근육도 부담을 덜게 되었다.

고개를 숙인 뒤 목뒤 가운데를 세로로 만져보면 팽팽하게 느껴진다. 이것은 목뼈 가운데 뒤쪽에 넓게 세로로 펼쳐진 모양을 한 인대다. 이 인대는 머리뼈 뒤쪽 가운데에서 목뼈 7번까지 길게 연결되어 있다. 바로 목덜미 인대다.

목덜미 인대는 대부분 콜라겐으로 구성되어있어 단단하면서 탄력이 있다. 유인원과 비교하면 인간의 목덜미 인대는 크고 넓게 발달되어있다. 즉, 목덜미 인대의 역할은 명확하다. 특히 걷거나 달릴 때 어쩔 수 없이 머리의 수직적인 흔들림이 발생하는데 이를 막아주는 역할을 한다. <u>이 인대가 잘 기능하려면 목뒤를 펼치는 느낌으로 목을 잘 세워야 한다. 그래야 인대가 제 길이를 유지하면서 목을 안정적으로 잡아준다.</u>

또 한 가지. 목뼈는 척추 중 가장 움직임이 큰 부위다. 등과 허리에 비해 회전 범위가 넓다. 특히 목에서도 목뼈 1번과 2번 사이 관절에서 47°의 회전 움직임이 나온다. 참고로 회전이 그나마 일어나는 등은 10° 이상 회전하지 못하며 허리는 아예 5° 이상 회전하지 못한다. 허리는 회전이 거의 일어나지 않는 부위다.

우리는 목뼈를 생각할 때 몸이 고정된 상태에서 목을 돌리는 움직임을 생각한다. 이것을 걸을 때 반대로 생각해보자. 몸이 움직이고 머리가 고정된 상태라면 어떨까? 효율적인 걷기 목표 중 하나는 머리 흔들림을 줄이는 것이다. 무거운 머리가 꼭대기에서 많이 움직여봤자 몸 입장에서는 좋을 게 없다. 그리고 눈과 귀와 같은 중요한 감각 기관이 있기 때문에 이동 중에 몸의 자세 변화와 외부 환경의 변화를 정확하게 감지하기 위해선 머리는 되도록 흔들리지 않는 게 좋다.

이런 관점에서 목의 유연성은 몸에서 일어나는 회전 변화를 마지막으로 줄여주는 역할을 한다. 골반이 왼쪽에서 오른쪽으로 수평 회전할 때 어깨가 그것을 상쇄한다. 그런데 어깨에서 일어난 움직임은 목을 통해 머리로 전달된다. 이때 목이 고정되어있다면 그 회전력이 머리로 연결될 것이다. 하지만 목은 부드러우므로 그 회전력을 줄일 수 있다. 머리는 무거워서 관성이 크므로 목 관절이 잘 분리되어있다면 머리는 크게 흔들리지 않는다. <u>그러므로 목의 자세를 올바르게 하고, 목 근육과 관절이 긴장되지 않도록 스트레칭하는 게 필요하다.</u>

우리는 완벽하지 않지만 잘 걷기 위해서 만들어졌다.
이 구조가 잘 기능하기 위해서는 바른 자세로 제대로 걸어야 한다.

2장

제대로
앉고 서고
걷는 법

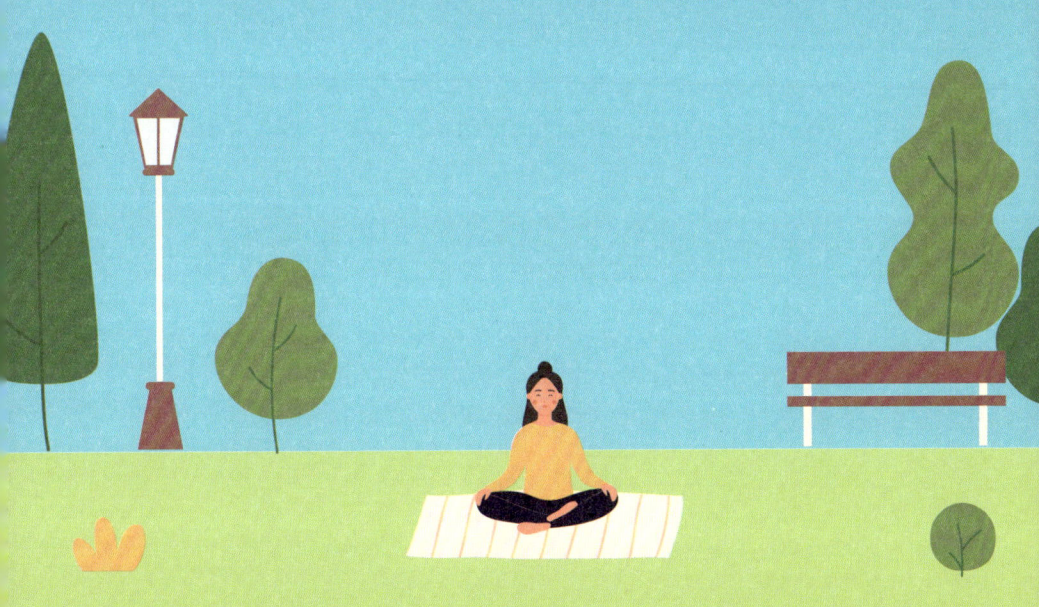

사람에게 첫걸음마는

삶의 주체자로서

시작을 알리는

위대한 한 걸음이다.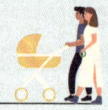

나는 제대로 걷고 있을까? 걷기 분석 31

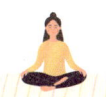

누구나 걷기 운동을 하지만 내가 제대로 잘 걷고 있는지 아는 사람은 많지 않다. 실제로 걷는 자세를 정확하게 분석하는 것은 매우 어렵다. 걸을 때 각 관절의 움직임 각도가 정상인지 아닌지 근육들이 힘을 잘 주고 있는지 아닌지 알아내는 것은 매우 까다로운 일이다. 그래서 전문가들은 특별한 분석 장비를 이용하여 발의 압력을 분석하거나 몸에 센서를 붙여 컴퓨터 프로그램을 이용하여 동작을 분석한다. 근육에 전극을 붙여 근육에서 발생하는 전기적 자극을 측정하기도 한다. 하지만 이런 장비를 갖춘 곳을 주변에서 찾기는 어렵다.

그렇다면 내가 제대로 걷고 있는지 알 방법은 없을까? 눈으로 확인할 방법이 있다. 눈으로 관찰하는 것만으로도 내가 잘 걷고 있는지 아닌지 알 수 있다. 눈으로 걷는 모습을 관찰하는 법은 크게 두 가지가 있다. 첫째 전신 거울을 보면서 걷는 자세를 관찰하는 방법, 스마트폰 카메라를 삼각대에 세운 뒤 동영상으로 촬영해서 보는 방법이 있다.

거울을 보는 방법

거실 끝이나 복도 끝에 전신 거울을 세워놓고 거울을 향해 걸어갔다가 다시 뒤돌아서 오는 방식으로 왔다 갔다 한다. 거울을 향해 걸을 때 나의 걷는 모습을 관찰한다. 앞모습을 보는 것만으로도 충분히 잘 걷는지 아닌지 몸의 흔들림과 움직임을 관찰할 수 있다. 옆모습에서 걷는 자세를 보고 싶다면 집에 있는 거울로는 어렵기 때문에 헬스, 요가, 필라테스 스튜디오에 있는 벽면 거울이나 쇼핑몰 쇼윈도를 이용하면 된다.

스마트폰 동영상 녹화

① 스마트폰 설정으로 들어가 화면에 격자가 보이도록 설정한다.
  → 격자를 사용하면 화면의 수평을 맞추는 데 도움이 된다.
② 정면에 삼각대를 세우고 카메라의 수평을 맞춘다.
  → 정면 모습을 찍을 때는 스마트폰을 세워서, 옆모습을 찍을 때는 스마트폰을 가로로 눕혀서 찍자.
③ 카메라 높이는 배꼽 높이에서 촬영한다.
④ 정면 샷을 먼저 촬영한다.
  → 카메라를 앞에 놓고 멀리서 카메라를 향해 걸어갔다가 다시 뒤로 돌아갔

다가를 3회 반복한다. 거리는 6걸음 정도 이상 걸을 수 있는 복도 같은 긴 공간이 좋다.

⑤ 그다음 옆모습을 촬영한다.
→ 카메라를 중간에 놓고 동영상 버튼을 누른 뒤 화면 프레임 안에 걷는 모습 전신이 잡힐 정도로 앞으로 간다. 화면 프레임 안에서 3회 좌우로 걸으며 왕복한다. 이렇게 스마트폰 동영상을 이용하면 녹화된 화면에서 원하는 모습을 집중해서 관찰할 수 있고 느리게 재생하여 걷는 자세를 자세하고 세밀하게 관찰할 수 있다.

그럼 내가 제대로 걷고 있는지 아닌지 머리에서 발로 내려가면서 순서대로 자세를 관찰해보자. 서른한 가지 관찰 포인트가 있으니 부위별로 차례대로 짚어가며 살펴보자.

● 머리

머리는 뇌를 보호하고 생존에 필수적인 시각, 청각, 가속도 변화를 감지하는 중요한 감각기관이 자리 잡고 있다. 그만큼 수평 유지가 필수다. 걸을 때 발목 지렛대, 무릎 펴짐과 구부러짐, 골반의 3축 회전, 척추의 S 곡선, 팔다리 교차 움직임, 이런 모든 구조와 기능들이 잘 기능하면 머리의 흔들림은 작아진다.

바르게 걸을 때 수직적인 흔들림은 높이 2.5~5cm, 수평적인 흔들림은 너비 4.5cm 수준이다. 검지를 펴보라. 손가락 끝부분 한마디가

2.5cm 정도 된다. 두 마디면 5cm다. 그 정도 범위에서 머리끝의 수직적인 움직임이 발생한다. 수평적인 흔들림은 손을 가로로 하여 새끼손가락 두 마디 정도 길이라고 보면 된다. <u>요약하면 작은 범위지만 걸을 때 머리에서 부드럽게 수직·수평적인 움직임이 일어나는 것이 좋다. 하지만 머리가 한쪽으로 치우치거나 머리의 움직임이 너무 없으면 걸음걸이가 좋지 않은 것이다.</u>

Q1. 걷기 전에 선 자세에서 머리가 한쪽으로 기울어져 있진 않은가?
→ 만약 움직이기 전에 머리가 이미 한쪽으로 기울어져 있다면 척추 자세가 바르지 않은 것이다. 바른 자세를 연습하면서 목을 잘 세우자.

Q2. 걸을 때 다리를 디딜 때 머리가 한쪽으로 치우치진 않는가?
→ 만약 걷는 과정에서 머리가 한쪽으로 치우치는 모습이 보인다면 다리 길이에 차이가 있거나 머리가 치우친 쪽 중둔근이 약할 수 있다. 다리를 대칭으로 움직여서 걷고자 노력해야 하며 중둔근 운동을 통해 근육을 단련하는 것이 필요하다.

Q3. 머리의 위아래 움직임이 부드럽게 일어나는가? 움직임이 잘 일어나지 않는가?
→ 움직임이 잘 일어나지 않는다면 보폭이 짧고 골반의 움직임이 적은 것이다. 보폭을 늘리고 걸을 때 골반을 부드럽게 쓰는 노력이 필요하다. 목은 잘 세워야 한다. 목뒤는 목의 주름 없이 잘 펴야 하고 키를 크게 하는 느낌으로 귀와 어깨를 멀리 해야 한다. 또한 <u>앞에서 볼 때 머리가 몸통 위에 가지런히 수직으로 놓인 자세가 좋은 자세다. 옆에서 볼 때 어</u>

깨 가운데 부분(백신 주사 맞는 부분)과 귓구멍이 수직선상에 잘 있어야 한다.

Q4. **선 자세에서 목을 앞으로 내밀고 있진 않는가?**(귀가 어깨보다 앞쪽에 위치)
→ 거북목 자세를 하고 있다. 허리를 펴면서 턱을 집어넣고 목뒤를 늘리고 목을 잘 세워야 한다.

Q5. **걸을 때 턱이 너무 들려 목뒤에 주름이 지진 않은가?**
→ 목덜미가 너무 긴장되어있다. 목 스트레칭을 통해 목덜미를 늘려주고 걸을 때 코끝을 내리고 목뒤 근육을 길게 펼치고 걷는 연습을 해야 한다.

● 어깨

어깨는 걸을 때 중심을 잡는 역할을 한다. 다리의 자세, 골반의 움직임에 따라 어깨 자세를 조정하여 몸 전체가 한쪽으로 기울어지는 것을 막는다. 어깨는 잘 펴고 같은 높이를 유지하는 것이 좋다. 다만 손잡이 유형에 따라 자주 쓰는 팔 쪽 어깨가 약간 내려가는 경향이 있으니 이 부분을 감안하고 관찰하자. 걸을 때 어깨는 팔과 함께 대칭으로 움직이는 것이 좋다. 움직임이 너무 없어도 좋지 않은 자세며 어깨 움직임이 비대칭인 경우도 역시 좋지 않다.

Q6. 선 자세에서 이미 어깨 한쪽이 다른 쪽에 비해 높이가 다른가?

→ 골반이 틀어져 있거나 척추를 곧게 세우지 않은 것이다. 허리띠 쪽을 관찰한 다음 오른쪽과 왼쪽 바지 높이가 다른지 체크해보자. 만약 이 높이가 다르다면 다리 길이에 차이가 있는 것이다. 골반을 잡아주는 근육을 스트레칭하고 교정해야 한다. 구부정한 자세를 취해도 어깨높이가 달라질 수 있는데 이럴 땐 척추를 곧게 세우고 바른 자세를 취해야 한다.

Q7. 걸을 때 어깨 움직임이 한쪽에 비해 다른 한쪽이 잘 일어나지 않는가?

→ 척추의 자세가 가지런하지 않으면 등에서 몸 회전이 한쪽 방향으로 잘 일어나지 않는다. 척추를 곧게 세우고 팔을 좌우 대칭으로 흔들어야 한다.

Q8. 걸을 때 어깨가 구부정한가?

→ 습관으로 충분히 교정할 수 있다. 의식적으로 등과 어깨를 펴고 걷고자 노력하자.

Q9. 걸을 때 어깨를 움츠리고 어깨에 지나치게 힘이 들어가 있진 않은가?

→ 상부승모근이 긴장한 상태다. 상부승모근 마사지와 스트레칭을 해야 하며 어깨를 귀에서 멀어지게 내리고 옆으로 잘 펼친 상태로 걷도록 노력하자.

● 팔

팔은 어깨와 같이 다리 움직임에 맞추어 중심을 맞추고 균형을 잡는 역할을 한다. 팔의 움직임은 다리의 움직임에 영향을 받고 어깨와 등의 자세에 따라 달라진다. 팔이 앞뒤로 대칭으로 잘 흔들리고 있는지 살펴보자. <u>팔은 좌우 대칭으로 흔들리는 것이 좋다.</u> 흔들리는 모양은 앞뒤로 추 운동을 하듯이 움직이며 수직선 0° 기준으로 위팔뼈의 각도가 앞으로 팔을 뻗을 때 앞으로 10°, 뒤로 팔을 뻗을 때 뒤로 25°다. <u>위팔뼈만 본다면 걸을 때 팔은 앞보다 뒤로 2.5배 더 움직여야 한다.</u>

> **Q10.** 팔이 좌우 대칭으로 잘 흔들리는가?
> → 만약 팔이 비대칭으로 움직인다면 척추와 어깨 자세가 좋지 않은 것이다. 일단 척추를 곧게 세우고 어깨를 펴려고 노력하자.
>
> **Q11.** 팔을 흔들 때 앞으로만 너무 뻗고 있지는 않은가?
> → 팔꿈치를 기준으로 앞이 아닌 뒤로 좀 더 당기면서 팔을 흔드는 것이 좋다.
>
> **Q12.** 팔이 안쪽 바깥쪽으로 대각선으로 움직이는가?
> → 만약 팔을 대각선으로 흔든다면 어깨를 구부정하게 한 것이다. 어깨를 펴고 앞뒤로 일직선으로 흔들고자 노력하자.

● **몸통**

몸통의 자세가 한쪽으로 기울어져 있거나 앞으로 구부정하다면 하체가 틀어진 무게중심에 따라 변형된 걸음걸이가 나온다. 반대로 하체 근육이 약해서 상체 자세가 나빠진 것일 수 있다. 등의 자세가 곧은지 몸이 한쪽으로 기울어져 있는지 관찰해보자. 앞에서 보았을 때 코, 턱, 쇄골과 쇄골이 만나는 지점 가운데, 명치, 배꼽이 수직선상에 잘 놓여있어야 한다. 옆에서 보았을 때 배가 편평하게 잘 들어가 있어야 하고 등이 구부정하지 않게 잘 세워져 있어야 한다.

Q13. 선 자세에서 몸이 옆으로 삐딱하게 기울어져 있거나 등을 구부정하게 하고 있진 않은가?
→ 일반적으로 척추를 곧게 펴지 않은 것이다. 키를 크게 하고 몸을 바르게 세우자.

Q14. 걸을 때 한쪽 다리를 디딜 때 그쪽으로 몸이 기울어지는가?
→ 딛는 다리 쪽 중둔근이 약한 것이다. 중둔근을 강화하는 운동이 필요하다.

Q15. 다리로 땅을 디딜 때 몸을 앞으로 숙이고 걷진 않은가?
→ 무릎을 잡아주는 대퇴사두근이 약해서 그런 것이다. 대퇴사두근을 강화하는 운동을 해야 한다.

Q16. 다리로 땅을 디딜 때 배를 내밀고 몸을 뒤로 젖히고 걷진 않은가?
→ 엉덩이 근육이 약한 경우다. 엉덩이 근육이 약하여 몸을 젖혀서 중심을 잡는 것이다. 이런 경우 엉덩이 근육을 강화하는 운동을 해주는 것이 좋다.

● 몸통 움직임

몸통은 골반과 어깨가 교차로 움직여야 한다. 이것은 다리를 움직일 때 일어나는 회전력을 어깨에서 상쇄시켜 머리로 회전력이 전달되지 않게 한다. 또한 걸을 때 발생하는 신체 질량중심 변화를 조정하는 역할을 한다. 골반의 회전 방향과 어깨의 회전 방향이 반대로 나타나야 한다. 옷의 주름을 보았을 때 좌우 똑같이 대각선 주름이 생기는 것이 좋다.

Q17. 걸을 때 옷의 주름이 대각선으로 잘 교차하면서 나타나는가? 잘 나타나지 않거나 한쪽만 더 크게 나타나진 않는가?
→ 만약 옷의 주름이 대각선으로 잘 나타나지 않는다면 몸통이 로봇처럼 경직된 상태일 수 있다. 옷의 주름이 한쪽만 잘 나타난다면 척추가 휘어져 한쪽의 회전 움직임이 더 잘 일어나는 것일 수 있다. 몸을 곧게 세우고 보폭을 늘리고 팔과 어깨를 교차로 잘 움직여야 한다.

● 골반과 허리

골반은 걸을 때 3차원 XYZ축에서 모두 움직임이 일어난다. 이것을 통해 다리로부터 올라오는 충격을 줄이고, 신체 무게중심의 수직적인 흔들림과 수평적인 흔들림을 감소시킨다. 선 자세에서 골반이 잘 세워져 있는지, 걸을 때 부드럽게 대칭적으로 잘 움직이는지 관찰해보자. <u>선 자세에서 골반은 허리 벨트의 옆라인이 0°(수평)에서 앞으로 10° 정도 약간 기울어진 자세를 취하는 게 좋다. 걸을 때 골반은 다리 움직임에 맞추어 앞뒤로 부드러운 움직임이 일어나야 한다.</u>

> **Q18.** 앞에서 보았을 때 벨트의 좌우 높이를 비교하자. 한쪽이 더 높지 않은가?
> → 만약 한쪽이 더 높게 보인다면 그쪽 골반이 올라가고 다리 길이 차이가 있는 것이다. 올라간 쪽 중둔근 강화 운동 또는 요방형근 스트레칭이 필요하다.
>
> **Q19.** 앞에서 보았을 때 허리띠 버클 움직임이 좌우 대칭으로 움직이는가? 한쪽으로만 회전이 크게 일어나는가?
> → 만약 한쪽으로 움직임이 크게 일어나면 골반이 틀어졌거나 보폭의 좌우 차이가 있는 것이다. 주로 다리 길이가 짧은 쪽으로 버클이 돌아간다.
>
> **Q20.** 걸을 때 허리를 많이 젖히고 가슴과 배를 볼록하게 내밀고 걷지는 않는가?
> → 만약 허리를 너무 펴고 걸으면 과신전 자세로 허리 근육의 과한 긴장을 의심해볼 수 있다. 장요근과 척추기립근 스트레칭이 필요하고 대둔근과 복근을 강화하는 것이 좋다.

> **Q21.** 걸을 때 꼬리뼈를 아래로 내리면서 허리를 뒤로 구부정하게 해서 걷지는 않는가?
> → 만약 꼬리뼈를 내리고 허리를 뒤로 구부정하게 해서 걸으면 뒤허벅지 근육의 과한 긴장을 의심해볼 수 있다. 뒤허벅지 근육을 스트레칭해야 한다.
>
> * 어떤 경우든 골반이 중립 자세에서 벗어나서 움직인다면 대둔근은 약해진 상태다. 대둔근을 강화하자.

● 무릎과 다리

무릎은 걸을 때 다리 길이를 조절하는 역할을 한다. 무릎을 구부리면 다리 길이가 짧아지고 펴면 길이가 길어진다. 그만큼 보폭의 크기를 결정하는 중요한 부위다. 선 자세에서 그리고 걸을 때 무릎의 자세를 관찰해보자. 선 자세를 앞에서 보았을 때 무릎은 11자를 유지해야 하며, 옆에서 보았을 때 무릎은 앞에서 보았을 때 발-정강이뼈-무릎 옆 가운데 부분이 일직선을 유지해야 한다. 걸을 때 무릎은 앞으로 뻗었을 때 다 펴지는 것이 좋다. 단, 지면에서 1cm를 남기고 충격을 흡수하기 위해 자유낙하를 하면서 떨어진다. 지면에 닿는 순간엔 5° 정도 약간 구부러진다. 하지만 구부러지는 각도가 매우 작아 맨눈으로 볼 때는 무릎을 다 펴고 있는 것처럼 보인다.

Q22. 선 자세를 앞에서 보았을 때 무릎이 일직선이 아니라 안쪽 또는 바깥쪽으로 꺾여있진 않은가?

→ ＞＜ 이렇게 안쪽으로 꺾여 있으면 X자 다리인 상태다. 안쪽 허벅지 근육을 스트레칭하고 대퇴 근막장근 및 중둔근과 같은 바깥쪽 허벅지 근육을 강화하는 것이 필요하다. ＜ ＞ 바깥쪽으로 꺾여 있으면 O자 다리인 상태다. 이런 경우에는 바깥쪽 허벅지 근육을 스트레칭하고 내전근을 강화해야 한다.

Q23. 선 자세를 옆에서 보았을 때 무릎이 활시위처럼 뒤로 꺾여있진 않은가?

→ 대퇴사두근이 약해서 무릎이 뒤로 과하게 펴진 것이다. 대퇴사두근 근력을 강화하는 운동을 하자.

Q24. 걸을 때 무릎을 다 펴고 걷는가?

→ 만약 무릎이 다 펴지지 않는다면 햄스트링이 짧은 것이다. 햄스트링을 스트레칭하고 무릎을 펴고 걷도록 노력하자.

Q25. 발을 디딜 때 무릎이 안쪽으로 꺾이진 않는가?

→ 만약 무릎이 안쪽으로 꺾인다면 대둔근 또는 중둔근이 약하거나 외전근(대퇴 근막장근)이 약한 것이다. 이 근육들을 강화해야 하고 내전근은 스트레칭해야 한다.

Q26. 걸을 때 한쪽 다리를 바깥으로 돌리면서 걷진 않은가?

→ 만약 한쪽 다리를 직선으로 앞뒤로 움직이는 게 아니라 바깥쪽으로 돌리면서 움직인다면 그쪽 다리 길이가 길거나 햄스트링의 힘이 부족해서 다리를 구부리지 못하는 것이다. 골반 교정 및 햄스트링 단련이 필요하다. 또한 장요근이 약해서 허벅지뼈를 앞으로 구부리지 못하는 것일 수 있다. 장요근 강화 운동도 필요하다.

● 발과 발목

발과 발목은 지렛대처럼 움직인다. 뒤꿈치–발바닥–엄지발가락으로 이어지는 3회의 터치가 일어나며 지면으로부터의 충격을 흡수하고 신체 무게중심이 수직으로 흔들리는 것을 줄여준다. 발과 발이 지면에 잘 굴러가듯이 움직이는지 관찰하자. <u>처음 지면에 발을 디딜 때 발뒤꿈치 중앙 또는 약간 바깥쪽으로 디뎌야 한다. 그리고 발 가운데를 딛고 마지막에 엄지발가락으로 밀어내는 움직임이 일어나야 한다. 걸을 때 발과 발 사이 간격은 5~15cm 수준으로 주먹을 세웠을 때 너비 정도이며 걸을 때 발의 모양은 안쪽 면을 기준으로 11자로 걸어야 한다.</u>

Q27. 처음 땅에 발을 디딜 때 발 안쪽이나 바깥쪽으로 딛지는 않는가?
→ 평발이나 안짱다리의 경우 발 안쪽이 먼저 닿는다. 팔자걸음이나 발이 바깥쪽으로 돌아가 있으면(TOE OFF) 발뒤꿈치 중앙에서 바깥으로 먼 쪽이 먼저 닿는다. 걸을 때 뒤꿈치는 가운데에서 약간 바깥쪽으로 디뎌야 하며 이런 식으로 발을 딛는 순서를 교정해서 연습해야 한다.

Q28. 발과 발의 간격이 너무 넓거나 좁게 포개어 걷지는 않는가?
→ 발과 발 사이 간격이 너무 크거나 좁으면 바른 걸음걸이가 나올 수 없다. 골반보다 좁게 발이 포개지지 않는 정도로 5~15cm 사이로 올바른 보행 간격을 유지해야 한다.

Q29. 발목이 뻣뻣하게 움직이진 않는가?
→ 발목이 유연하지 않다면 아킬레스건과 종아리 근육을 스트레칭하여 발목을 부드럽게 만들어야 한다.

● 걸음 수와 보폭

Q30. 일정한 거리를 걸었을 때 걸음 수가 많아지진 않은가? 보폭은 좌우가 같은가?

→ 일정한 거리를 정해놓고 정기적으로 몇 걸음에 걷는지 세어보자. 걸음 수가 적어진다면 보폭이 커진 것이고 걸음 수가 많아진다면 보폭이 작아진 것이다. 보폭의 정도는 정해진 길이는 없다. 개개인의 신장, 다리 길이, 보행 속도에 따라 다르다. 하지만 보폭을 늘려 걸음 수가 적어지는 것이 걷기 효율이 높은 것을 의미하므로 일정한 거리를 갈 때 걸음 수가 많아지는 것보단 적어지는 것이 좋다. 양발의 보폭은 같아야 하므로 보폭의 대칭성도 확인해보자. 보폭이 비대칭이라면 불균형하게 걷고 있음을 의미한다.

● 걸음 속도

Q31. 걸음 속도가 현저하게 느려지고 있진 않은가?

→ 에너지 소비를 최소화하는 걸음 속도는 1.33m/s다. 시속으로 따지면 4.79km/h 정도다. 일상에서 걸음 속도는 빠른 것은 괜찮지만 느려져선 안 된다. 나이가 들면 보행 속도가 느려지긴 하지만 80세 전까지 1m/s (시속 3.6km/h) 이하로 떨어지지 않는다. 만약 80세 이전에 1m/s 미만으로 보행 속도가 느려지면 걷기 조절 능력이 떨어진 것이다.

보행 속도는 뇌건강과 밀접한 관련이 있으므로 걷는 속도가 느려진다면 뇌와 관련 질환을 의심해볼 필요가 있다. 그러면 빨리 병원에 가서 정확한 진단을 받아보아야 한다. 65세 노인이라 하더라도 79세까지 1.13~1.34m/s (4~4.8km/h) 수준을 유지한다. 80세 이후부터는 남자 0.97m/s (3.5km/h), 여성은 0.94m/s (3.4km/h) 수준으로 속도가 떨어진다.

몸의 기둥을 세워라, 바르게 앉기

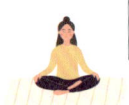

 제대로 걸으려면 척추를 잘 세워야 한다. 척추는 몸의 기둥이며 척수신경이 지나는 통로다. 기둥이 중심을 잘 잡고 신경이 잘 흘러야 팔, 다리를 잘 움직일 수 있다. 생체역학 관점에서 허리는 몸의 중심을 통과한다. 그러므로 몸을 잘 세우고 허리를 곧게 펴는 것은 바르게 걷기에 있어 필수다. 머리와 척추의 자세에 집중하기 위해 바르게 앉기를 먼저 익혀보자.

● 다리는 11자, 발은 바닥에
 의자에 앉아 등받이에서 몸을 뗀다. 의자 앞쪽 3분의 1지점에 앉는다. 무릎과 발을 11자로 놓는다. 다리를 11자로 놓아야 하는 이유는 골반이 허벅지뼈와 관절, 근육으로 연결되기 때문이다. 다리를 벌리거나 다리를 꼬면 골반도 벌어지거나 모인다. 또한 다리를 가지런히 놓지 않으면 허리를 세우는 장요근이 제대로 일하기 어렵다. 다리를 크게 벌리고 허리를 펴려고 노력해보자. 이번엔 다리를 꼬고 허리를 펴려고 노력해보자. 마지막으로 11자로 다리를 놓고 허리를 펴려고 노력해보자. 어떤 자세가 허리를 펴는 것이 더 쉬운가?

다리를 11자로 놓았으면 발의 자세를 보자. 발바닥이 바닥에 잘 붙어있는 게 바른 자세다. 발바닥은 압력, 촉각 센서가 발달해 몸의 자세를 어떻게 취해야 할지 뇌에 정보를 전달하는 역할을 한다. 몸을 잘 세우려면 발이 바닥에 잘 놓여있어야 한다. 카시트에 탄 아이들이 차를 타고 이동할 때 멀미를 쉽게 느끼고 유독 피곤해하는데 발이 바닥에서 떨어져 있기 때문이다. 차 뒷좌석은 차의 가속도 변화를 예측하기 어렵고 발까지 공중에 떠 있어 자세를 잡기 어렵다. 몸의 감각통합이 잘 이루어지지 않아 어지러움을 느낀다. 이런 경우 발 받침대를 따로 갖추는 것이 좋다.

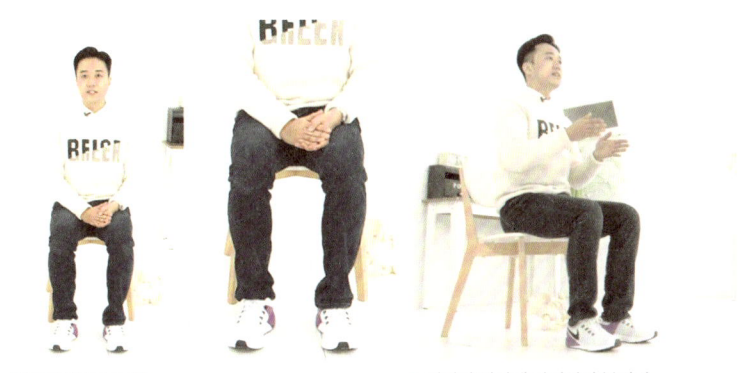

| 다리를 11자로 놓기　　　　　　　　| 발바닥 바닥에 가지런히 붙이기

● 앉을 땐 골반이 발, 좌골 앉기

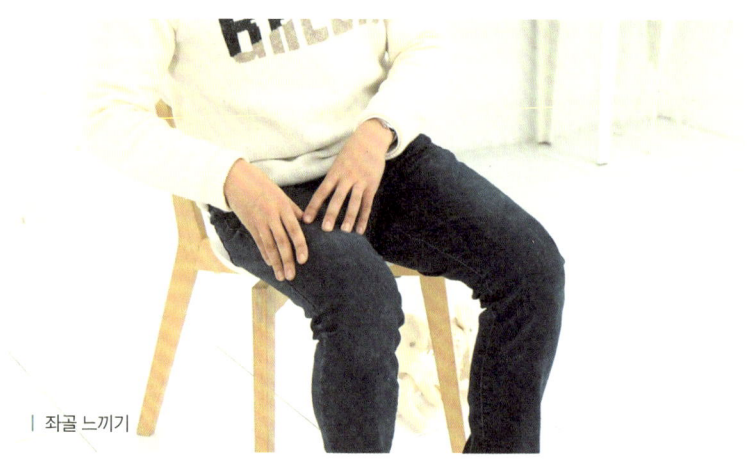

| 좌골 느끼기

다리를 11자로 가지런히 놓았다면 이번엔 한쪽 엉덩이만 살짝 들어보자. 그런 다음 방석에 닿은 반대쪽 엉덩이를 흔들어 바닥에 비벼보자. 그러면 엉덩이 안쪽에 뭉툭한 뼈 하나가 느껴질 것이다. 만약 이 뼈가 잘 느껴지지 않는다면 반대쪽 엉덩이를 비빌 때는 손을 엉덩이 아래에 집어넣고 엉덩이를 비벼보자. 이제는 손끝에서 엉덩이 안쪽에 뼈가 느껴질 것이다.

이 뼈는 좌골이라고 하는 골반뼈다. 의자에 앉을 때 가장 먼저 닿는 부위로 앉았을 때 발 역할을 한다.

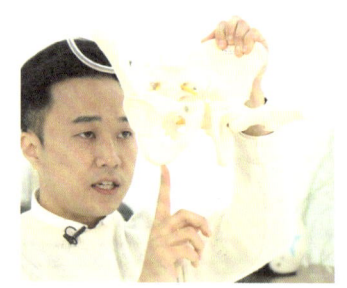

| 좌골

이 뼈를 좌우로 가지런히 놓고 앉는다. 힘이 50:50으로 분산된다는 것을 느껴보자. 골반은 척추를 떠받치는 역할을 해서 골반의 수평이 중요하다. 여기서 한쪽 다리를 올려 다리를 꼬아보자. 그러면 다리를 꼰 쪽 골반이 올라갈 것이다. 골반이 한쪽으로 기울어지고 척추도 곧게 세울 수 없다.

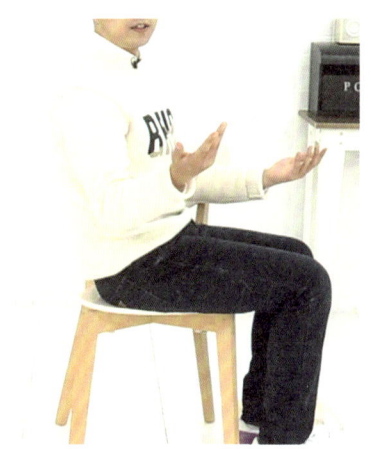

| 골반을 뒤로 눕힌 나쁜 자세

그다음 옆에서 보았을 때 골반을 약간 앞으로 기울여 주면서 세워야 한다. 여기서 골반을 뒤로 눕히는 것과 앞으로 세우는 것을 구분할 줄 알아야 한다. 푹신한 소파에 파묻듯이 앉는 게 골반을 뒤로 눕히는 것이다. 의자에 앉아 허리를 구부정하게 하고 꼬리뼈가 겁먹은 듯이 아래로 앞으로 말려 들어가는 자세다. 이 자세는 잠깐씩은 할 수 있지만 이 자세를 오래 취하면 허리를 일자허리 또는 반대로 C자로 만들기 때문에 좋지 않다.

양손 엄지손가락을 이용해서 벨트 라인 가운데 부분을 앞으로 밀어준다. 그러면 골반이 앞으로 세워진다. 너무 앞으로 기울이면 오히려 허리 관절이 압박받을 수 있다. 그러므로 허리가 앞으로 들어갈 정도로 살짝 밀어주면서 엉치뼈 위쪽, 허리 아래쪽 느낌이 편해

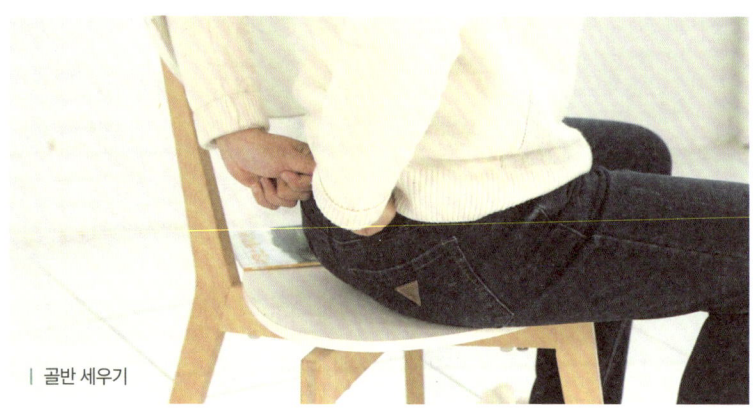

| 골반 세우기

지는 나만의 각도를 찾는다. 몸이 좋아하는 각도가 있다. 그 각도를 찾은 다음 엉덩이를 살짝 들었다가 의자에 내려놓으면서 좌골을 고쳐 앉는다. 골반을 세울 때 당겨진 엉덩이 피부를 조정하기 위함이며 좌골이 의자에 걸터앉도록 하기 위함이다.

이렇게 골반을 좌우로 옆으로 세워서 앉으면 상체는 골반에 맞추어 저절로 중심을 잡는다. 필자는 좌골 앉기를 바른 자세의 50%라고 이야기하는데 그만큼 골반이 척추를 세울 때 중요한 역할을 한다.

● **허리 펼 때 배 힘주기**

허리를 펼 때 복부 근육을 적절히 유지해야 한다. 허리를 너무 펴서 배를 내밀어 복부 길이가 길어지면 허리 관절이 압박을 받는다. 반대로 허리를 너무 숙여서 복부 근육이 찌그러지면 허리 디스크가 뒤로 밀리고 허리뼈의 스프링 기능이 줄어든다. 주먹을 쥔 다음 새끼손가락을 아래로 엄지손가락을 위로 펴보자. 양 손끝의 거리가 최대한 멀어지도록 편다. 그런 다음 엄지손가락은 명치뼈에 새끼손가락은 배꼽에 놓는다. 이 길이는 복부 근육의 길이를 상징한다.

몸을 앞으로 숙이면 복부 근육의 길이가 짧아진다. 그래서 손 길이도 엄지손가락과 새끼손가락이 가까워지는 방향으로 작아진다. 반대로 허리를 뒤로 펴면 손 길이가 길어지는데 허리를 너무 펴면 복부 길이가 너무 길어져 손이 배꼽과 새끼손가락에서 떨어지게 된다.

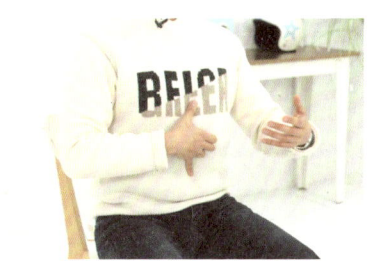

| 손가락의 한쪽이 명치나 배꼽에서 떨어지면 안 된다

허리를 적당히 펴는 방법은 손 길이만큼 복부 근육이 길어지도록 허리를 펴는 것이다. 그런 다음 숨을 들이마시고 내쉬면서 복부 근육에 힘을 살짝 힘을 준다. 그러면 허리가 약간 잘록해지는 느낌과 함께 복부가 편평해진다. 허리 뒤쪽은 허리가 약간 안으로 들어가는 느낌이 나고 복부는 그것을 잡아주는 느낌으로 자세를 잡는 것이 좋다. 허리 뒤쪽의 곡선은 손등이 안으로 들어갈 정도로 세우면 좋다.

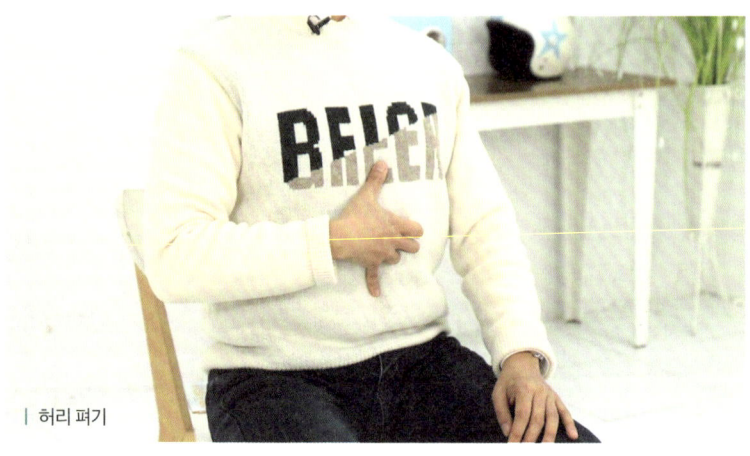

| 허리 펴기

바른 자세를 했을 때 복부 근육과 허리 근육이 가까워지는데 필라테스 지도할 때 내쉬는 호흡에 뱃가죽이 허리 가죽에 붙는 느낌으로 잘록하게 모아주듯이 복부 근육에 힘을 주라고 말한다.

> * 척추를 뒤로 젖히는 게 좋다고 생각하는 경우가 많다. 맥킨지 신전 운동의 영향이 아닐까 한다. 척추는 몸을 숙일 때 관절 공간이 커지고 몸을 뒤로 젖힐 때 관절 공간이 적어진다. 쉽게 말해 뒤로 젖힐 때 관절에 압박이 생긴다. 그래서 10회씩 3세트 하는 식으로 신전 운동 하는 정도는 무리가 없지만 척추를 뒤로 젖힌 채 오래 걸으면 척추 관절과 디스크가 압박받아 무리가 간다. 천지창조 벽화를 그린 미켈란젤로는 4년 동안 바티칸궁 시스티나 성당의 천장에 매달려 장시

간 고개를 뒤로 젖혀야만 했다. 이 자세로 인해 그는 목 디스크와 시력 악화로 고생했다. 결국 척추는 너무 젖히지도 숙이지도 않은 중립 자세가 건강에 가장 좋다.

● 어깨는 다림질한 것처럼, 키는 여의봉처럼

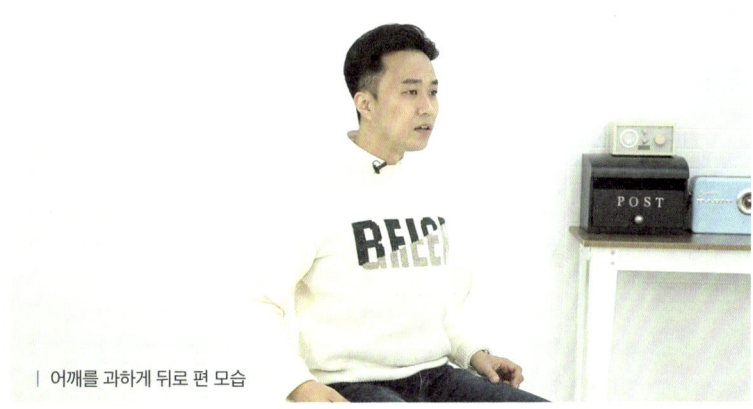

| 어깨를 과하게 뒤로 편 모습

허리를 반듯하게 폈으면 어깨를 펴야 한다. 어깨는 지나치게 뒤로 펴지 않도록 하는 게 중요하다. 많은 사람이 어깨를 펴라고 하면 뒤로 젖힌 자세를 취한다. 날개뼈와 날개뼈 사이가 붙을 정도로 펴는 사람도 있다. 하지만 이것은 완전히 잘못된 자세다. 오히려 이런 자세를 취하면 날갯죽지 근육이 긴장되고 거북목이 생기는데 더 큰 문

제는 나쁜 자세를 바른 자세로 착각하면서 습관화하는 것이다. 그래서 시간이 지나고 나중에 오히려 이 자세를 고치지 못하게 된다. 이런 자세를 취하는 사람들의 공통점은 어릴 적 부모님이 어깨를 펴라는 잔소리를 많이 했다는 점이다. 잔소리하듯이 바른 자세를 강요하면 몸을 과하게 펴는 자세가 나온다.

어깨는 어깨 앞쪽 부분을 관찰한 다음 옷의 주름이 잡혀있는지 확인해보자. 만약 어깨 앞쪽에 멜빵을 매는 방향으로 옷이 주름져 있다면 그 부분을 다림질한 것처럼 약간만 펴주어도 충분하다. 어깨가 앞으로 구부정해지는 자세만 펴주면 된다. 그래도 어깨는 충분히 많이 펴지며 자연스러운 어깨 모습이 된다.

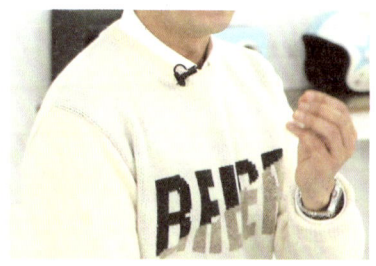
| 어깨가 굽어있을 때 잡히는 옷의 주름

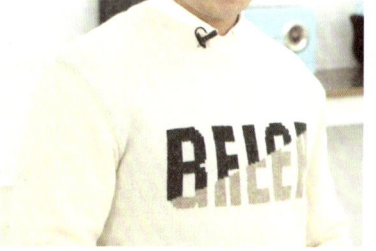
| 옷의 주름만 펼 정도로 어깨 펴기

어깨 자세에서 핵심은 옆쪽 아래쪽으로 길게 펼치는 것이다. 마치 우산처럼 어깨를 편다고 생각하면 좋다. 비가 내린다고 상상해보자. 비를 맞고 있다. 빗물이 어깨로 떨어질 때 만약 빗물이 쇄골 안쪽에

고일 것 같다면 어깨가 위로 올라간 으쓱하는 자세를 취하고 있을 것이다. 만약 빗물이 어깨를 타고 팔로 잘 흘러내릴 것 같다면 어깨를 우산처럼 잘 펼친 것이다. 어깨 관절을 옆으로 넓게 펼치면서 동시에 꼬리뼈를 향해 살짝 내리는 느낌을 주면 좋다.

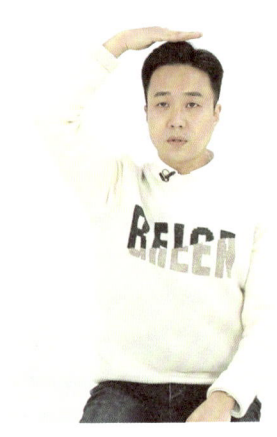

| 키를 크게 하기

그다음 키를 크게 하여 목을 세워야 한다. 정수리 위에 손바닥을 펴서 올려놓는다. 그런 다음 정수리에서 1cm 정도 손을 떼고 공간을 만든다. 이 공간을 손은 그대로 두고 척추를 키를 크게 하는 느낌으로 세우면서 채운다. 키를 크게 할 때는 마치 정수리 끝에서 누군가가 내 머리카락을 잡고 위로 끌어당기고 있다고 상상하면 좋다. 운동전문가들은 골반에서 정수리까지 여의봉처럼 길어지는 느낌을 상상하라고 하기도 한다. 이때 배와 허리가 앞으로 꺾이면 안 된다. 허리가 뒤로 젖혀지는 게 키를 크게 하는 것이 아니다. 이것은 뒤로 몸을 숙이는 자세와도 같기 때문이다. 배는 근육으로 잘 잡아준 상태에서 턱을 집어넣고 목덜미를 늘려 키를 크게 만들자. 배와 턱은 같은 방향으로 들어간다는 점을 기억하자.

목에서는 목덜미를 늘리는 것이 핵심이다. 뒤통수 머리뼈를 만져보면 가운데 약간 튀어나온 돌기가 있다. 목덜미인대가 붙는 곳이다. 그리고 목뼈 맨 아래를 만져보면 크게 튀어나온 뼈가 있다. 목뼈 7번이다. 이 두 지점이 길어지도록 턱을 뒤로 접어 넣고 목덜미를 펼치듯이 자세를 취한다. 앞쪽에서 당기는 것보다 뒤쪽의 느낌을 더 신경 쓰면 좋다. 몇몇 자세 전문가는 머리 뒤에 눈이 달려있다고 상상하라고 한다. 앞쪽으로 쏠려있는 신경을 뒤쪽으로 향하게 하기 위함이다. 이렇게 하면 좀 더 몸을 잘 세울 수 있다.

● 바른 자세도 긴장하면 나쁜 자세, 불필요한 힘 빼기

중요한 것은 마지막 과정에서 불필요한 힘을 빼는 것이다. 먼저 어깻죽지 즉, 승모근에 힘을 의도적으로 뺀다. 승모근이 긴장되면 머리를 움츠러들게 만들고 어깨를 들어 올린다. 마치 머리와 어깨가 엘리베이터와 엘리베이터 추같이 작동하도록 만드는데 머리가 엘리베이터라면 어깨 관절은 엘리베이터 추와 같다. 승모근은 그 사이에 연결된 로프다. 어깨가 올라가면 승모근 긴장으로 목덜미를 당기면서 머리를 앞쪽 아래로 내린다. 반대로 어깨가 내려가면 승모근이 이완되면서 목이 당겨지지 않으면서 머리가 잘 세워진다.

자세를 취할 때 너무 긴장되어있지 않은지 느껴보자. 이 자세를 취할 만큼의 최소한의 힘만 남기고 나머지 불필요한 힘을 뺀다. 그러면 키를 크게 척추를 세웠을 때보다 아주 약간 키가 작아지는 느낌이 난다. 그리고 골반 위에 허리, 허리 위에 등, 등 위에 목, 목 위

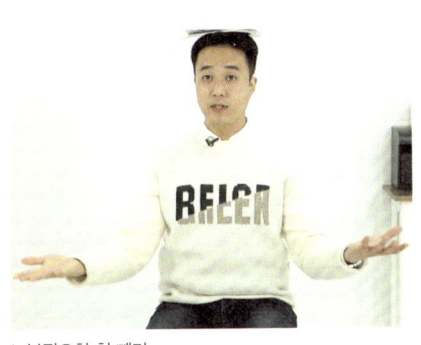
| 불필요한 힘 빼기

에 머리가 얹히는 느낌이 난다. 몸이 차곡차곡 쌓이는 느낌이 나는 것이다. 이 느낌을 느끼는 게 중요하다. 이렇게 해야 좀 더 편하게 바른 자세를 유지할 수 있다. 다시 말하면 바른 자세는 세우는 게 아니라 쌓는 것이다.

이 자세를 하루 5분씩 연습해보자. 명상해도 좋고 일할 때 이 자세로 타이핑을 해도 좋다. 일할 때 이 자세를 너무 오래 취하진 않도록 하자. 아무리 좋은 자세도 한 자세를 오래 유지하는 것은 좋지 않다. 엉덩이를 의자 끝에 다 붙이고 등받이를 110° 정도로 세워서 몸을 잘 기대어 앉아서 일하다가도 생각날 때마다 몸을 세워서 바른 자세를 잠깐씩 연습해보자. 그리고 걸을 때 바르게 앉을 때 연습했던 척추 세우는 느낌을 유지하면서 걸으면 바르게 걷는 방법이 된다. 걸을 때는 몸이 계속 움직이기 때문에 바른 척추 자세를 오래 유지할 수 있다.

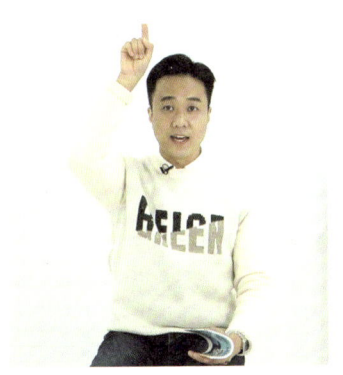
| 바른 자세 힘의 방향

2장. 제대로 앉고 서고 걷는 법

206개의 뼈를 무너지지 않게 쌓아라, 바르게 서기

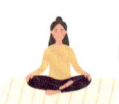

　우리 몸의 뼈는 총 206개다. 이 뼈들은 결코 벽돌처럼 네모나게 생기지 않았다. 어떤 것은 둥글고 어떤 것은 편평하며 어떤 것은 울퉁불퉁하다. 이런 뼈들을 넘어지지 않게 수직으로 쌓는다고 생각해보라. 몸의 축이 되는 다리와 골반, 척추, 머리 등 142개의 뼈를 서로 중심을 맞추고 그 옆에 64개의 뼈로 연결된 팔 두 개가 덜렁덜렁 매달려있다. 뼈만 놓고 쌓는다고 하면 절대 불가능한 일이다. 이 어려운 일을 당신의 근육과 신경이 해내고 있다. 이게 바르게 서기다. 그러므로 바르게 서기의 핵심은 근육과 신경이 중심을 맞출 때 최대한 부담을 덜 느끼도록 가능한 한 몸의 중심에 맞추어서 자세를 취하는 것이다.

● 발을 세우는 것이 몸을 세우는 것, 발 세우기

자리에서 일어나보자. 그러면 골반이 의자에서 떨어지고 발로 체중을 지지하게 된다. 이제는 좌골이 아닌 발이 몸을 떠받치는 역할을 해야 한다. 발바닥을 바닥에 잘 놓아야 한다. 엄지발가락 아래 발볼 지점과 새끼발가락 아래 발볼 지점 그리고 뒤꿈치 가운데. 이렇게 세 지점에 체중을 실어 선다. 이것을 발의 삼각지점이라고 한다. 발의 안쪽은 아치가 있어서 움푹 들어가 있다. 그러므로 이 부분은 섰을 때 바닥에 닿지 않아야 한다.

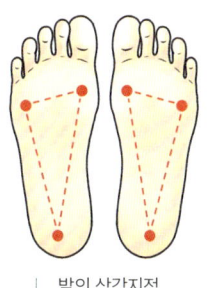

| 발의 삼각지점

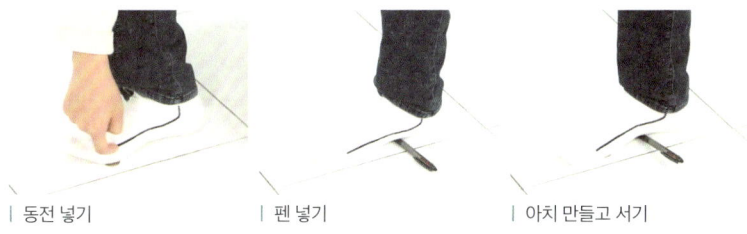

| 동전 넣기　　　　| 펜 넣기　　　　| 아치 만들고 서기

이것을 연습하기 위해 펜과 500원짜리 동전을 이용한다. 500원짜리 동전은 엄지발가락 아래 발볼에 놓고 발로 누른다. 펜 끝부분을 발 안쪽에 넣는다. 최대한 펜은 누르지 않으려고 노력하고 500원짜리 동전은 떨어지지 않게 잘 누른다. 이렇게 하면서 발뒤꿈치와 정강이뼈가 수직이 되게 발목을 세우면 발의 아치를 잘 세울 수 있다. 자 또는

책을 세워서 모서리 부분을 뒤꿈치 바깥쪽에 붙인다. 이때 바깥쪽 복숭아뼈가 책 옆면에 닿도록 발을 세운다. 만약 책 옆면에 복숭아뼈 옆면이 닿지 않는다면 발이 평발이 되는 방향으로 무너진 것이다.

● 콜로세움의 기둥처럼, 다리 11자 정렬

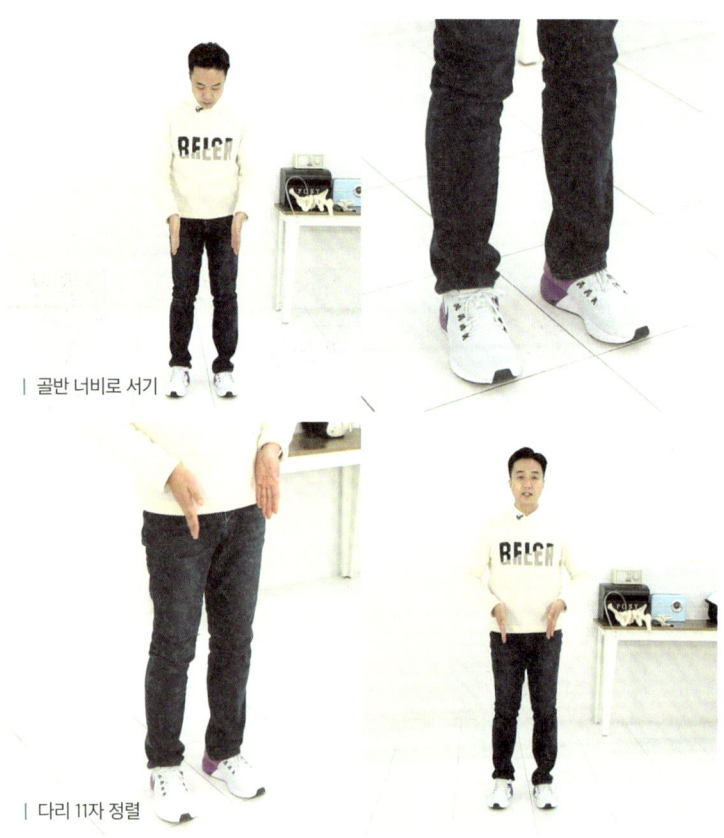

| 골반 너비로 서기

| 다리 11자 정렬

발과 발 사이 간격은 골반 너비 또는 약간 넓은 정도로 선다. 기저면*을 넓히는 것이다. 발끝은 11자에서 약간 바깥쪽을 향하도록 한다. 그리고 나서 발에 실리는 압력을 느껴보자. 앞과 뒤, 좌우로 나누어 각각 50:50으로 체중이 잘 분산되는지 느낀다. 체중이 고르게 분산되어야 몸의 중심이 가운데 놓인 것이다.

발의 간격을 잘 맞춰 섰으면 다리를 11자로 정렬한다. 두 번째 발가락, 무릎 가운데, 골반 앞쪽을 가지런히 놓는다 생각하고 맞추어 선다. 선 자세와 걸을 때 바른 자세의 발과 발 간격 기준이 약간 다르다. 선 자세는 발을 골반 너비 정도로 벌린다면 걸을 때는 한쪽 다리를 들면서 움직이기 때문에 중심을 안쪽으로 모아주는 것이 좋다. 그래서 골반보다 좁게 서서 걷기를 시작한다. 이 부분은 보행 간격에서 자세하게 다룰 것이다.

* 기저면이란 바닥에 닿아있는 신체 부분의 면적이다. 발을 모으면 발과 발 사이의 면적이 좁아져 기저면이 작아진다. 발을 벌리면 발과 발 사이의 면적이 넓어져 기저면이 커진다. 기저면이 클수록 안정성이 높아지고 기저면이 작을수록 안정성이 떨어진다. 한편으로 운동성이 높아진다. 기저면에 대한 부분은 걸을 때 보행 간격과도 밀접하게 관련이 있으니 잘 기억해두자.

● 95% 무릎 펴기

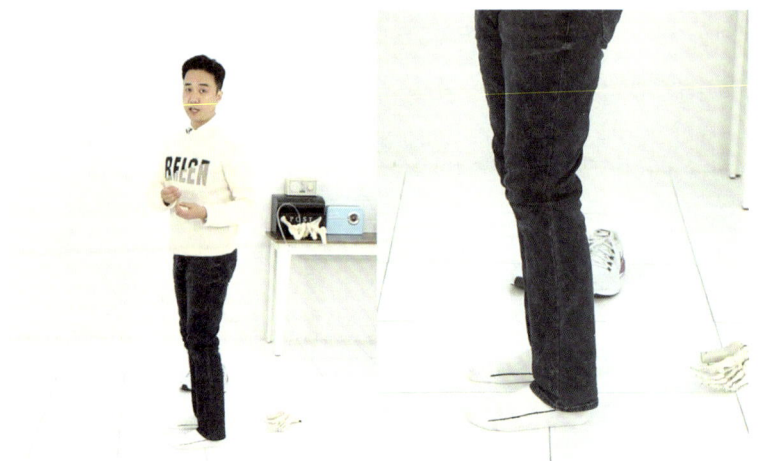

| 95%만 폈다는 느낌으로

옆에서 보았을 때 일단 무릎을 다 편다. 그런 다음에 무릎에 힘을 살짝 뺀다. 선 자세에서 무릎은 힘을 강하게 주어 다 펴기보다는 편 상태에서 살짝 힘을 빼는 게 좋다. 무릎을 너무 펴면 관절이 압박받는다. 어떤 자세든 너무 긴장하는 자세는 좋은 자세가 아니다. 근육이 긴장하면 그만큼 관절을 압박하는 것이기 때문이다. 그런 다음 옆에서 보았을 때 골반과 발목 사이에 옆 무릎 중앙이 오도록 정렬한다.

● 벨트라인을 수평에 가깝게, 골반 세우기

골반은 배가 편평하게 엉덩이와 아랫배에 힘을 주어 뒤로 잡아당겨 골반이 수평에 가까워지도록 만든다. 수평선을 기준으로 앞으로 0~10° 정도 기울어진 수준이면 적당하다.(여성이 남성보다 약간 더 앞으로 기울어지는 경향이 있다.) 옆에서 볼 때 벨트 라인이 골반의 옆 기울기를 나타낸다. 그러므로 옆에서 벨트 라인을 보고 이 라인이 너무 앞뒤로 기울어지지 않게 아랫배와 엉덩이로 골반의 수평을 잡아주자.

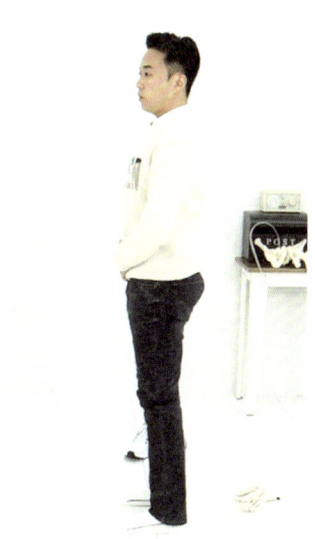

이렇게 해서 하체를 가지런하게 정렬했다면 척추는 바르게 앉기와 똑같이 만들면 된다. 전체적으로 발바닥에서 정수리까지 길게 늘리고 배와 턱을 집어넣고 목덜미를 늘리면서 몸을 세운 뒤 마지막에 불필요한 힘을 뺀다. 이렇게 선 자세에서 발을 더 모으고 몸을 앞으로 넘어뜨리고 움직이면 걷기가 된다.

| 바르게 서기 옆면 정렬

위대한 한 걸음, 바르게 걷기

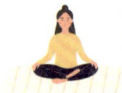

바르게 앉기로 척추 세우는 요령을 익히고 바르게 서기로 몸 전체를 잘 쌓는 방법을 익혔다면 이제는 걷는 요령을 배울 차례다. 태어나서 첫걸음마를 하기 위해 1년이 걸린다. 누워서 아무것도 하지 못하던 신생아도 부지런히 모유를 먹으며 뒤집기와 엎드리기를 훈련한다. 그런 다음 기어가기, 앉기, 허리 펴기, 두 발로 서기를 순서대로 연습한다. 모든 준비가 다 되면 비로소 한 발을 떼고 첫걸음마를 한다. 운동학적으로나 신경학적으로 걷기는 결코 쉬운 일이 아니다. 걷기 위한 관절 구조와 근육의 힘, 그리고 몸이 넘어지지 않게 근육을 정교하게 조절하는 신경망이 모두 갖추어져야 가능한 움직임이다. 과학적인 의미를 넘어서 마치 새가 태어나서 처음으로 날갯짓을 하듯이 사람에게 첫걸음마는 삶의 주체자로서 시작을 알리는 위대한 한 걸음이다. 이 위대한 한 걸음의 혜택을 최대한 오랫동안 누리기 위해 제대로 걷는 방법을 연습해보자.

● 레일을 고르게 깔아라, 보행 간격

기차는 레일 위로 달린다. 바퀴 간격에 맞추어 일정한 너비로 깔린 레일을 따라 움직인다. 사람도 마찬가지다. 신체 구조에 맞게 두 다리의 간격을 잘 맞추어 걸어야 한다. 그러지 않으면 펭귄처럼 뒤뚱거리는 움직임이 일어나고 무릎과 허리가 불편해질 수 있다. 걸을 때 발과 발 사이의 너비를 보행 간격이라고 한다. 보행 간격은 걸을 때 한 발로 몸을 지지하는 동안 좌우 흔들림을 줄여준다. 그래서 보폭 이전에 보행 간격을 잘 맞추어 걸어야 한다. 이 간격은 5~15cm 사이로 걷는 것이 좋다.

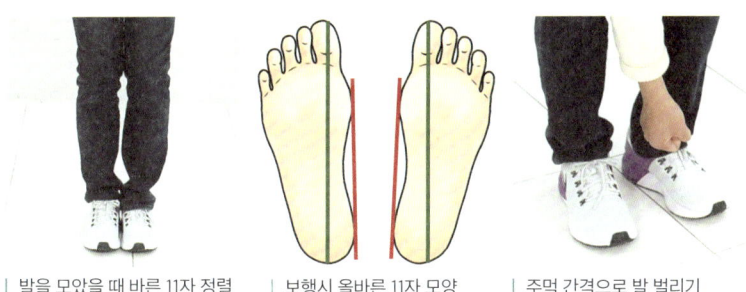

| 발을 모았을 때 바른 11자 정렬 | 보행시 올바른 11자 모양 | 주먹 간격으로 발 벌리기

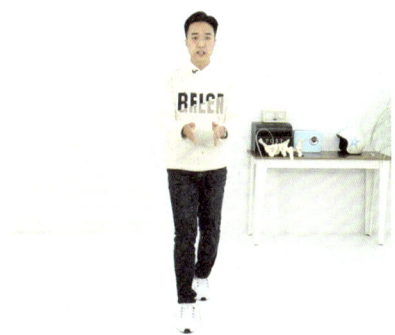

| 보행 간격 유지하고 걷기

양발을 모은다. 발의 안쪽이 서로 딱 붙게 만든다. 그런 다음 주먹을 쥐고 세로로 세운 다음 세로 간격만큼 발과 발을 벌린다. 주먹이 들어갈락 말락 할 정도면 적당하다. 그다음 발을 11자로 놓아야 하는데 이때 11자는 발 전체 모양이 아니라 엄지발가락 가운데에서 뒤꿈치 가운데를 이은 선이 11자가 되도록 놓는 것이 좋다. 이 선은 걸을 때 진행 방향을 가리킨다. 발 전체를 11자로 놓는 일반적인 방식은 안짱다리처럼 발끝을 모아서 걷는 개념이다. 다리를 안쪽으로 돌린 상태에서 걷게 되므로 좋은 걸음걸이가 나오지 않는다.

● 평평한 발을 굴리듯이 움직여라, 발 구르기

걸을 때 발에서 발목을 중심으로 발을 구르며 3회의 지면 터치가 일어나야 한다. 이것을 발구름, 영어로 힐라커 Heel Rocker 라고 한다.

뒤꿈치 가운데에서 약간 바깥쪽 → 발 가운데 → 엄지발가락

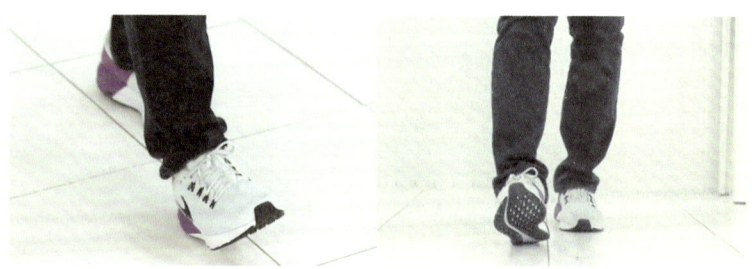

| 뒤꿈치 가운데에서 바깥쪽

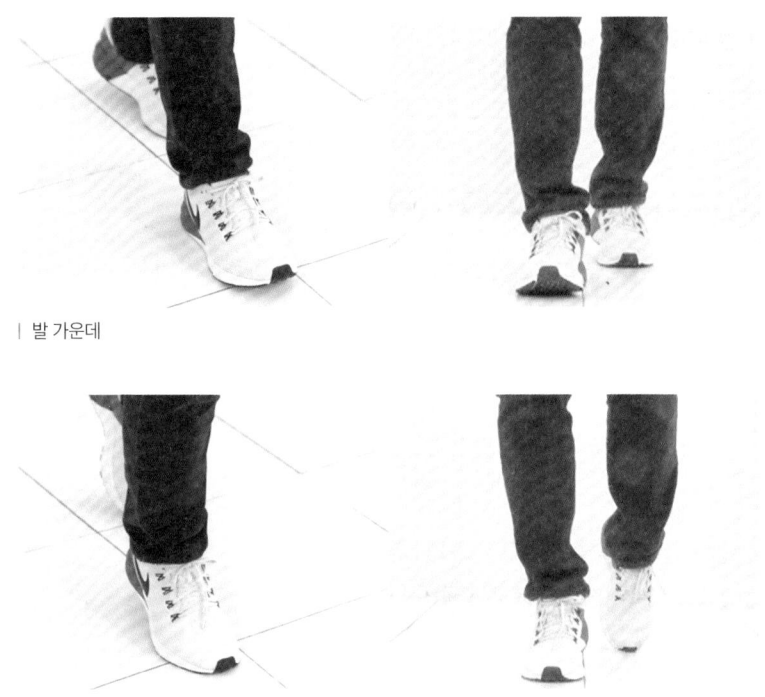

| 발 가운데

| 엄지발가락

먼저 이 지점을 순서대로 딛는 연습을 한다. 천천히 발을 앞으로 뻗는다. 발을 세우고 뒤꿈치 가운데서 약간 바깥쪽으로 바닥을 디딘다. 사람마다 편차는 있지만 뒤꿈치 안쪽을 먼저 딛는 것은 정상 걸음이 아니다. 정상 걸음은 가운데 또는 가운데서 약간 바깥쪽이 먼저 닿는 것이다. 이것은 뒤꿈치가 바닥에 닿을 때 충격을 줄이기 위해 발이 안쪽으로 무너지는 것을 고려한 것이다. 뒤꿈치 안쪽을 먼저 디디면 발이 평발처럼 무너진다. 반면 너무 뒤꿈치 바깥쪽으로

닿으면 발목이 바깥쪽으로 쉽게 꺾인다. 발목을 잡아주는 근육은 안쪽보다 바깥쪽이 적기 때문에 발목 관절과 인대를 건강하게 하려면 뒤꿈치 닿기를 잘 연습하자.

그런 다음 몸을 앞으로 움직이면서 몸이 가운데로 왔을 때 발 중간에 체중이 실린다. 발, 무릎, 골반, 몸통, 머리가 일직선에 놓이면서 발 가운데로 신체 무게중심이 이동하는 것이다. 그러고 나서 반대쪽 발이 중심을 잡기 위해 앞으로 나가면서 몸이 앞으로 이동하는데 이때 딛는 발의 엄지발가락 쪽으로 체중이 실린다. 이렇게 발바닥을 눌러가면서 3회의 터치가 일어나도록 집중해서 움직여본다. 발에 있는 촉각과 고유수용감각에 집중하면서 압력을 느껴보자. 중요한 건 이 터치가 일어날 때 체중이 자연스럽게 뒤에서 앞으로 이동해야 한다는 점이다. 보폭을 신경 쓰지 말고 천천히 바닥에 발을 눌러가면서 걸으면 조금씩 자연스러워질 것이다.

3회의 터치 움직임에 집중하면서 최대한 자연스럽게 발을 굴리듯이 움직여보자. 뒤꿈치 가운데-발 가운데-엄지발가락으로 체중을 이동시키되 딱딱딱 끊어서 움직이지 않도록 최대한 부드럽게 움직여보자. 마사이워킹 신발의 밑바닥처럼 발바닥이 둥글다고 상상하면서 움직이면 좋다. (신발에 대해 따로 언급하지만 바르게 걷기에서 이런 종류의 신발은 추천하지 않는다.) 이렇게 움직이면 발목 지렛대 기능을 최대한 이용할 수 있어 체중이 발에서 고르게 분산되는데 굳은살을 예방하고 무릎에 실리는 부담을 줄일 수 있다.

* 주의사항 : 뒤꿈치가 바닥에 닿기 전 발끝을 정강이뼈 쪽으로 너무 당기는 사람이 있다. 이러면 앞정강이 근육이 피로해지는데 발을 앞으로 들었을 때 발바닥과 정강이뼈 각도는 90°가 정상이다. 그러므로 서 있는 자세에서 발바닥이 바닥을 향하게 꺾이지 않게끔 발목을 중립 자세로 놓고 앞으로 뻗기만 하면 된다.

● 한 뼘 더 다리를 더 뻗어라, 보폭 늘리기

보폭은 한 발에서 다른 발까지 거리를 의미한다. 보폭이 길수록 한 걸음으로 이동할 수 있는 거리가 늘어나기 때문에 걷기 효율을 높일 수 있다. 보폭을 늘리는 방법은 두 가지다. 하나는 무릎을 펴서 실제 다리 길이를 늘리는 방법이고, 하나는 골반을 움직여 기능적으로 다리 길이를 늘리는 방법이다.

● 다리의 기지개를 펴라, 무릎 펴기

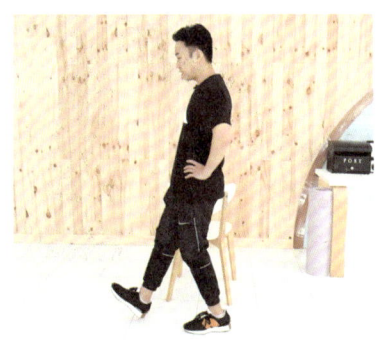
| 공중에 있는 동안 무릎 다 펴기

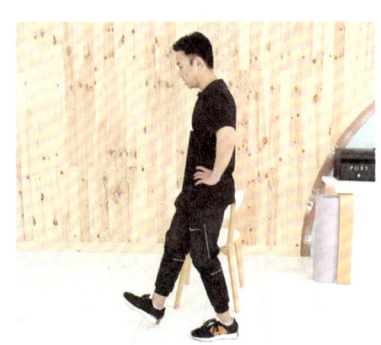
| 끝에 가서 힘 빼기

걸을 때 한쪽 다리를 뻗을 때 지면에 뒤꿈치가 닿기 전 무릎을 다 펴야 한다. 그다음 지면에 뒤꿈치가 닿을 때는 5° 정도 살짝 구부러지는데 이것은 뒤꿈치가 지면으로부터 1cm를 남기고 자유낙하를 하면서 생기는 구부러짐이다. 발이 땅에 닿을 때 충격을 줄이기 위한 것인데 이 약간의 무릎 구부러짐은 내 의지로 조절하는 것은 아니다. 공중에서 무릎을 편 뒤 땅에 닿기 직전 몸에서 자연스럽게 일어나는 것이다. 그러므로 우리가 의지대로 할 수 있는 것은 다리를 앞으로 뻗을 때 공중에서 무릎을 펴려고 노력하는 것이다.

무릎을 펴는 느낌은 뒤꿈치에서 엉덩이까지 멀어지는 느낌이 나게 다리를 앞으로 길게 뻗어준다. 이때 앞허벅지에 과하게 힘을 줘서 펴기보다는 뒤허벅지가 늘어나는 느낌이 나도록 무릎을 펴는 것이 좋다.

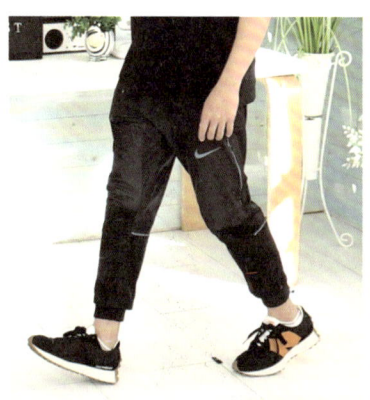

| 뒤허벅지가 늘어나는 느낌으로 앞으로 뻗으며 걷기

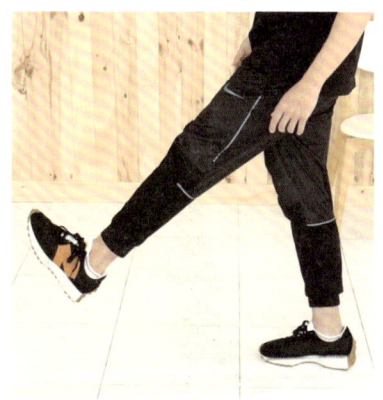

| 잘못된 다리 들기

무릎을 펼 때 다리를 위로 높이 들지 않도록 주의하자. 다리를 높게 들수록 그만큼 뒤꿈치가 바닥에 닿을 때 충격이 심해진다. 또한 무릎이 아래로 꺾이는 힘, 고관절이 위로 꺾이는 힘이 강해진다. 발을 앞으로 다 뻗었을 때 지면에서 1cm 높이 정도 높이가 되도록 뻗으면 적당하다. 1cm는 자로 재어보아도 매우 낮은 높이다. 발이 땅에 있는 장애물에 걸리지 않을 정도로 마치 자기부상열차처럼 낮게 앞으로 다리를 뻗는다고 이해하면 좋다.

무릎을 다 펴고 걷기를 연습하면 잠깐은 몸의 기지개를 켜는 것처럼 시원한 느낌이 난다. 그리고 계속 반복하면 10분도 채 되지 않아 기분이 좋아지는데 뒤허벅지가 스트레칭되면서 긴장을 이완하고 통증을 억제하는 물질이 분비되기 때문이다. 이 느낌을 독자들도 꼭 느껴보기를 바란다.

● 숨어있는 다리 길이를 찾아라, 골반 움직이기

무릎을 다 펴고 걸어도 골반이 움직이지 않으면 다리뼈만큼 보폭을 늘릴 수밖에 없다. 이때 골반을 움직이면 실제 다리뼈보다 다리를 좀 더 길게 뻗을 수 있는데 이것을 기능적 다리 길이라고 부른다.

골반을 움직이는 것은 간단하다. 먼저 골반을 양손으로 잡고 다리로만 걸어보자. 보폭이 짧아지고 몸이 총총거리는 느낌이 날 것이다. 이렇게 열 걸음 걸어보고 불편함을 느낀다.

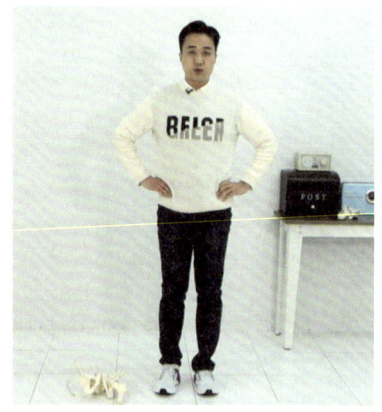
| 양손으로 골반 잡기

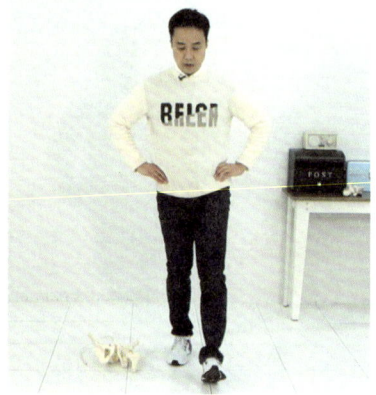
| 골반 고정한 채 다리로만 걷기

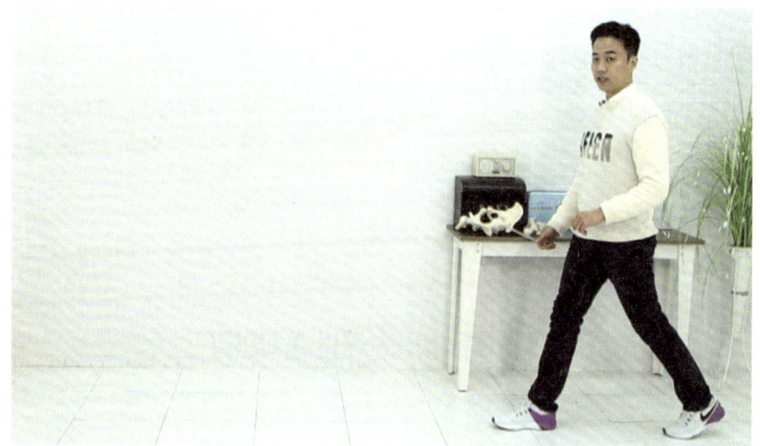
| 골반 회전을 만들며 다리 뻗기

 그런 다음 이번에는 골반에서 손을 놓고 걸어본다. 발을 앞으로 뻗을 때 골반을 움직이지 않았을 때보다 보폭을 한 뼘 더 늘려주자. 마치 축구할 때 공을 먼저 잡기 위해 다리를 뻗는 느낌으로 하면 좋

다. 그냥 다리만 뻗으면 다리가 짧게 나가지만 골반과 같이 뻗으면 다리가 앞으로 더 나간다. 이렇게 골반을 움직이면서 다리를 조금 더 뻗는 게 골반을 움직이는 것이다. 이것을 앞으로 다리를 뻗을 때뿐만 아니라 뒤로 다리를 밀 때도 똑같이 적용하면 된다. 다리가 뒤로 향하고 몸이 앞으로 나갈 때 엄지발가락을 떨어뜨리기 직전에 조금 더 골반을 움직여 다리를 뒤로 길게 뻗으면 된다.

● 골반과 다르게 회전하는 어깨, 몸통 교차패턴 만들기

오른쪽 다리가 앞으로 나갈 때 왼쪽 다리는 뒤로 간다. 이때 골반은 왼쪽을 향하여 돌아간다.(반시계 방향) 만약 이런 회전 힘이 그대로 머리로 전달되면 마치가 강아지가 몸을 비틀어 털듯이 몸 전체에 영향을 미칠 것이다. 또한 회전 방향으로 힘이 발생해 앞으로 나가는 힘을 방해할 것이다. 이것을 막기 위해 몸통에서 어깨는 반대로 돌아간다. 즉, 몸통에서 교차로 회전이 일어나는 것이다. 이것을 몸통 교차패턴이라고 한다. 팔을 흔들면서 어깨가 자연스럽게 움직이지만 몸통의 움직임에 집중하기 위해 다음과 같이 연습해보자.

주머니에 손을 찔러 넣는다. 주머니가 없다면 손을 허리에 올려놓는다. 오른발을 앞으로 뻗는다. 그러면 골반이 오른쪽, 즉 시계방향으로 회전을 할 것이다. 이때 왼쪽 어깨를 앞으로 내민다. 그러면서 가슴이 골반과 반대인 왼쪽, 즉 반시계 방향으로 돌아가도록 움직인다. 다리를 바꾸어 왼쪽 발을 앞으로 뻗는다. 그러면 골반은 반시계 방향으로 돌아갈 것이다. 이때 오른쪽 어깨를 앞으로 내밀어 가슴을 시계방향으로 돌려준다. 과하게 어깨를 돌릴 필요는 없다. 그저 골반 움직임에 따라 중심을 맞추는 정도로 움직이면 된다. 이렇게 다리를 교대로 뻗을 때 어깨도 교차해서 움직인다.

거울이나 스마트폰으로 걷는 모습을 관찰할 때 복부 쪽에서 옷 주름이 대각선으로 잘 만들어지는지 확인해보자. 몸통을 교차했을 때 옷의 주름이 대각선으로 만들어지는데 이것을 보고 좌우로 어깨를 똑같이 잘 돌렸는지 알 수 있다.

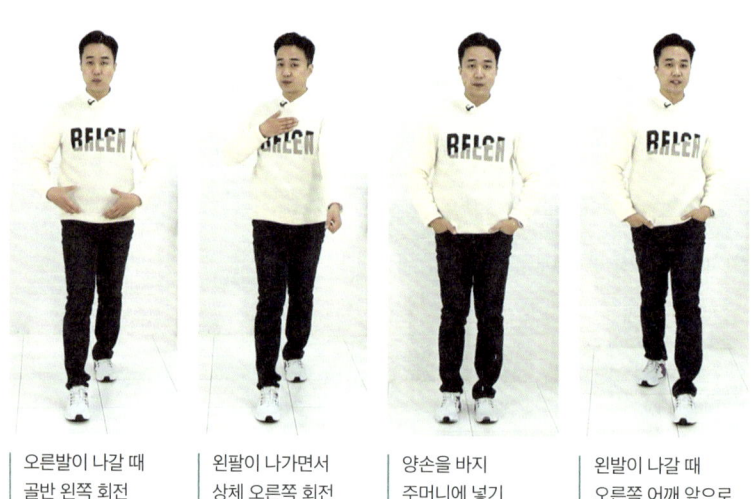

오른발이 나갈 때
골반 왼쪽 회전

왼팔이 나가면서
상체 오른쪽 회전

양손을 바지
주머니에 넣기

왼발이 나갈 때
오른쪽 어깨 앞으로

많은 사람이 이 교차패턴 만들기를 어려워한다. 몸이 경직되어있어서 골반이 돌아가는 쪽으로 상체가 따라 돌아가기 쉽기 때문이다. 이럴 땐 잠깐 따로 몸통 운동만 하는 것이 좋다.

① 선 자세에서 선서하듯 팔꿈치를 구부리고 양쪽 팔을 들어 올린다.

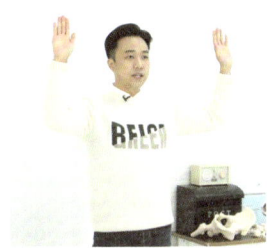

| 척추 세우고 선서하듯 팔 올리기

② 몸을 곧게 세운 상태에서 무릎을 구부린 채 왼쪽 다리를 가슴 쪽으로 들어 올린다.

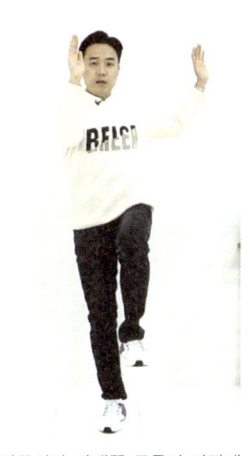

③ 오른쪽 팔꿈치가 무릎에 가까워지도록 몸통을 반시계 방향으로 돌린다.
   (이때 등을 구부리지 않는다.)

| 팔꿈치와 반대쪽 무릎이 가깝게 다리 올리기

④ 원위치로 온 다음 오른쪽 다리를 들어 올리고 몸통을 시계 방향으로 돌려 왼쪽 팔꿈치가 무릎에 가까워지도록 한다.

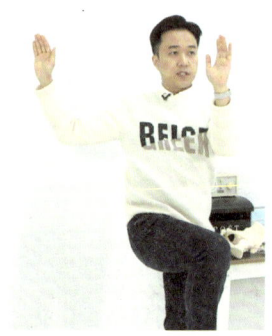

| 반대로 몸통 비틀기

⑤ 10회 반복한다.

이렇게 운동한 다음 다시 어깨를 앞뒤로 움직이면서 리드미컬하게 걸어보자. 움직임이 익숙해질 것이다. 이렇게 연습하다 보면 점점 팔을 흔들고 싶어질 것이다.

● **앞이 아니라 뒤로 더 당겨라, 팔 흔들기**

어깨를 움직일 때 팔을 이용하면 더 편하다. 팔의 길이를 이용해서 몸의 중심을 맞추기도 더 쉽다. 어깨 움직임에 이어 팔을 흔드는 방법을 배워보자. 결론부터 말하자면 팔은 뒤로 좀 더 흔드는 것이 좋다. 여기서 팔의 기준은 어깨에서 팔꿈치까지다. 이 부분을 위팔뼈(상완)라고 하며 위팔뼈를 앞뒤로 흔들되 앞으로 10°, 뒤로 25°로 뒤로 좀 더 당기듯이 걷는 것이 좋다.

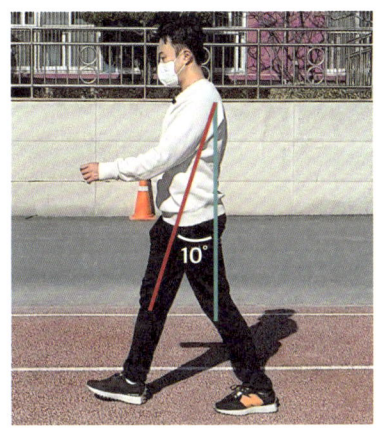 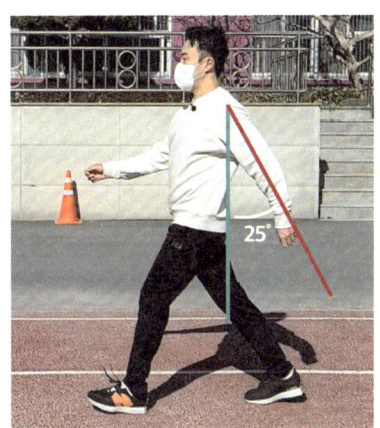

| 앞으로 팔 뻗을 때 각도　　　　| 뒤로 팔 뻗을 때 각도

　　왼발이 앞으로 나갈 때 오른쪽 위팔뼈를 앞으로 뻗는다. 팔꿈치가 옆구리를 스치듯이 몸통에서 앞으로 벗어나지 않는다. 오른발이 앞으로 나갈 때 왼쪽 위팔뼈를 앞으로 뻗는다. 반대로 왼발이 앞으로 나갈 때 왼쪽 위팔뼈는 뒤로 당긴다. 앞으로 내밀 때보다 2.5배 정도 뒤로 더 가야 해서 몸통에서

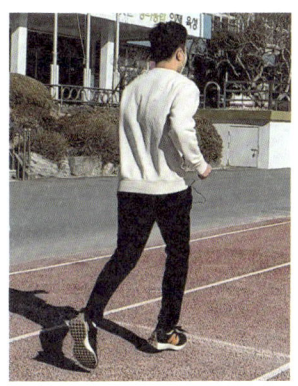

| 달리기를 하면 팔꿈치가 구부러짐

뒤로 벗어나는 정도로 당긴다. 반대쪽도 똑같이 움직인다.

　　흔드는 정도는 1.34m/s 수준에서 앞 10° 뒤로 25°기 때문에 이것은 걷기 속도에 따라 달라진다. 그러므로 걷기 속도가 빨라지면 더 앞뒤로 흔들고 느려지면 덜 흔들어도 된다. 중요한 것은 다리 움직임

에 맞추어 중심을 맞추는 느낌이 적당하다. 하지만 완전히 수동적으로 흔들리지 않는다는 점을 명심하자. 어깨 앞뒤 근육이 약간은 쓰이기 때문에 의도적으로 팔로 중심을 맞추기 위해 흔든다고 생각하고 움직이자.

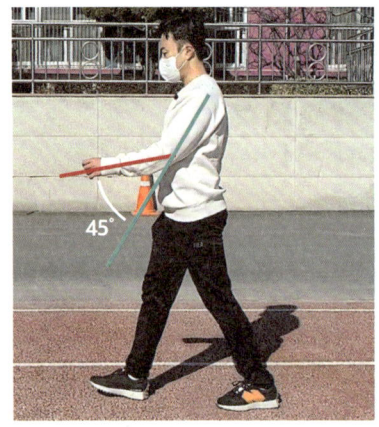

| 앞으로 팔 뻗을 때 팔꿈치 각도 | 뒤로 팔 뻗을 때 팔꿈치 각도

팔꿈치 아래 부위는 팔을 흔들 때 추처럼 움직이므로 흔들리는 대로 같이 움직이면 된다. 흔들리는 과정에서 팔꿈치 아래는 팔을 앞으로 뻗었을 때 위팔뼈를 중심으로 앞으로 약 45° 정도로 구부린다. 팔을 뒤로 뻗었을 때 위팔을 중심으로 약 20° 정도 구부러진 수준으로 펴진다. 다 펴지지 않는데 이두근 근육이 팔이 뒤로 가면서 어깨 쪽 힘줄이 늘어나기 때문이다. 팔꿈치가 구부러지고 펴지는 모양 때문에 마치 팔을 앞으로 많이 뻗는 것처럼 착각한다. 하지만 일부러 움직

일 필요는 없다. 그냥 팔꿈치 아래는 흔들리는 대로 움직이면 좋다.

각도는 신경 쓰지 말자. 팔꿈치를 기준으로 걸을 때 전보다 뒤로 더 당긴다고 생각하고 걸어보자. 그러면 등도 자극이 되고 몸이 앞으로 나가는 느낌도 가벼워질 것이다.

● 자연스러운 게 최고! 상상하며 걷기

뭐든지 자연스러운 것이 좋다. 걸을 때 특정한 부위에 집중하고 연습했다면 이제는 이것을 모두 합쳐서 자연스럽게 움직이는 연습을 해볼 것이다. 이렇게 해야 걷기 운동을 하고 특정 관절이나 근육만 피로해지는 것을 예방할 수 있다.

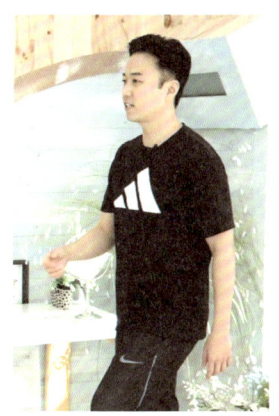

다리를 움직일 때 골반, 허리 회전 느끼기

다리를 움직일 때는 다리만 움직이지 않는다. 골반과 허리가 같이 움직인다. 골반은 앞뒤로 허리는 그에 맞추어 회전한다. 걸을 때 이렇게 발과 무릎, 고관절, 골반, 허리가 같이 움직이는 것을 상상하면서 다리를 움직여본다. 걸을 때 발생하는 체중 이동, 지면반발력을 느끼면서 다리, 골반, 허리로 잘 분산시켜보자. 힘이 한곳에 머무르는 게 아니라 흘러가듯이 움직인다. 보폭은 길게 늘리면서 뒤허벅지가 스트레칭 되는 것을 느끼는데 마치 다리를 기지개

컨다고 생각하자.

팔에서 중심을 맞추면서 어깨를 함께 움직인다. 팔을 흔들 때 팔만 움직이는 게 아니라 날개뼈 쇄골 그리고 등과 함께 어깨가 움직이는 것을 상상한다. 쇄골은 위아래로 날개뼈는 척추랑 멀어졌다 가까워졌다 하고 등은 어깨에 맞추어 시계, 반시계 방향으로 돌아간다.

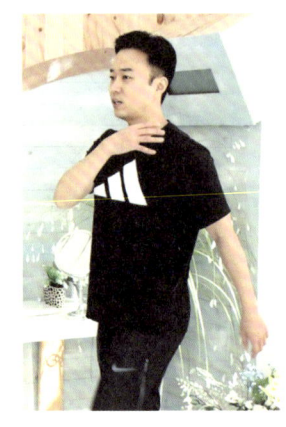

팔 움직일 때 어깨, 등의 회전 느끼기

이렇게 하체와 상체를 교차해서 잘 움직이면서 중심을 맞춘다. 머리는 곧게 세운 상태에서 정면을 보고 걷는다. 걸을 때 머리가 위아래 수직으로 움직이는 것을 느낀다. 그 움직임을 척추의 S 곡선이 잘 흡수하며 척추 전체가 탄력 있게 움직이는 것을 느껴보자.

다음의 이미지를 상상하고 걸으면 더 효과적이다.

머리 위에 작은 롤러코스터가 있다고 상상하자. 그 안에 어린이들이 타고 있다. 아이들이 울지 않게 부드럽게 롤러코스터를 태운다고 생각하고 걸어보자. 위아래로 오르락내리락 움직임을 느끼되 갑자기 충격이 생기지 않도록 걸어보자.

정수리에 있는 머리카락을 위에서 잡아당긴다고 상상하며 목을 세워보자. 목덜미는 양탄자를 펼치듯이 세우고 배는 허리 복대를 차고 있다고 생각하고 살짝 힘을 주고 걷는다.

몸통이 구름이라고 생각하자. 걸을 때 구름이 흔들림 없이 앞으로 부드럽게 밀려 나간다고 생각하며 걸어본다. 상체의 흔들림에 집중하면 하체의 움직임도 좋아진다.

척추가 큰 스프링이라고 생각하자. 걸을 때 위아래로 몸이 움직일 때 척추가 스프링처럼 작동하면서 탄력 있게 움직이는 것을 상상하자. 만약 자세가 구부정하면 스프링이 잘 작동하지 않을 것이다. 목덜미를 늘려 키를 크게 하고 스프링을 곧게 유지하자.

골반과 어깨가 젠가라고 생각하고 골반 젠가가 시계방향으로 돌아갈 때 어깨 젠가가 반시계 방향으로 중심 맞추는 것을 상상하자. 이게 걸을 때 척추를 회전축으로 서로 교차하며 움직인다 생각하며 걸어보자.

모델이 되어 패션쇼 런웨이를 걷는다고 상상하자. 패션쇼장의 주인공이 되어 당당하고 자신 있는 모습을 상상하며 걸어본다.

사랑하는 사람을 만나러 간다고 상상해보자. 즐겁고 기대하는 느낌을 상상하며 활기차게 걸어보자.

이렇게 걷기 연습을 마친 다음에
다시 한번 걷는 모습을 관찰하자.
전보다 다르게 '우아하게' '자신 있게' '제대로'
걷는 한 사람이 보일 것이다.

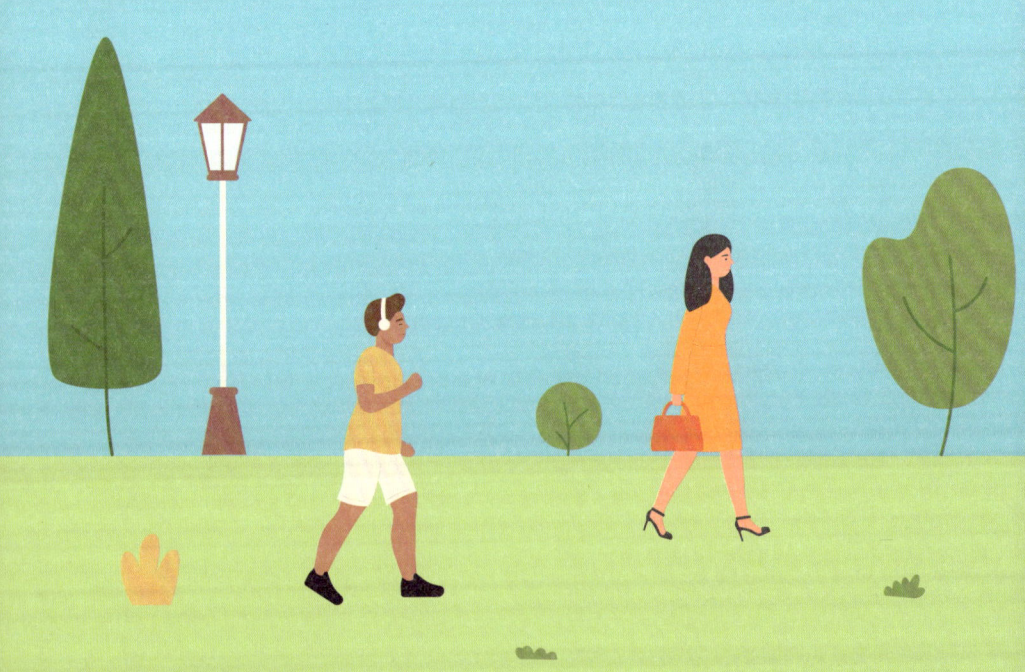

3장

제대로 걷기 위한 부위별 운동법 베스트 11

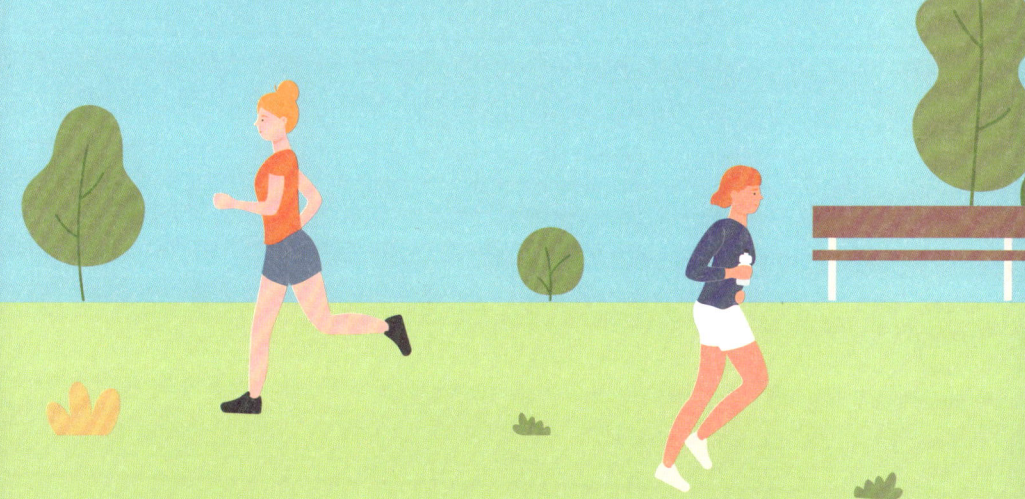

제대로 걸으려고 노력해도
잘 되지 않을 때가 있다.
걷기 자세가 바르게 나오지 않는 이유는
근육이 약하기 때문이다.

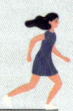

제대로 걸으려고 노력해도 잘되지 않을 때가 있다. 몸을 세워서 걸어야지 하다가도 나도 모르게 몸을 앞으로 숙이거나 다리를 11자로 잘 걸어야지 하다가도 발이 벌어지는 경우다. 이렇게 바른 걷기 자세가 잘 나오지 않는 이유는 근육이 약하기 때문이다. 뼈를 잡아주는 근육이 약하면 약한 근육이 할 일을 다른 근육이 하거나 몸의 자세를 틀어서 중심을 잡게 된다. 이런 일들이 오래되면 특정 근육만 힘을 주게 되어 근막의 탄력이 떨어지고 인대와 건과 같은 힘줄도 짧아져 나쁜 자세가 굳어진다. 자세가 굳어지면 걸음걸이를 아무리 바르게 고치려고 해도 잘 교정되지 않고 틀어진 자세에 맞춰서 편한 대로 움직이게 된다.

제대로 걸으려면 약해진 근육을 강화하고 긴장되고 짧은 근육은 스트레칭해야 한다. 이번 장에서는 걷기에 꼭 필요한 핵심 11가지 근육과 이 근육들을 단련하는 운동법을 소개한다. 이 운동만 꾸준히 잘 따라 한다면 걸을 때 다리에 힘은 물론, 척추가 곧게 펴지는 느낌이 날 것이다.

안전한 운동을 위해
꼭 알아야 할 것들

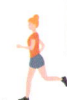

　운동 효과를 높이는 것도 중요하지만 무엇보다 안전이 중요하다. 운동은 덤비면서 하는 게 아니다. 각종 방송과 유튜브에서 몸짱 운동을 다룬다. 하지만 무리하게 운동하다가 다치는 사람이 많다. 이것은 나이와 상관없이 일어난다. 무리하게 웨이트 트레이닝을 하고 단백질 보충제를 과하게 먹은 사람들이 횡문근 융해증이라는 질병에 걸려 신장이 망가지고 병원 신세를 지는 것을 종종 본다. 소방관이 되려는 꿈을 가진 한 청년이 실기 준비를 하면서 무리하게 몸을 쓰다가 종아리 힘줄이 파열되어 꿈을 접은 예도 있다. 그리고 유튜브 영상을 보면서 홈트레이닝을 하다가 훈련된 운동전문가의 움직임을 무리하게 따라 하여 허리를 다치는 경우도 비일비재하다.

　이런 경우가 생기지 않게 하려면 세 가지 원칙을 지키면 된다.

● 첫째, 천천히 운동하라

　모든 부상의 시작은 예측하지 못한 움직임에서 비롯된다. 미국 NBA 선수들은 경기를 뛰기 전까지 엄청난 트레이닝을 한다. 웨이트 트레이닝, 유산소 운동, 스트레칭, 고유감각 훈련 등을 통해 일반인보다 월등히 단련된 몸을 가지고 있다. 하지만 이런 선수들도 경기하다 보면 발목이 삐거나 무릎인대가 파열되는 등 상처를 입는다. 선수들이 다치는 대부분은 혼자 움직일 때가 아니다. 공을 잡기 위해 점프하다가 상대 선수가 몸을 밀어서 떨어지면서 발목이 삐끗하거나 서로 몸싸움하다가 넘어져서 무릎 인대가 파열되어 다치는 경우가 많다. 혼자 움직일 때는 모든 움직임을 예측하면서 한다. 그래서 점프할 때도 내가 어디로 어떤 힘으로 떨어질지 예측하기 때문에 대비하여 다치지 않는다. 하지만 점프한 상태에서 다른 사람이 몸을 밀면 떨어질 때 어떻게 떨어질지 예측할 수 없다. 그래서 근육이 미처 준비하지 못해 관절이 꺾이거나 근육에 충격이 심하게 생겨서 다치게 된다.

　당신이 집에서 운동할 때도 마찬가지다. 특히 다른 사람의 영상을 보고 따라 한다면 그것을 무리하게 쫓아가듯이 따라 하다가 다칠 위험이 있다. 영상을 잠깐 멈추더라도 무조건 천천히 동작을 시도해야 한다. 한 번이라도 천천히 해보면 몸은 그게 어떤 움직임인지 기억하고 예측한다. 그래서 두 번째 따라 할 때는 조금 더 익숙하고 자연스럽게 몸을 움직일 수 있다. 영상을 보지 않고 혼자 운동하더라도 첫 동작은 내가 예측할 수 있는 수준에서 집중하여 천천히 움직이는 게 좋다. 몸이 풀리지 않은 상태에서 갑자기 몸을 움직이면 근육이 반응하지 못해 다칠 수 있기 때문이다. 익숙한 운동을 하더라도 항상 원숭이도 나무에서 떨어질 때가 있음을 기억하자.

●둘째, 아프지 않은 범위에서 운동하라

평소 허리가 아프거나 어깨가 아프다면 아프지 않은 범위까지만 운동하면 된다. 예전에는 어디가 아프다고 하면 병원에서 의사 선생님들이 집에서 누워서 쉬라고 말했다. 하지만 지금은 달라졌다. 급성으로 2일 이내로 아픈 증상이라면 적절한 치료와 휴식이 필요하지만 어느 정도 만성화된 통증이라면 가능한 범위에서 운동하라고 한다. 아프다고 아예 몸을 움직이지 않으면 몸이 더 경직되어 혈액순환이 되지 않고 통증이 더 심해질 수 있다. 그래서 운동할 때 되도록 천천히 몸을 움직이면서 어디까지 움직였을 때 아프지 않은지 체크하며 아프지 않은 범위까지 운동하는 것이 좋다.

허리 통증이 있는데 엉덩이를 들어 올리는 브리지 운동을 한다고 가정해보자. 엉덩이를 반 정도 들어 올리면 괜찮은데 반 이상 들어 올리는 시점부터 허리 느낌이 불편하다면 엉덩이를 반 정도까지만 올리면 된다. 그 범위에서 운동하다 보면 다음 날 다시 통증 정도를 체크했을 때 반보다 조금 더 위로 올려도 아프지 않은 것을 확인할 수 있다. 그러면 또 그 범위까지 더 움직이면서 몸의 기능을 살려주면 된다. 아프지 않은 범위에서 운동하는 것은 통증의 두려움을 없애는 데 도움이 된다.

아프면 몸만 위축되는 것이 아니라 마음도 위축된다. 그래서 더 몸을 쓰지 않으려고 하고 통증을 일으키는 움직임을 아예 하지 않게 된다. 이러면 몸의 기능을 살릴 기회조차 없어지는 것이다. 반면 아프지 않은 범위까지 운동하면서 동작을 시도하면 이 동작을 해도 괜찮다는 안심이 든다. 통증의 두려움을 없애는 것은 통증이 줄어든 후에 재발 방지를 위해서도 꼭 필요하다.

● 셋째, 계속해서 아플 경우 전문가 상담을 받아라

만약 천천히 운동했고 아프지 않은 범위에서 운동했는데 몸이 더 불편해지고 아파진다면 이때는 반드시 가까운 병원에 찾아가 상담받아야 한다. 통증은 우리가 생각하는 것 이상으로 다양하고 복합적으로 나타난다. 뼈와 관절의 문제라고 생각하던 통증이 알고 보니 자가면역질환인 경우도 있고, 허리가 아파서 근육통이라고 여기던 문제가 신장에 결석이 생겨서 아픈 때도 있다. 인체는 근육, 장기, 혈관 등 서로 연결되어 영향을 미치기 때문에 내가 미처 알지 못했던 질병이 있을 수 있다. 그러므로 운동해도 통증이 악화하는 느낌이 있다면 참고 운동하기보다 빠르게 전문가를 찾아가 정확한 원인을 진단받아야 한다.

  나도 모르는 질병의 문제가 아니더라도 운동 자세가 잘못되어 불편해지는 때도 있다. 엉덩이를 들어 올리는 동작에서 엉덩이 근육에 더 집중하며 써야 하는데 뒤허벅지 근육을 더 쓰면 허벅지에 경련이 일어날 수 있다. 허리를 들어 올릴 때 너무 허리를 젖히면서 움직이면 관절이 압박받아 허리통증이 생길 수도 있다. 이럴 땐 운동전문가를 찾아가 정확한 자세를 교정받고 한 번이라도 개인 트레이닝을 받기를 권한다. 1:1 트레이닝 비용이 많이 든다고 말씀하시는 분도 있다. 하지만 한번 배운 몸 공부는 절대 기억에서 사라지지 않는다. 트레이닝을 멈추면 근 손실이 생길지언정 한번 배운 운동 자세와 방법에 대한 기억은 근육과 뇌에 남아 쉽게 사라지지 않는다. 스스로 운동하는 능력을 키우기 위해 몸 사용법을 배운다고 생각하면 전문가에게 지도받는 비용이 결코 아까운 것이 아니다. 예전에 세면대 배관에 문제가 생겨 스스로 해결하려다가 집에 물난리가 난 적이 있다. 배관공을 부르니 몇 가지 장비를 이용해 뚝딱 간단히 문제를 해결해주셨다. 그때 물에 젖은 옷을 쥐어짜면서 이래서 사람 불러야 하는구나 하고 절실히 깨달았다. 운동도 마찬가지다. 불편하고 어려우면 전문가에게 도움을 받아라. 그게 가장 빠른 길이다.

엉덩이로 걷기 시작해서 엉덩이로 죽는다 | 대둔근

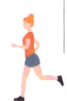

걸을 때 체중의 충격이 가장 많이 발생할 때는 언제일까? 바로 한 다리를 들었다가 그 다리를 땅에 딛는 순간이다. 몸이 공중으로 이동하면서 지면으로 떨어지는 것과도 같다. 이때 다리를 앞으로 뻗은 상태를 유지하는데 물리적으로 허벅지뼈가 위로 접히는 힘을 받는다. 마치 잭나이프가 접히는 것처럼 고관절과 몸통이 가까워지면서 접히는 것을 상상할 수 있다. 이때 허벅지뼈가 위로 꺾이지 않도록 잡아주는 역할을 하는 큰 근육이 있다. 바로 대둔근이다.

대둔근은 골반 옆쪽 뒤쪽으로 넓게 붙어 허벅지뼈 바깥쪽에 붙는다. 이 근육이 수축하면 허벅지뼈를 뒤로 펴고, 반대로 다리가 땅에 닿아 있을 때 골반이 앞으로 기울어지지 않게 뒤로 세워주는 역할을 한다. 걸을 때 대둔근은 고관절을 뒤로 펴고 몸을 세우는 역할을 한다. 만약 이 근육이 약해지면 허벅지뼈를 뒤로 펴지 못하게 되는데 몸은 이런 불안정한 상태를 보상하기 위해 상체를 뒤로 젖히게 된다. 오래 앉아서 일하는 사무직 종사자들이나 노인들의 걸음걸이를 잘 보면 몸을 뒤로 젖히면서 걷는 모습을 볼 수 있다. 대둔근이 약해서 그런 것이다.

대둔근은 대부분 현대인이 약해지는 근육으로 이 근육이 약해져서 골반을 바르게 세우지 못해 등이 뒤로 굽고 골반을 앞으로 내미는 굽은 등, 등에서 허리까지 척추의 곡선이 없이 일자로 뻣뻣하게 펴진 편평등, 허리를 너무 뒤로 젖혀서 배를 내미는 느낌이 있는 과신전 자세, 머리가 몸통보다 앞으로 나온 거북목 등 나쁜 자세의 핵심 원인이 된다.

사람은 태어나서 엉덩이 근육을 이용해 걸음마를 시작한다. 그러다가 엉덩이 근육이 약해지면서 걷지 못해 침대에 누워 생활하게 되고 그러다가 지병이 심해져 생을 마감한다. 그만큼 대둔근은 직립보행에서 필수 근육이므로 일단 단련하고 보자.

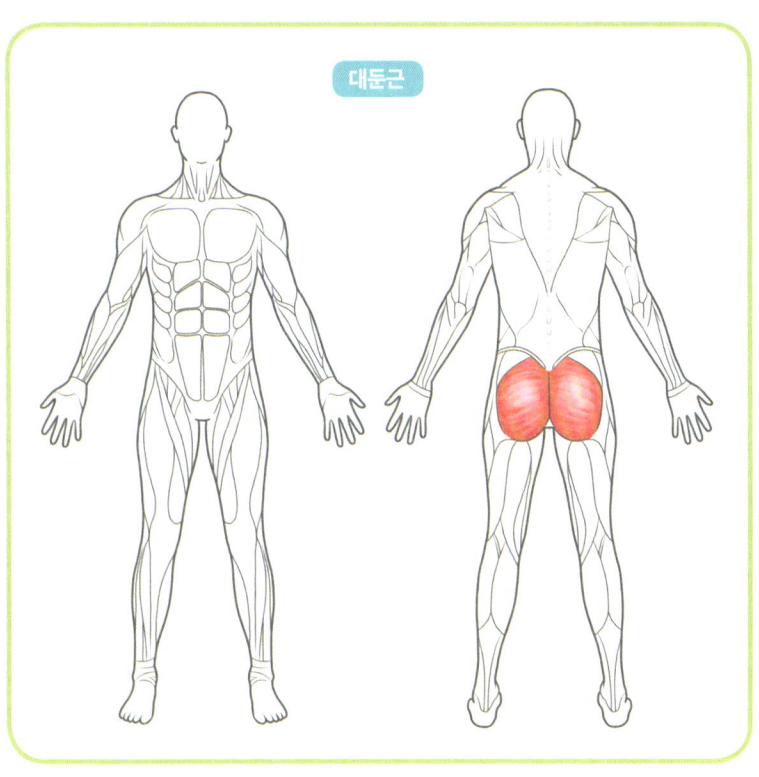

브리지

❶ 다리를 11자로 놓고 매트 위에 눕는다. 양 무릎을 구부려 발뒤꿈치를 엉덩이 가까이 놓는다. (발의 위치는 엉덩이를 들어 올렸을 때 정강이뼈가 수직이 되고 무릎 아래에 있게 함) 양팔은 엉덩이 옆에 손바닥이 바닥을 향하도록 놓은 뒤 숨 들이마시고 내쉬면서 허벅지뼈와 몸통이 일직선이 될 때까지 엉덩이를 올렸다가 내린다.

❷ 10회씩 3세트.

❸ 엉덩이를 올릴 때 허리에서 등까지 척추뼈가 하나하나 바닥에서 떨어지도록 올린다. 등을 스카치테이프라 생각하고 꼬리뼈에서부터 순서대로 떼어 올린다고 생각하면 된다. 내릴 때는 등뼈에서 꼬리뼈까지 스카치테이프를 거품 없이 바닥에 순서대로 붙인다고 생각하고 내린다.

❹ 브리지 운동은 누워서 하는 운동이기 때문에 무릎 관절에 부담 없이 엉덩이 근육을 쉽게 단련할 수 있다.

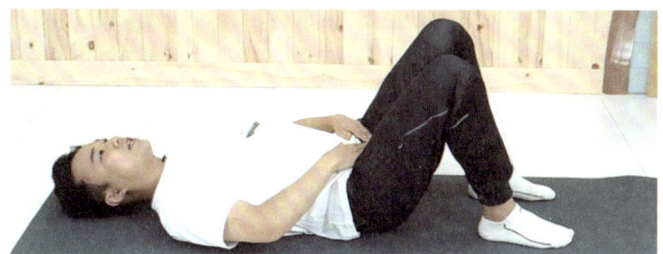

| 준비 자세. 골반 수평 만들기

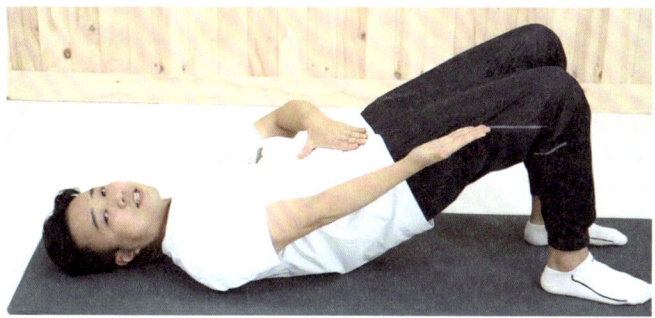

| 골반과 몸통이 일직선 될 때까지 엉덩이 들어 올리기

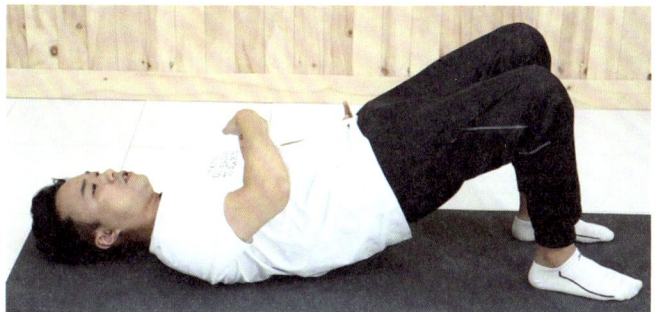

| 내리기

프론 힙익스텐션

❶ 다리를 아래로 11자로 뻗고 매트에 엎드린다. 양팔은 머리 아래 놓는다. 숨 들이마시고 내쉬면서 다리를 위로 들어 올린다. 그 상태에서 다리를 바깥 방향으로 한 뼘 정도 옆으로 벌렸다가 잠깐 자세를 유지한 뒤 다시 다리를 안쪽 아래로 순서대로 내린다.

❷ 좌우 10회씩 3세트.

❸ 다리를 너무 높이 들어 올리면 허리 근육이 사용되므로 허리가 꺾이지 않는 범위까지 다리를 올리는 것이 좋다. 다리를 올렸을 때 엉덩이에 힘이 들어가는 느낌이 나야 한다.

❹ 브리지가 발이 땅에 붙어있는 상태에서 하는 엉덩이 근육 운동이라면 프론 힙익스텐션은 발이 땅에서 떨어진 상태에서 하는 엉덩이 근육 운동이다. 신경의 작동 방식과 주변 근육을 사용하는 방식이 다르므로 같이 하면 운동 효과를 두 배로 높일 수 있다.

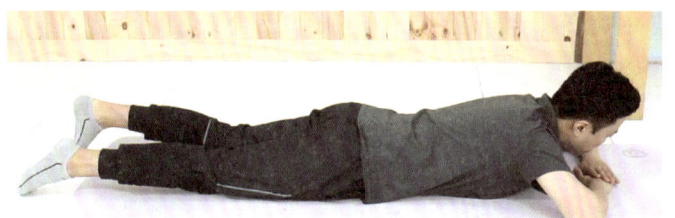

| 배와 골반 바닥에 붙이고 엎드리기

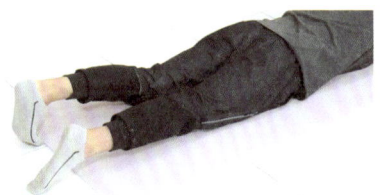

| 발끝을 아래로 향한 채 뻗기

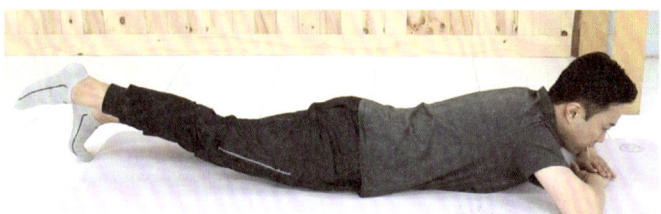

| 다리 들어 올리기

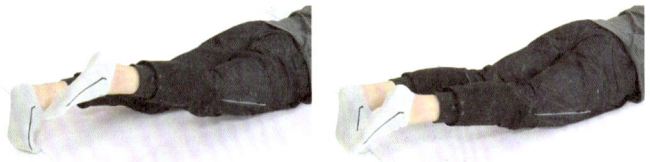

| 다리 한 뼘 정도 옆으로 벌리기　　　| 원위치로 오기

싱글 니 투 체스트

❶ 바로 누운 자세에서 두 다리를 뻗는다. 한쪽 무릎을 구부리고 양손으로 오금을 잡는다. 천천히 무릎을 가슴 쪽으로 당겨주면서 15초 센다. 원위치로 돌아온다.

❷ 좌우 번갈아 3회.

❸ 무릎을 가슴으로 끌어당길 때 엉덩이가 길게 늘어나는 것을 느낀다.

❹ 단순해 보이지만 척추와 골반 사이 관절을 부드럽게 만드는 운동이다. 걸을 때 이 관절이 하체의 움직임에 큰 영향을 미치므로 근육 강화뿐 아니라 스트레칭도 꼭 같이하자.

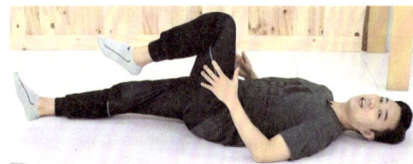
| 누운 자세에서 무릎 올리기

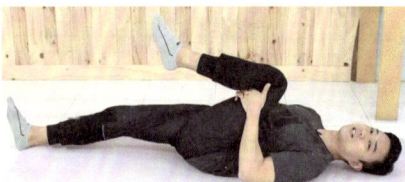
| 무릎 가슴으로 끌어당기기

임상 사례

엉덩이에 힘주고 걸었더니 허리가 아파요

　유튜브에 엉덩이 걷기 방법을 소개한 적이 있다. 엉덩이 걷기는 걷는 동안 약해진 엉덩이 근육을 강화하기 위해 다리를 뒤로 뻗을 때 엉덩이에 살짝 힘을 주고 걷는 방법이다. 오른발을 뒤로 뻗을 때 오른쪽 엉덩이에 힘을 주고 왼발을 뒤로 뻗을 때 왼쪽 엉덩이에 힘을 주고 걸으면 된다. 그런데 한 구독자가 메일을 보내왔다. 영상을 보고 계속 엉덩이에 힘주고 걸었더니 허리가 아팠다는 것이다. 하루에 1시간 정도 그렇게 연습하는데, 엉덩이 근육은 좀 생기는 것 같은데 허리가 당겨지듯이 아파서 자신이 제대로 하고 있는지를 물어봤다. 결론부터 말하자면 잘못된 방법이다. 엉덩이에 힘을 주고 걸으면 근육을 인위적으로 수축하는 방법이다. 이 방법을 1시간 정도 연속해서 하면 근육은 쉬지 못해 피로해진다. 덤벨 들기나 스쿼트처럼 근력 운동을 오랜 시간 반복해서 할 수 없듯이 엉덩이 걷기는 특정 구간을 정해놓고 하는 것이 좋다. 그래서 다시 메일로 영상에 이런 설명이 없었음을 사과하며 100m 정도 구간을 정해놓고 그 안에서만 엉덩이에 힘을 주고 걸으시라고 말씀드렸다. 그리고 쉬었다가 다시 특정 구간을 엉덩이 걷기를 하는 식으로 그렇게 3회 정도 반복해서 실시하고 나머지는 일상 걷기처럼 편한 자세로 걸으라고 답변했다.

허리를 펴고 몸을 세운다 | 장요근

장요근은 허리 전체에서 골반 앞쪽을 걸쳐 허벅지뼈 안쪽으로 붙어있다. 허리와 다리를 직접 연결하는 독특한 구조다. 네발로 걷는 동물의 장요근은 뒷다리를 몸쪽으로 당기는 역할을 하는데 사람은 몸을 세우기 때문에 다리를 들어 올리거나 허리를 펴는 역할을 한다. 장요근이 약하면 허리를 펴는 힘이 약해지고, 몸이 뒤로 기울어질 때 잡아주는 힘이 약해진다. 대둔근이 몸통이 앞으로 기울어지는 것을 막아준다면 장요근은 뒤로 넘어가는 것을 잡아주는 근육이다.

장요근이 약하면 걸을 때 다리를 앞으로 들어 올리는 힘이 약해진다. 그래서 다리를 앞으로 뻗지 못하고 옆으로 돌리면서 걷는다. 몸을 기울여 허리를 이용하여 골반과 다리를 들다 보니 불필요한 힘이 들고 허리가 불편해지기 쉽다. 의자에 오래 앉아 있는 것 자체가 장요근을 약하게 만드는 원인이다. 특히 일할 때 소파에 기대는 자세처럼 뒤로 구부정하게 기대는 자세를 취하면 장요근은 느슨해지고 허리를 펴는 힘이 약해진다. 바른 걸음을 위해 장요근을 강하게 만드는 운동을 해보자.

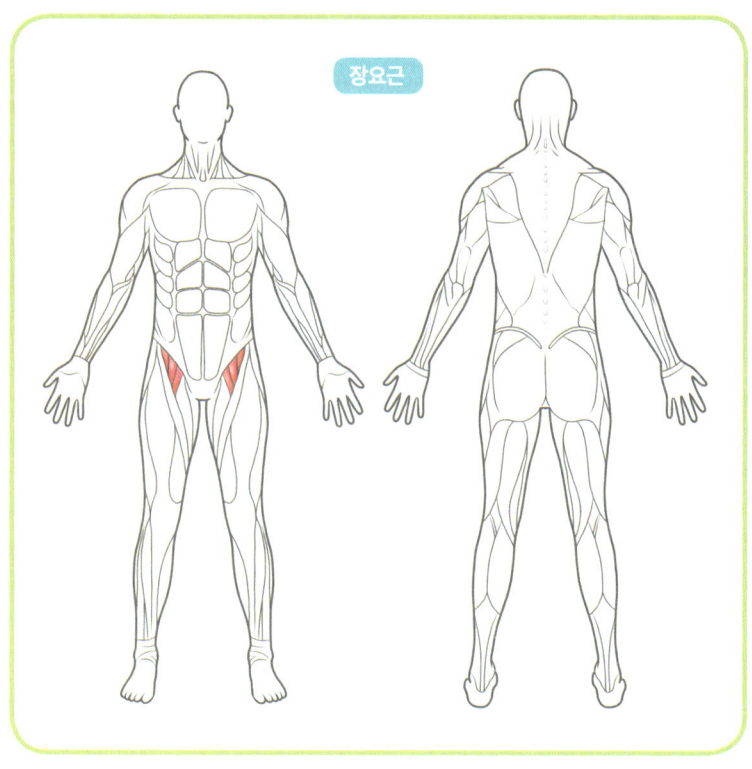

싱글레그 데드버그

❶ 누운 자세에서 양쪽 무릎을 구부린다. 양손은 손바닥을 아래로 하여 허리를 받쳐서 허리 곡선을 유지한다. 내쉬는 호흡에 갈비뼈를 모으고 복부에 힘을 준다. 한쪽 다리를 ㄱ자로 들어 올린 다음 그 상태에서 뒤꿈치가 바닥에 닿지 않게 다리를 아래로 쭉 폈다가 다시 원래대로 돌아온다.

❷ 좌우 10회씩 3세트.

❸ 다리를 아래로 펼 때 사타구니 안쪽에 장요근이 수축하는 것을 느낀다. 이 근육을 정확히 자극하려면 호흡과 함께 아랫배에 힘을 주어 중심을 잡아야 한다. 다리를 구부렸다 폈다가 하는 동안 허리가 들리지 않게 중심을 잘 잡자.

❹ 근육을 길게 늘리면서 힘을 주는 동작이다. 이렇게 근육을 길어지게 하면서 힘을 주면 허리 통증을 예방하는 데 효과적이다. 평소 허리가 아픈 사람은 이 동작을 집중해서 하자.

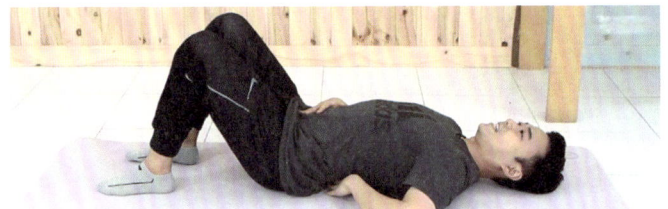

| 양손 허리 밑에 받치기

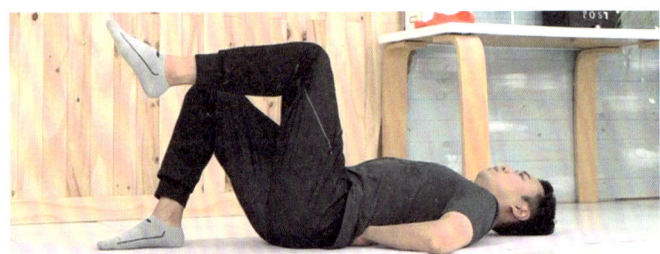

| 한쪽 다리 커피테이블 자세 만들기

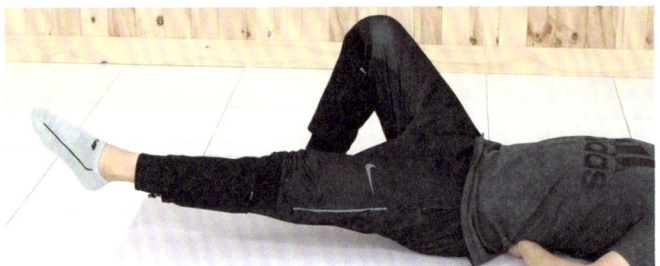

| 무릎 펴면서 다리 내리기. 뒤꿈치가 바닥에 닿지 않도록

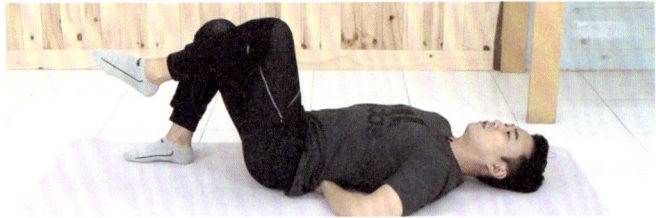

| 원위치

서서 장요근 강화 운동

❶ 바른 자세로 선다. 한 손의 손등을 허리, 다른 한 손은 손바닥을 복부에 놓는다. 호흡하면서 내쉬는 호흡에 복부 근육을 잘록하게 잡아준다. 그 상태에서 다시 내쉬는 호흡에 속도는 약간 빠르게 한쪽 무릎을 가슴 쪽으로 들어 올린다. 그다음에 천천히 다리를 원위치로 내린다.

❷ 좌우 10회씩 3세트.

❸ 척추의 바른 자세가 중요하다. 올릴 때 1! 내릴 때 2, 3, 4! 이렇게 초를 세면서 내릴 때 천천히 내리는 것에 집중하자.

❹ 무릎을 들어 올릴 때 운동이 되지만 버티는 쪽도 중심을 잡기 위한 운동이 된다. 거울을 보면서 바른 자세를 취하려고 노력하면서 운동하자. 처음에는 테이블이나 의자를 잡고 보조해서 중심을 잡으면서 하고, 익숙해지면 두 손을 놓고 중심을 잡으면서 해보자.

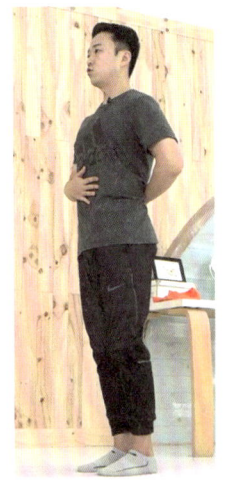 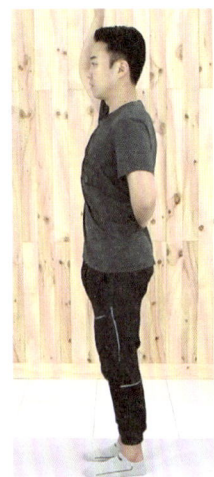 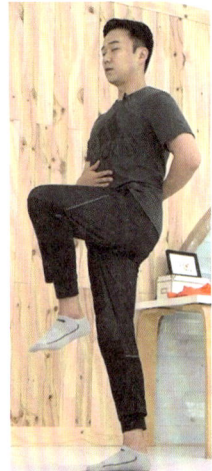

| 원위치선 자세에서 허리 펴고 배 힘주기 | 뒷목 위로 늘리고 키를 크게 | 무릎 90°로 들어 올리기

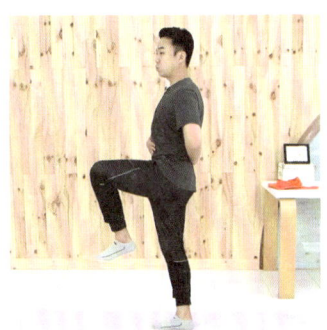 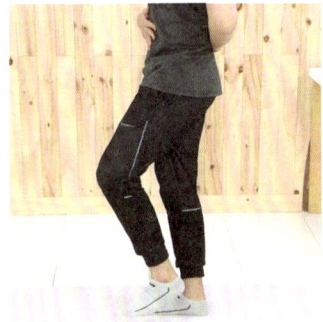

| 올릴 때는 빠른 속도로 | 내릴 때는 천천히

장요근 스트레칭

❶ 바닥에 수건이나 쿠션을 놓고, 그 위에 왼쪽 무릎을 놓고 런지 자세를 취한다.(스트레칭하는 쪽이 뒤로 감) 오른쪽 다리는 앞굽이 자세를 취하고 왼쪽 팔을 위로 뻗은 다음 옆구리 스트레칭을 하듯이 오른쪽으로 몸을 기울인다. 고개를 들어 왼쪽 손끝을 보고 왼쪽 사타구니 앞쪽이 당겨지는 느낌을 받으며 이 자세를 유지한다.

❷ 15초씩 좌우 각각 3회.

❸ 사타구니 앞부분이 당겨지는 느낌이 나야 한다. 몸을 옆으로 기울일 때는 척추를 긴 포물선을 그리듯이 기울이고 가슴을 펴준다. 스트레칭할 때 너무 빠르게 움직여서 근육을 늘리면 손상 위험이 있으니 천천히 동작을 만들자.

❹ 과한 긴장으로 짧아지기 쉬운 근육이라 스트레칭을 같이 하면 좋다. 다만 너무 과하게 스트레칭하면 엉덩이 관절 앞부분 인대가 늘어나니 사타구니 앞쪽이 당겨지는 느낌 정도로만 스트레칭하는 것이 좋다.

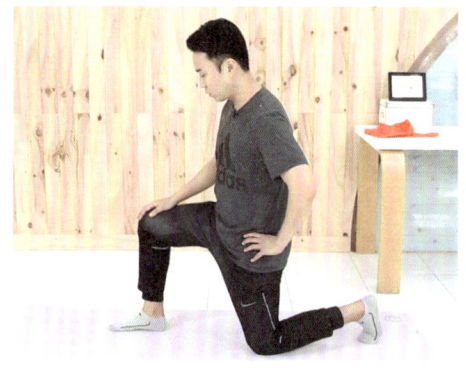

| 런지 자세로 시작

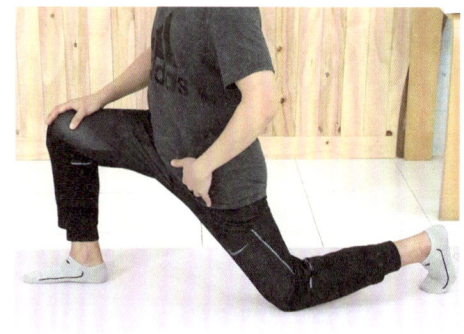

| 앞굽이 자세 만들고, 사타구니 앞쪽이 늘어나는 느낌으로

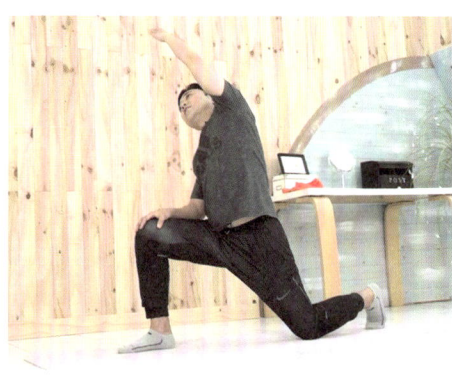

| 팔을 올려 반대편으로 넘기기

이 근육이 약하면
엉덩이가 실룩실룩 | 중둔근

　허벅지뼈의 안쪽 휘어짐 구조에도 불구하고 이족보행은 한 다리로 지지할 때 몸의 무게중심이 발로 통과하지 않는다. 발보다 안쪽으로 통과한다. 그래서 걸을 때 한쪽 다리로 땅을 디딜 때 골반은 물리적으로 반대쪽으로 떨어지게 된다. 만약 이것을 잡지 못하면 발을 디딜 때마다 허리를 디디는 쪽 방향으로 기울여주어야 한다. 그래서 인체는 어쩔 수 없이 근육을 통해 이것을 보완해야만 한다. 골반 옆에 붙어있는 중둔근이 이 역할을 한다. 중둔근은 골반 옆쪽에 넓게 부착되어 허벅지뼈 옆부분으로 연결된다. 중둔근이 힘을 주면 다리를 옆으로 올리는 일을 하는데 반대로 다리가 땅에 닿아 있을 때는 골반이 반대쪽으로 기울어지지 않게 중심을 잡는 역할을 한다. 고관절을 안정시키고 골반의 수평을 잡아주는 것이다. 만약 중둔근의 기능이 떨어지고 약해지면 트렌델렌버그 자세Trendelenburg position라 하여 몸을 발을 딛는 쪽으로 기울이는 걸음걸이가 나온다. 걸을 때 엉덩이를 옆으로 실룩거리면서 걷는 사람이 있는데 바로 중둔근이 약해서 그런 것이다.

중둔근이 약해지는 이유는 앉아서 생활하는 것과 깊은 관련이 있다. 현대인들은 앉아서 생활하기 때문에 한 발로 서서 중심을 잡을 일이 거의 없다. 그만큼 중둔근을 쓸 기회가 없다. 게다가 다리를 자주 꼬고 앉는 습관도 중둔근을 약하게 하는 원인이다. 다리를 한쪽으로 올리고 꼬게 되면 다리를 안쪽으로 모으게 되는데, 이때 반대로 다리를 바깥쪽으로 벌리는 중둔근이 길어지고 약해지게 된다. 걸을 때 다리를 포개듯이 모아 걷는 것도 중둔근이 잘 쓰이지 않는 걸음걸이다. 다리를 너무 모아서 걸으면 중둔근보다는 안쪽 허벅지에 붙어있는 내전근을 쓰게 되어 엉덩이 관절의 안정성이 떨어진다. 약해진 중둔근을 단련하기 위해서 클램쉘 운동을 해보자.

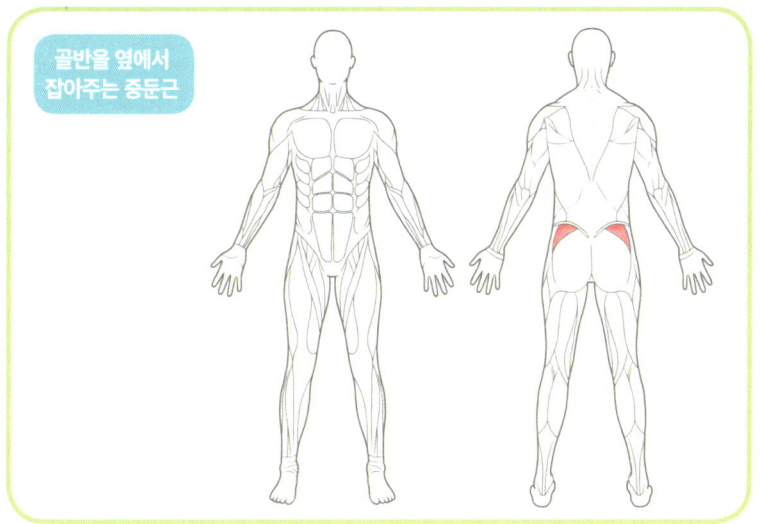

클램쉘

❶ 옆으로 눕는다. 바닥 쪽 팔을 팔베개하여 머리를 받친다. 두 다리를 90°로 구부리고 발과 골반 몸통을 위에서 보았을 때 일직선에 놓이도록 한다. 옆구리에 수건을 말아 받쳐서 허리가 바닥으로 처지지 않게 한다. 위에 있는 손으로 골반을 잡고 골반이 움직이지 않도록 고정한다. 내쉬는 호흡에 발은 붙인 상태에서 오른쪽 무릎을 천천히 위로 들어 올렸다가 다시 천천히 무릎을 내린다.

❷ 좌우 10회씩 3세트.

❸ 무릎을 벌릴 때 엉덩이 옆쪽에 힘이 들어가도록 집중하면서 천천히 움직인다. 마치 싱싱한 조개가 입을 벌렸다 내렸다 하듯이 무릎을 벌렸다 닫았다가를 반복하는데 살아있는 조개가 입을 잘 벌리지 않는 것처럼 힘을 줘서 움직인다고 생각하면 쉽다. 동작할 때 골반이 뒤로 기울어지거나 움직이지 않도록 주의하자.

❹ 평소 허리가 아프거나 엉덩이 관절이 약한 사람은 반드시 이 운동을 매일 하자. 엉덩이관절을 잡아주어 삶의 질을 높이는 운동이라고 표현할 정도로 효과적인 운동이다. 운동 강노를 높이기 위해 무릎에 피트니스 밴드를 끼우고 하면 좋다.

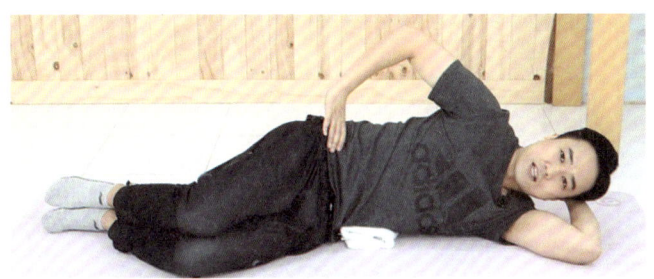

| 옆으로 누워 옆구리에 수건 받치기. 두 발을 모아 무릎 구부리기

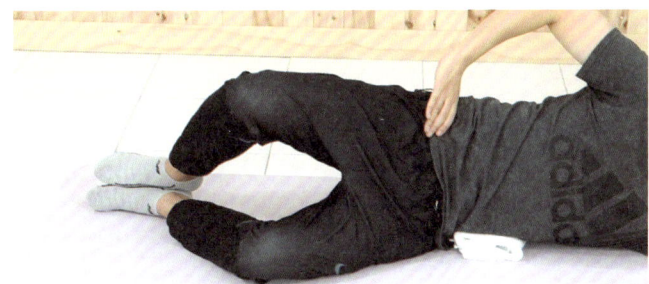

| 무릎 천천히 벌리면서 중둔근에 힘주기

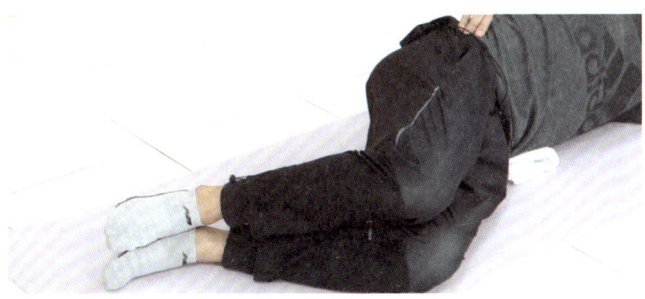

| 중둔근에 힘을 주고 무릎 내리기

벽 밀기 운동

❶ 벽 옆에 선다. 몸과 벽 사이에 주먹 하나 들어갈 정도의 공간을 남긴다. 허리를 펴고 배를 집어넣고 척추를 세운다. 발은 엄지발가락과 뒤꿈치 가운데가 벽과 평행이 되게 벽 가까운 쪽 다리의 무릎을 90°로 구부려 들어 올린다. 엉덩이-옆허벅지-정강이뼈-발을 붙인 상태에서 바닥에 놓인 발을 밀면서 몸을 벽 쪽으로 더 붙이려고 힘을 준다.

❷ 좌우 20초씩 3세트.

❸ 골반이 좌우 수평을 유지하도록 자세를 정확히 잡는 것이 중요하다. 발을 바닥에 밀었을 때 그쪽 엉덩이 옆쪽에 힘이 들어가는 느낌을 느끼자.

❹ 다리가 땅에 닿아있는 상태에서 서서 중심을 잡는 운동이다. 클램쉘이 중둔근 자체에 집중하는 운동이라면 이 운동은 중둔근과 협동해서 중심을 잡는 다리와 허리 근육을 같이 단련하는 운동이다. 클램쉘에 이이서 하면 효과적이다.

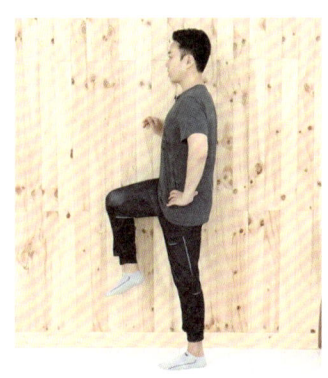

벽 옆에 서고,
무릎 90°로 구부려 들어 올리기

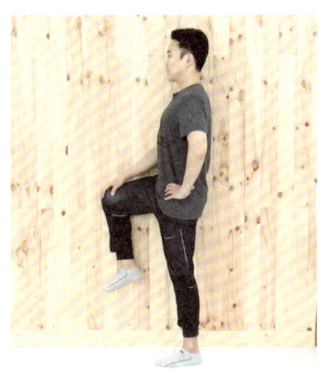

엉덩이를 벽에 붙이고
손을 무릎 위에 놓기.
이때 골반은 최대한 수평 유지

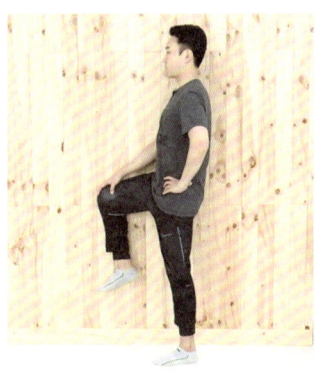

디딘 발을 아래로 밀어내면서 골반 유지

의자에서 하는 중둔근 스트레칭

❶ 의자에 앉는다. 오른쪽 다리를 올려 꼬아준다. 오른쪽 발을 왼쪽 다리 옆으로 넘겨서 의자 위까지 올린다. 왼쪽 팔로 오른쪽 무릎을 감싼 다음 가슴 쪽으로 최대한 끌어당긴다. 오른쪽 엉덩이 옆쪽이 당기는 것을 느끼며 15초 센다.

❷ 좌우 15초씩 3세트.

❸ 중둔근의 좌우 긴장 정도가 달라서 골반 높이가 달라진 사람이 많다. 이렇게 골반이 틀어진 사람은 중둔근을 좌우 똑같이 스트레칭하여 골반을 교정하자.

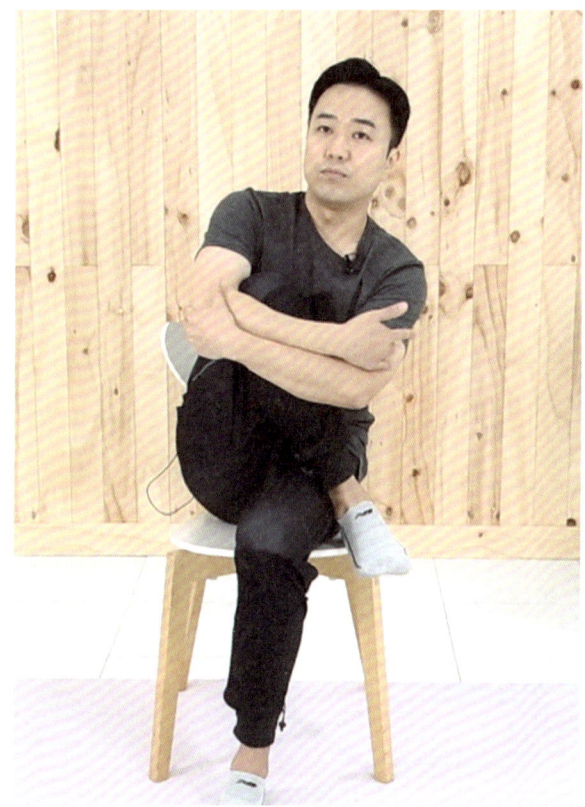

| 발바닥이 의자 위까지 올라오도록 다리 꼬고, 무릎을 가슴 쪽으로 끌어당기기

보폭을 우아하게 늘리고 싶다면 이 근육을 늘려라 | 햄스트링

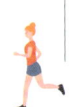

걸을 때 두 다리를 움직이는 과정에서 발이 땅에 끌리면 넘어질 수 있다. 그래서 한쪽 다리가 땅에서 중심을 잡을 때 반대쪽 공중에서 앞으로 뻗는 다리는 길이를 줄여야 한다. 쉽게 말해 무릎이 살짝 구부러져야 한다. 이렇게 무릎을 구부리고 다리 길이를 조절하는 근육이 뒤허벅지 근육, 즉 햄스트링이다.

햄스트링의 햄은 무릎 뒤라는 뜻이며 스트링은 힘줄이라는 뜻으로 무릎 뒤에 있는 힘줄이라는 의미로 붙여진 이름이다. 총 세 개의 근육이 있으며 엉덩이 아래에서 시작해서 오금 뒤쪽으로 두 갈래로 갈라져 정강이까지 붙는다. 다리가 땅에서 떨어져 있을 때 햄스트링이 수축하면 무릎을 구부리는 일을 하며, 다리가 땅에 고정되어있을 때는 골반을 뒤로 기울이는 일을 한다. 또한 걸을 때는 앞허벅지 근육이 무릎을 펴는 것을 일정하게 잡아주는 역할을 하는데 햄스트링이 힘을 잘 주어야 무릎을 제대로 펼 수 있다. 무릎이 제대로 펴지면 보폭이 늘어나고 걷기 효율이 높아진다.

    문제는 일반적으로 현대인들의 햄스트링은 짧아져 있다는 것이다. 현대인들은 의자에 오래 앉아서 생활하면서 무릎을 90°로 구부린 상태에서 일하게 되는데 햄스트링이 짧은 상태로 자세가 유지된다. 스트레스도 햄스트링 단축의 원인이다. 스트레스를 받으면 교감신경이 과활성화되어 근육이 긴장되고 관절이 움츠러든다. 나쁜 자세 습관도 마찬가지다. 집에서 생활할 때 양반다리를 하고 있으면 무릎을 오랜 시간 구부리게 되어 햄스트링이 짧아진다. 이런 여러가지 이유로 현대인의 걸음걸이는 보폭이 짧아진 것이 특징이다. 그러므로 햄스트링 스트레칭을 꾸준히 해 평소 무릎이 잘 펴지도록 관리하는 것이 필요하다.

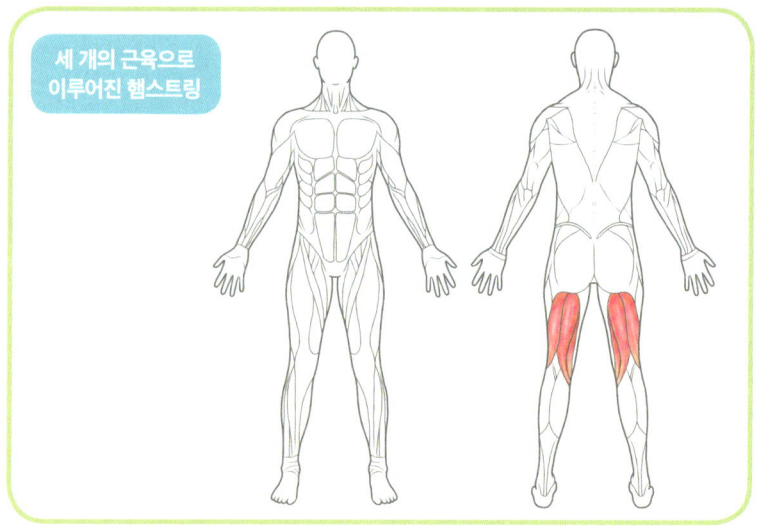

세 개의 근육으로 이루어진 햄스트링

누워서 햄스트링 스트레칭

❶ 누운 자세에서 양쪽 무릎을 구부린다. 오른쪽 발에 수건을 걸고 양손으로 수건을 잡는다. 숨을 들이마시고 내쉬면서 무릎을 펴면서 다리를 위로 뻗는다. 엉덩이는 더 아래로 붙이고 발바닥은 하늘로 밀어내는 느낌으로 다리를 뻗는다. 그 상태에서 15초를 세고 원위치로 돌아온다.

❷ 좌우 15초씩 3세트.

❸ 다리를 올리는 과정에서 허리가 심하게 아프거나 다리가 저리다면 허리 디스크에 문제가 있을 수 있다. 아프지 않은 범위까지 하고 불편함이 사라지지 않으면 가까운 병원에서 검사받아야 한다.

❹ 허리가 아픈 사람도 할 수 있는 안전한 운동이다. 다만 허리 디스크 증상이 있어서 다리를 올리는 중간에 허리가 아프다면 그 전까지만 스트레칭하자.

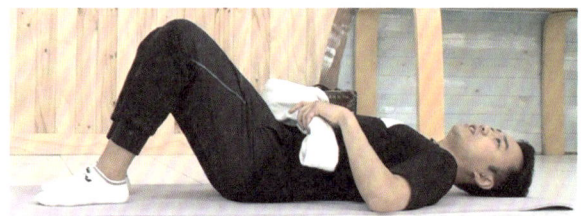

| 누운 자세에서 무릎 구부리기

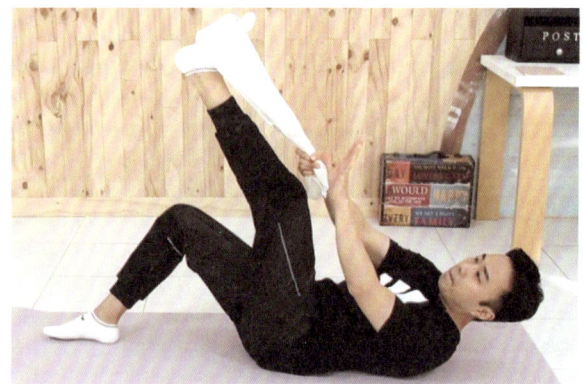

| 발바닥에 수건 걸치고 수건 양 끝을 손으로 잡는다.
 엉덩이를 바닥을 더 누르는 느낌으로

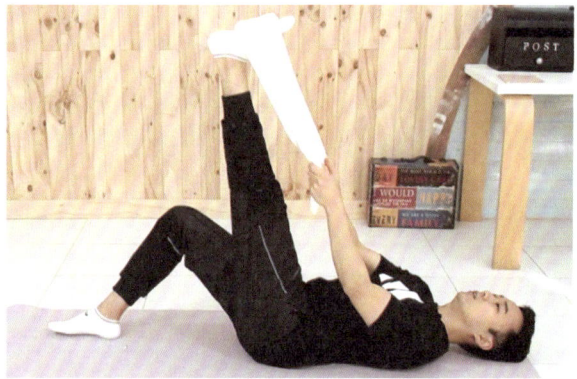

| 발바닥은 하늘로, 엉덩이는 바닥으로. 무릎을 펴고 15초 유지

서서 햄스트링 스트레칭

❶ 선 자세에서 왼쪽 다리를 발판이나 의자 위에 올린다. 허리를 펴고 무릎을 펴고 발끝을 세운다. 양팔은 왼발을 향해 뻗는다. 엉덩이 관절을 중심으로 몸을 앞으로 기울인다. 이 상태에서 뒤허벅지가 늘어나는 느낌을 느끼며 15초 유지한다.

❷ 좌우 15초씩 3세트.

❸ 허리를 펴고 피사의 사탑처럼 몸을 기울이는 식으로 하자. 허리가 구부정하면 뒤허벅지보다 허리가 더 많이 늘어난다. 손이 발에 닿도록 할 노력할 필요는 없다. 중요한 것은 몸을 접듯이 자세를 취하는 것이다. 이 스트레칭을 하고 나서 뒤가 시원해지는 느낌을 느껴보자.

❹ 누워서 하는 동작보다 몸을 기울여 스트레칭하기 때문에 야외에서 운동하기 전에 하면 좋다.

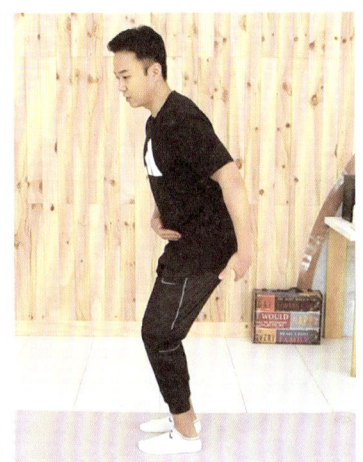

| 허리 펴고 무릎 구부리기

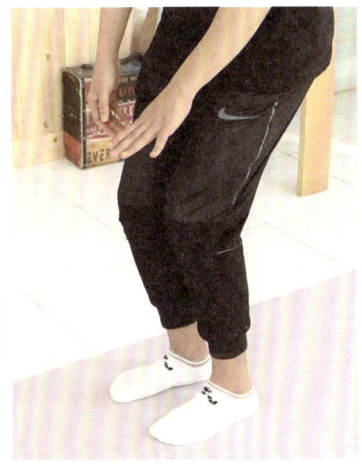

| 중심 잡기 편하게 발 가운데로 모으기

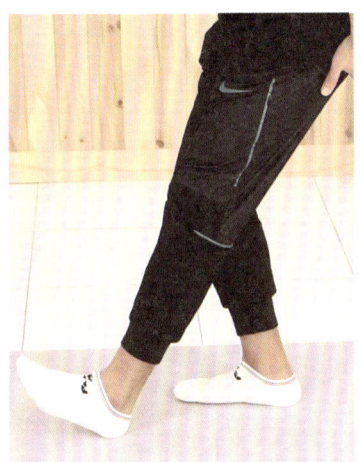

| 발끝 세우고 무릎 펴고 엉덩이 뒤로

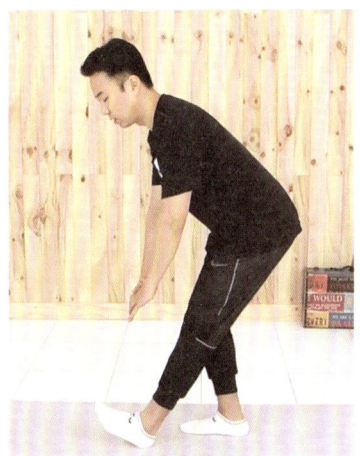

| 양팔 뻗으면서 몸 숙이기.
이때 엉덩이를 뒤로 빼려고 노력하기

프론 니 밴드

❶ 엎드린 자세에서 양팔을 머리 아래 놓고 두 다리를 11자로 편다. 숨을 내쉬면서 왼쪽 뒤꿈치가 엉덩이에 가깝도록 빠르게 무릎을 구부린다. 다시 천천히 무릎을 펴고 원위치로 돌아온다.

❷ 좌우 10회씩 3세트.

❸ 무릎을 구부릴 때 1! 펼 때 2, 3, 4! 이런 식으로 펼 때 천천히 움직인다. 발목에 모래주머니를 차고 하면 햄스트링 근육을 더 자극할 수 있다.

❹ 햄스트링 근육은 앞허벅지 근육과 비교하여 최소 1:2 정도의 근력 수준을 유지하는 것이 좋다. 그래야 전방십자인대를 보호하고 무릎이 제 기능을 할 수 있다. 웨이트 트레이닝을 할 때 레그 익스텐션과 같은 앞허벅지 운동을 하고 난 다음에는 꼭 이런 동작을 하자.

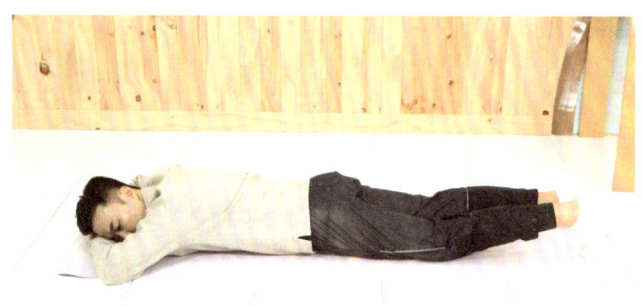

| 엎드린 자세에서 두 다리 11자로 펴기

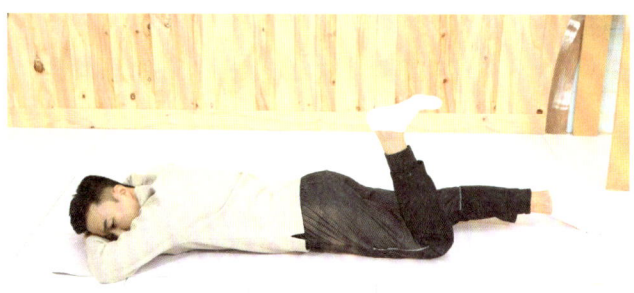

| 왼쪽 뒤꿈치가 엉덩이에 가까워지도록 빠르게 무릎 구부리기

임상 사례

다리를 뒤로 뻗을 때 무릎을 펴는 건가요?

모 공단에서 퇴직 공무원을 대상으로 바르게 걷기 특강을 하던 중 한 60대 남성분이 질문했다. 무릎을 펴야 하는 것은 알겠는데 다리를 앞으로 뻗을 때 펴는지 뒤로 뻗을 때 펴는지 궁금하다는 것이었다. 자신은 뒤로 뻗을 때 펴려고 노력했는데 오히려 다리가 불편해서 힘든데 이게 맞는지 모르겠다고 했다. 이에 나는 무릎은 앞으로 다리를 뻗을 때 펴고, 뒤로 다리를 보낼 때는 자연스럽게 무릎을 놔두라고 말씀드렸다. 다리를 뒤로 보낼 때 무릎을 펴면 앞허벅지 근육에 힘을 주어야 하는데, 결코 자연스러운 동작이 아니며 오히려 불필요한 허벅지근육 긴장으로 무릎 관절을 압박할 수 있으니 억지로 힘을 주지 않는 것이 좋다. 그리고 다리를 앞으로 뻗을 때 무릎을 다 펴도록 노력하는 것이 좋은데 뒤허벅지가 약간 스트레칭 되는 느낌으로 펴면 적당하다. 뒤꿈치가 땅에 닿는 순간은 무릎이 약간 구부러지기 마련인데 앞허벅지 근육이 충격을 흡수하기 쉽게 하기 위함이니 무릎을 너무 힘주어 펴지는 말라고 말씀드렸다. 그러자 자신이 바보같이 다리를 뒤로 뻗을 때 무릎을 폈다면서 이제는 앞으로 제대로 무릎을 펴고 걷겠다고 말씀하시며 자리로 돌아가셨다.

무릎을 지켜라 | 대퇴사두근 운동

우리 몸에서 크기에 있어 3대 근육이 있다. 대퇴사두근, 대둔근, 대흉근이다. 그중 대퇴사두근이 가장 힘이 세고 크다. 대퇴사두근은 골반 앞쪽에 튀어나온 뼈 또는 허벅지뼈 앞부분에서 시작하여 정강이뼈 앞쪽까지 내려간다. 총 네 개의 근육으로 이루어져 있어 사두근이라고 부른다.

대퇴사두근이 수축하면 무릎을 펴는 일을 한다. 그래서 쪼그려 앉았다가 일어날 때 계단을 올라갈 때 대퇴사두근이 강하게 쓰인다. 반대로 무릎을 구부릴 때 브레이크 역할도 한다. 일어났다가 앉을 때, 계단을 내려올 때, 달리기할 때 대퇴사두근이 힘을 주면서 길어지는데 무릎이 천천히 구부러지도록 잡아주는 역할을 한다. 걸을 때도 뒤꿈치가 바닥에 닿으면서 체중이 무릎에 실리는데 이때 대퇴사두근이 무릎이 구부러지지 않게 강하게 잡아주는 역할을 한다. 그래서 대퇴사두근은 무릎을 보호하는 가장 강력한 근육이다. 반대로 대퇴사두근이 약하면 무릎을 잡아주는 힘이 약하여 무릎 통증의 원인이 된다.

　대퇴사두근은 골반에서 정강이뼈까지 두 개의 관절을 지나가는데 무릎 쪽으로 힘줄이 지나갈 때 가운데 무릎뼈가 있는 독특한 구조로 되어있다. 이 무릎뼈는 대퇴사두근이 무릎을 효율적으로 움직이고 잡아줄 수 있게 도르래처럼 쓰인다. 예를 들어 무릎을 최대한 쪼그리고 앉았다가 일어날 때 허벅지 근육이 수축하면서 내는 힘의 방향과 정강이뼈 앞쪽으로 연결된 힘줄이 당겨지는 방향이 거의 평행이 되는데 이때 무릎뼈가 도르래처럼 힘줄을 잡아주어 대퇴사두근의 부담을 줄여준다. 무릎뼈가 제 위치에 놓이지 않으면 대퇴사두근의 효율은 떨어지는데 그만큼 무릎뼈가 제 위치에 있어야 하고 주변이 부드러운 상태를 유지해야 한다. 무릎 건강을 위해 대퇴사두근 운동을 해보자.

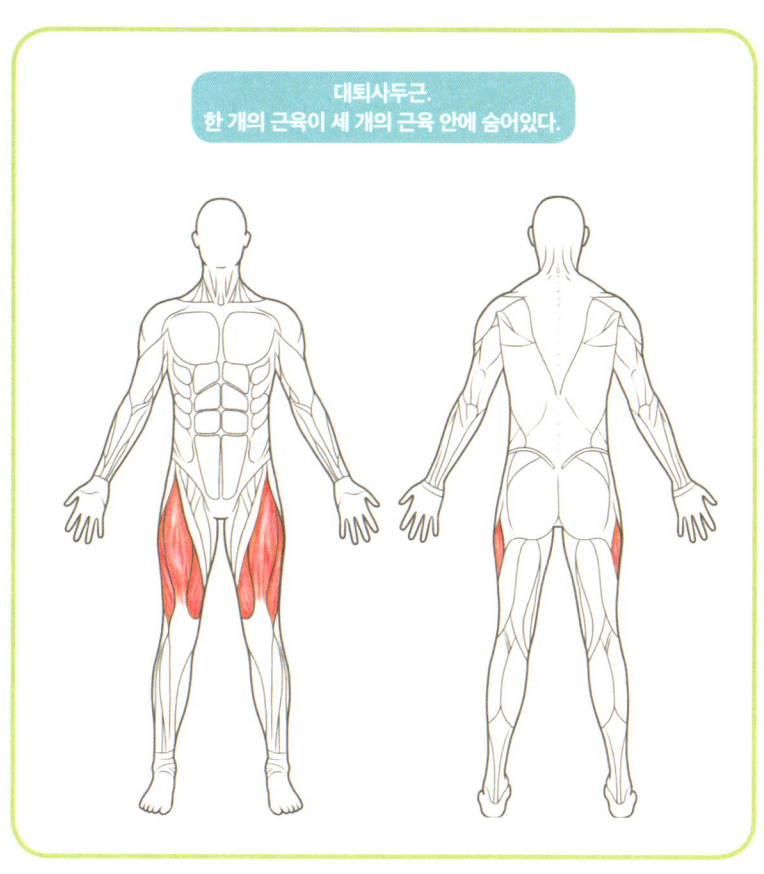

무릎뼈 스트레칭

❶ 바닥에 앉아 한쪽 무릎은 구부리고 한쪽 무릎은 뻗는다. 허벅지에 힘을 빼고 손으로 무릎뼈를 잡는다. 무릎뼈를 정강이뼈 쪽으로 지그시 누르고 10초를 센다. 이번에는 무릎뼈를 손가락으로 잡고 안쪽으로 민다. 그다음은 바깥쪽으로 민다. 마지막으로 허벅지 쪽으로 민다.
그러고 나서 손을 컵 모양으로 만들어 손바닥을 모아서 무릎뼈를 잡은 다음 가볍게 시계 방향 반시계 방향으로 원을 그려주며 20초간 풀어준다.

❷ 좌우 1분씩 2세트.

❸ 허벅지 근육에 최대한 힘을 빼고 무릎뼈를 움직이는 것이 좋다. 무릎뼈를 충분히 스트레칭 한 다음 무릎을 구부렸다 폈다 해보면 무릎이 한결 가벼워지는 느낌이 날 것이다.

❹ 무릎 관절이 좋지 않은 분들에게 강하게 추천하는 스트레칭이다. 대퇴사두근이 잘 기능할 수 있도록 돕기 때문에 당장 허벅지 근력이 약한 분들에게 적용하면 좋다.

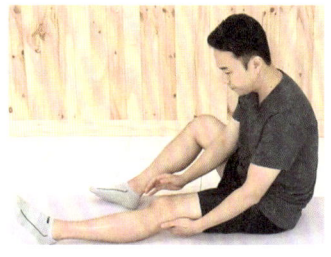
| 시작 자세

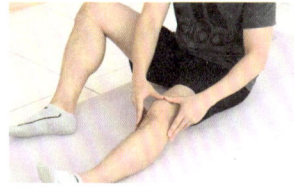
| 엄지로 무릎뼈 위쪽 누르기

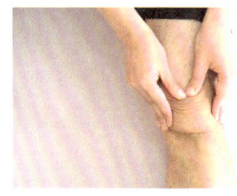
| 무릎뼈 아래쪽 방향으로 밀기

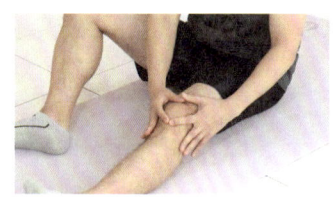
| 검지로 무릎뼈 아래쪽 감싸쥐기

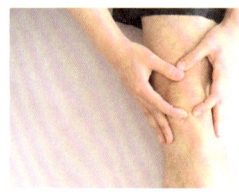
| 무릎뼈 위쪽 방향으로 끌어당기기

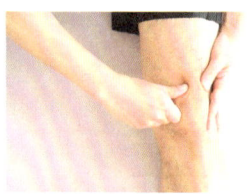
| 무릎뼈 바깥쪽 방향으로 밀기

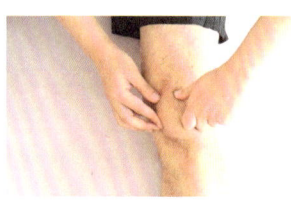
| 무릎뼈 안쪽 방향으로 밀기

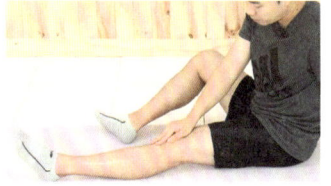
| 손을 오므려 무릎뼈 감싸기

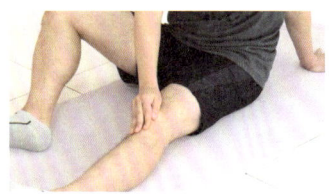
| 시계방향으로 부드럽게 10바퀴 돌린다

앉은 자세에서 무릎 펴기

❶ 바닥에 앉아 오른쪽 무릎은 구부리고 왼쪽 다리는 펴고 오금 뒤에 쿠션을 넣는다. 발끝을 세우고 무릎을 완전히 펴면서 오금 부위로 쿠션을 누른다. 앞 허벅지 근육에 힘이 들어가는 것을 느끼며 5초간 세고 다시 돌아온다.

❷ 좌우 10회씩 3세트.

❸ 이 동작은 발끝을 바깥쪽으로 45° 돌려서 응용할 수 있다. 발끝을 약간 바깥으로 돌려서 무릎을 펴면 대퇴사두근 중에 가장 안쪽에 있는 내측광근이 자극된다. 이것은 무릎뼈 위치를 바로 잡는 데 도움이 되며 관절염이 있어 O형 다리가 된 사람들에게도 도움이 되니 응용 동작도 꼭 해보기를 바란다.

❹ 무릎 수술 후 재활 초기 단계에 적용하는 쉽고 효과적인 운동이다. 무릎 관절이 좋지 않은 부모님과 같이해보자.

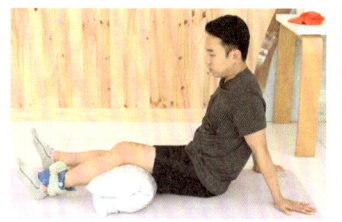 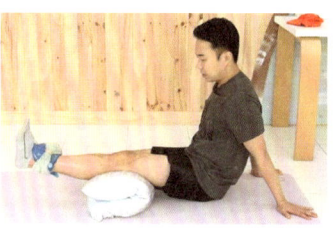

| 아이스팩을 발목에 감싸 묶고, 베개를 오금 밑에 받쳐 넣는다. | 숨을 들이마셨다 내쉬면서 앞 허벅지 힘으로 무릎 펴기. 허벅지에 힘을 준 채 5초간 유지 |

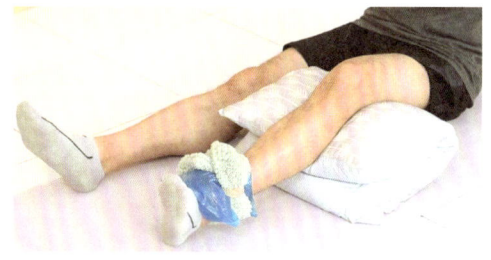

발끝을 45° 바깥으로 돌리기

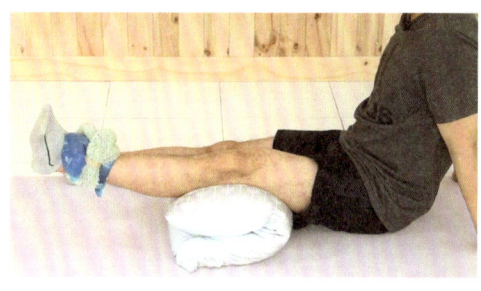

공을 차듯이 그대로 무릎 펴기

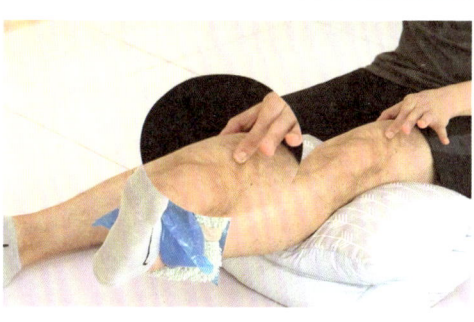

튀어나온 내측광근

의자 무릎 펴기

❶ 의자에 앉는다. 실온 아이스팩을 발목 앞에 놓고 목도리나 줄을 이용하여 발목에 단단히 고정한다. 양손으로 허벅지를 잡고 흔들리지 않도록 한다. 무릎을 다 펴고 5초간 허벅지에 힘을 준다. 내릴 때도 5초를 세면서 천천히 내린다.

❷ 좌우 10회씩 3세트.

❸ 무릎을 펼 때 허벅지 근육에 힘이 들어가는 것을 느낀다. 아이스팩은 무게를 주기 위함인데 모래주머니나 밴드를 이용해도 좋다.

❹ 공원 운동기구 중에 이 동작을 할 수 있게 돕는 기구가 있는데 인기가 매우 높은 편이다. 사람들이 이 동작을 하고 무릎이 많이 편해지는 것을 느끼기 때문이다. 주변에서 쉽게 기구를 찾기는 어렵지만 집에서도 의자에 앉아 충분히 할 수 있으니 열심히 운동해보자.

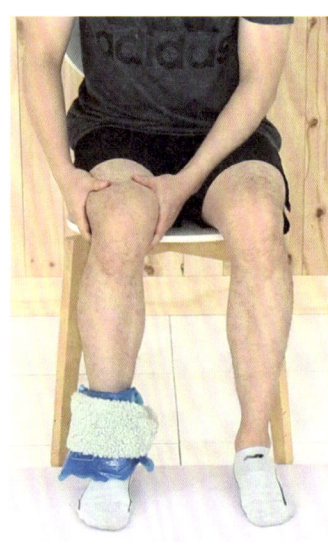 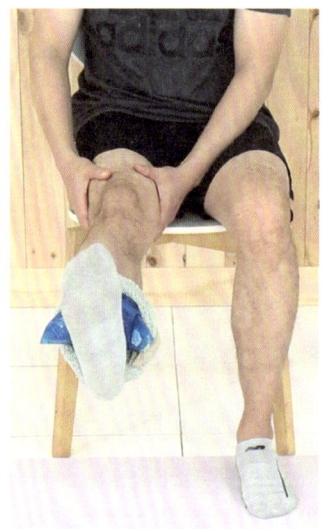

| 의자에 앉아
| 숨 들이마시고 내쉬면서

| 발끝을 세우고 무릎 펴기.
| 유지하다가 천천히 다리 내리기

다리를 잡아주는 엇가세 ㅣ 내전근

내전근은 허벅지 안쪽과 골반으로 연결된 근육들을 말한다. 이 근육은 서 있을 때 허벅지뼈가 바깥쪽으로 벌어지지 않게 잡아주는 역할을 하며 걸을 때 중둔근과 함께 엉덩이 관절을 안정시키는 역할을 한다. 책상이나 식탁을 보면 네 개의 다리가 있고 다리와 상판을 연결하는 안쪽에 대각선으로 받쳐주는 '엇가세'라는 부분이 있다. 이 부분이 없으면 상판이 좌우로 흔들려 안정성이 떨어진다. 내전근은 다리와 골반에 있어 이런 엇가세와 같은 역할을 한다.

내전근이 약해지면 허벅지뼈가 바깥쪽으로 벌어지는 힘이 강하여 O자 다리가 되기 쉽다. O자 다리는 무릎 관절 바깥쪽이 벌어지고 무릎 관절 안쪽이 압박받아 그 부위 연골이 손상되기 쉽다. 내전근은 항문, 생식기 가까이 있어 내전근 운동을 통해 안쪽 허벅지 혈액 순환을 좋게 하면 생리 조절에도 도움이 된다. 또한 골반 기저부 근육과 함께 골반 아래를 잡아주어 골반의 안정성을 높여준다. 그래서 내전근 운동을 할 때 항문을 함께 조이면 도움이 된다.

다리를 오래 꼬고 앉거나 다리를 너무 모아서 걸으면 내전근이 짧아져서 엉덩이 관절의 유연성이 떨어진다. 내전근이 엉덩이 관절을 너무 끌어당겨 쪼그리는 자세를 취할 때 골반이 뒤로 눕게 된다. 내전근 운동을 통해 고관절을 부드럽고 강하게 만들어보자.

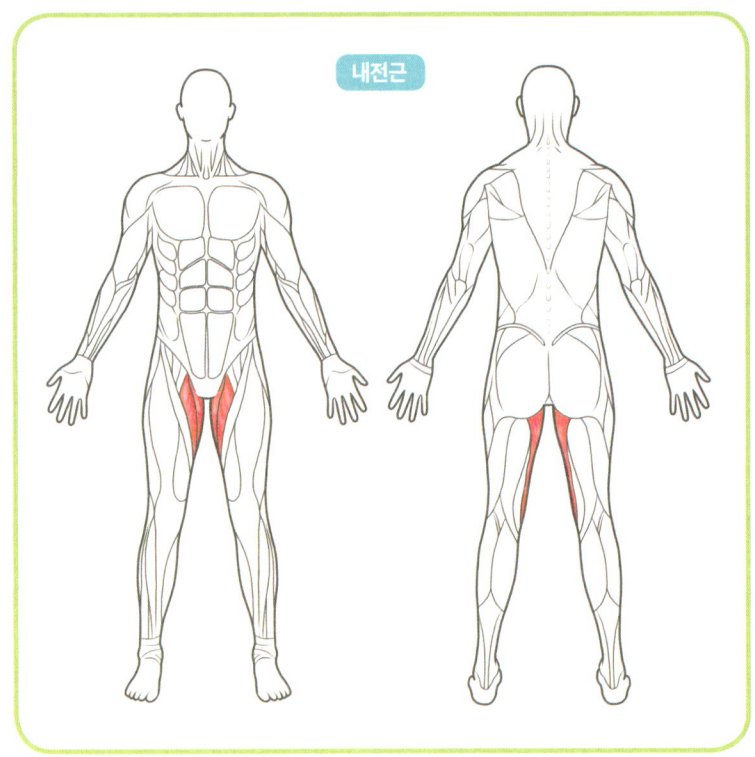

엎드린 자세, 내전근 스트레칭

❶ 팔꿈치를 바닥에 놓고 양쪽 무릎을 구부려 자세를 잡는다. 허리를 펴고 아랫배에 힘을 주어 몸의 중심을 잡는다. 안쪽 허벅지가 당겨지는 느낌을 느낄 때까지 무릎을 양옆으로 벌린다. 엉덩이 관절을 구부려 몸을 엉덩이 쪽으로 내린다. 안쪽 사타구니와 허벅지가 늘어나는 것을 느끼며 15초간 자세를 유지한다.

❷ 3회.

❸ 스트레칭할 때 꼬리뼈가 아래로 말리지 않게 주의하고 허리를 펴도록 노력한다. 하고 나서 안쪽 엉덩이 관절과 허벅지가 시원해지는 것을 느껴보자.

❹ 이 스트레칭을 하고 일어서서 스쿼트 동작을 하면 엉덩이 관절이 잘 움직인다. 그만큼 일상에서 허리가 구부러지지 않게 예방할 수 있다.

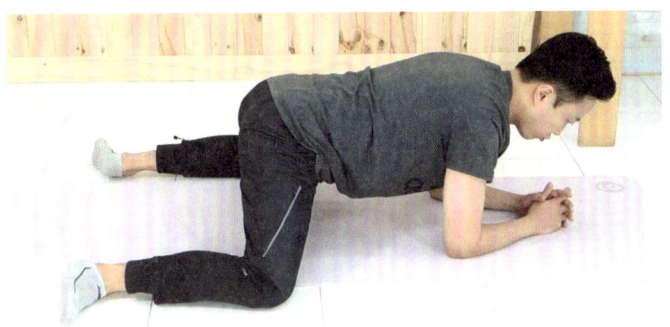

| 개구리 자세. 허리 펴고 아랫배에 힘주고

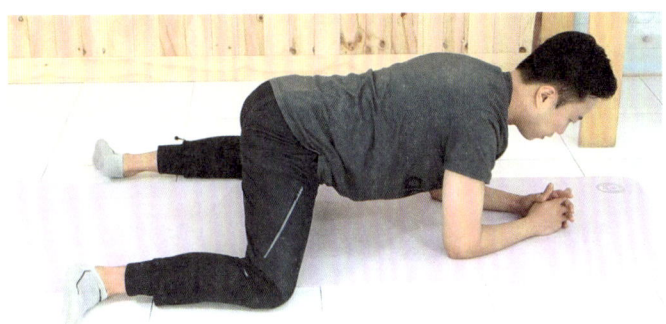

| 숨 들이마시고 내쉬면서

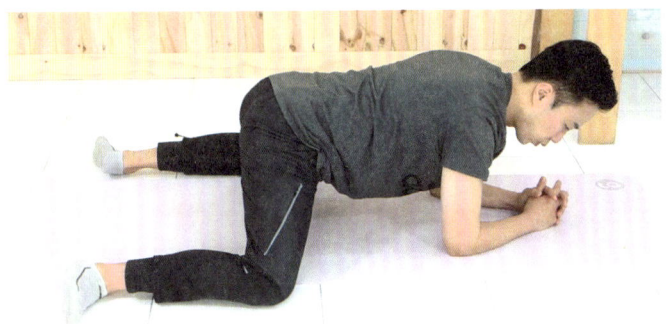

| 엉덩이 방향으로 몸통 내리기. 15초 유지

누운 자세에서 내전근 강화 운동

❶ 바닥에 편하게 눕는다. 팔꿈치를 바닥에 받치고 상체를 앞으로 세운다. 발을 골반보다 좁게 놓은 다음 무릎 사이에 쿠션을 끼우고 잡는다. 숨을 내쉬면서 항문을 조이고 무릎으로 쿠션을 조인다. 허벅지 안쪽에 힘이 들어가는 것을 느끼며 5초 유지하다가 힘을 푼다.

❷ 10회씩 2세트.

❸ 이 운동을 하고 일어서면 안쪽 허벅지에 힘이 들어가면서 선 느낌이 운동 전보다 안정감이 든다. 생식기관을 자극하기 때문에 여성은 물론 남성에게도 도움이 된다.

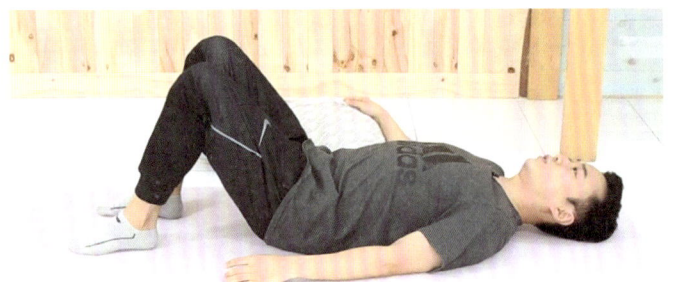

| 누워서 준비 자세

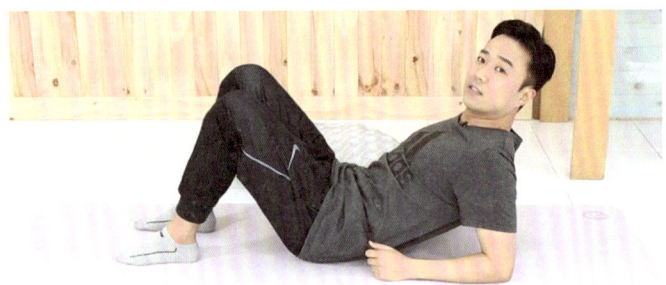

| 상체를 세우고 팔꿈치 바닥에

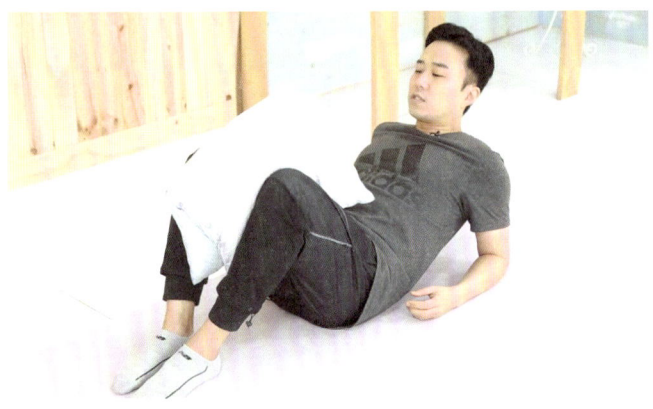

| 반 접은 베개를 무릎 사이에 끼우고 무릎으로 쿠션 쥐어짜기.
무릎과 항문을 조이고 5초 유지

의자를 이용한 내전근 강화 운동

❶ 의자를 발쪽에 놓고 옆으로 눕는다. 오른쪽 다리를 의자 위에 걸친다. 왼쪽 다리는 의자 밑으로 들어가게 한다. 팔베개하고 옆구리에 수건을 받친다. 왼쪽 다리를 아래로 뻗어 고정한다.

❷ 숨 들이마시고 내쉬면서 왼쪽 발이 의자 밑 부분을 터치할 때까지 위로 들어 올린다. 5초를 세고 원위치로 돌아온다.

❸ 좌우 10회씩 2세트.

❹ 의자는 다리가 네 개 달린 안정감이 있는 의자를 사용하자.

❺ 다리와 허리를 같이 사용하여 엉덩이 관절의 안정성을 높이는 운동이다. 생각보다 운동 효과가 커서 허벅지 군살을 없애는 데 도움이 된다.

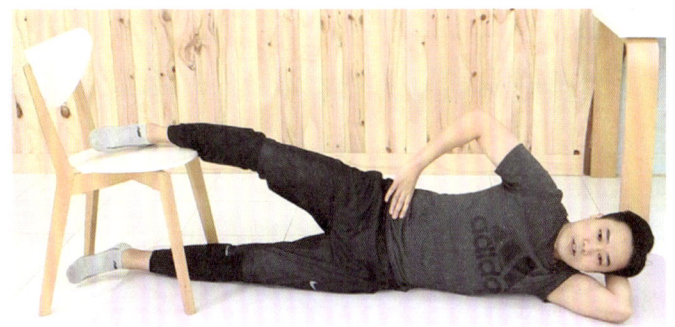

| 옆으로 누워서 준비 자세. 골반은 수평 유지

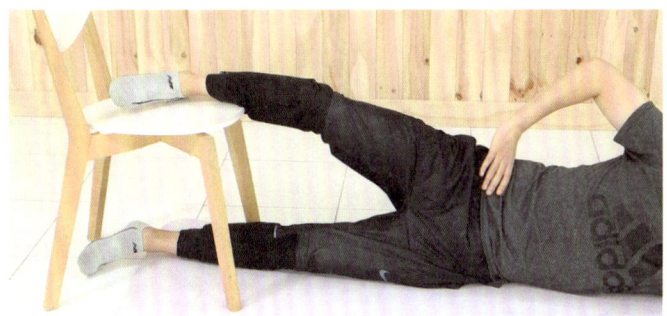

| 아래쪽 다리 쭉 펴기

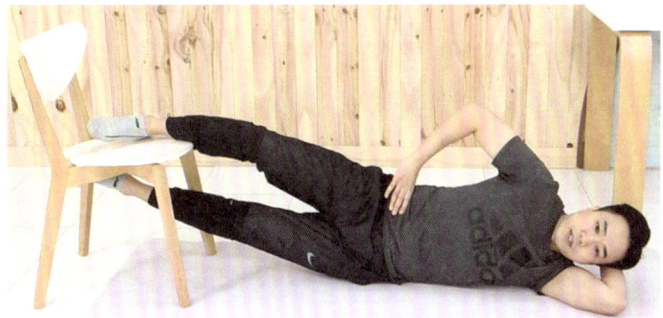

| 다리를 들어 의자 밑에 붙이고 잠시 멈췄다가 다리 내리기

몸을 들었다 놨다
l 하퇴 삼두근과 아킬레스건

　종아리근육을 하퇴 삼두근이라고 한다. 피부 바로 안쪽에 허벅지 뼈에서 발목까지 내려오는 비복근 두 갈래와 그 안쪽에 가자미처럼 넓적하게 생긴 가자미근 한 갈래가 있어 삼두근이라고 부른다. 종아리 근육을 자세히 보면 정강이뼈를 반으로 나누어 보면 위쪽은 근육이 볼록한데 아래쪽 발목 부분은 상대적으로 매우 얇다. 또한 해부학 그림을 보면 종아리 근육은 다른 근육보다 아래쪽으로 연결된 흐린 부분이 많다. 이 부분은 아킬레스건이다.

　아킬레스건은 인체에서 가장 탄력이 좋은 힘줄이다. 사람은 아킬레스건이 매우 발달했는데 이것은 탄력을 이용해 에너지 효율을 높이기 위함이다. 근육만 수축해서 일을 하면 온전히 에너지를 쓰게 되는데 힘줄을 이용하면 종아리 근육에서 작은 힘만 주어도 힘을 응축하거나 방출하면서 일의 효율을 높일 수 있다. 종아리 근육은 몸을 들어 올릴 정도로 강한 힘을 내는 근육이므로 근력이 강해야 하며 아킬레스건은 탄력이 좋아야 한다. 그래서 종아리를 스트레칭과 근력 운동으로 관리하는 것이 제대로 걷는 데 도움이 된다.

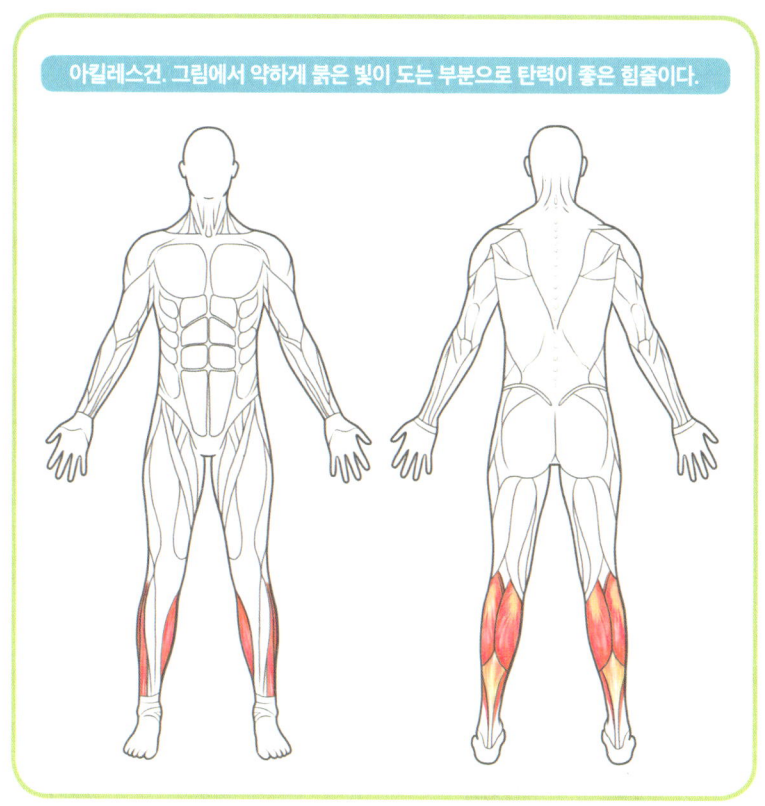

아킬레스건. 그림에서 약하게 붉은 빛이 도는 부분으로 탄력이 좋은 힘줄이다.

아킬레스건 스트레칭(비복근)

❶ 벽을 짚고 선다. 팔꿈치를 펴고 어깨를 내린다. 오른쪽 다리를 앞굽이 자세를 취한다. 왼쪽 다리를 뒤로 뻗는다.(스트레칭하는 쪽) 오른쪽 발끝이 정강이뼈와 일직선이 되도록 놓는다. 뒤꿈치를 붙이고 무릎을 편 상태에서 오른쪽 무릎을 구부리면서 스트레칭한다. 벽을 밀고 뒤꿈치는 더 바닥으로 무릎 편 자세를 유지하자.

❷ 좌우 15초씩 2세트.

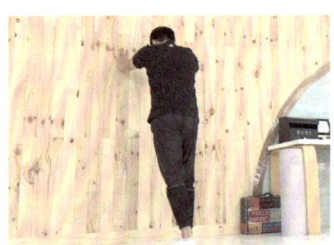

| 준비 자세. 이때 뒤꿈치는 바닥에 닿도록

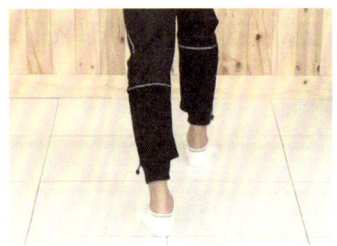

| 무릎 펴기

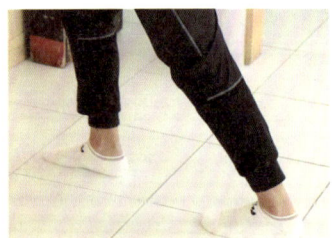

| 벽을 밀고 몸 앞으로 굽히기

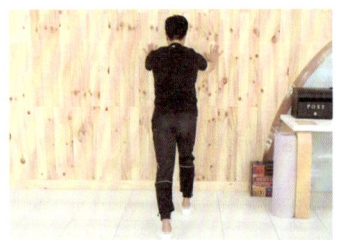

| 스트레칭 느낌

아킬레스건 스트레칭(가자미근)

❶ 그다음 같은 자세로 뒤로 뻗은 쪽 무릎을 살짝 구부려보자. 그러면 종아리 안쪽이 당기는 느낌을 받을 것이다.

❷ 좌우 15초씩 2세트.

❸ 발이 바깥쪽으로 돌아가거나 뒤꿈치가 들리는 것에 주의하자.

❹ 이 두 가지 동작을 같이하면 종아리 근육 안쪽과 바깥쪽을 골고루 스트레칭할 수 있다.

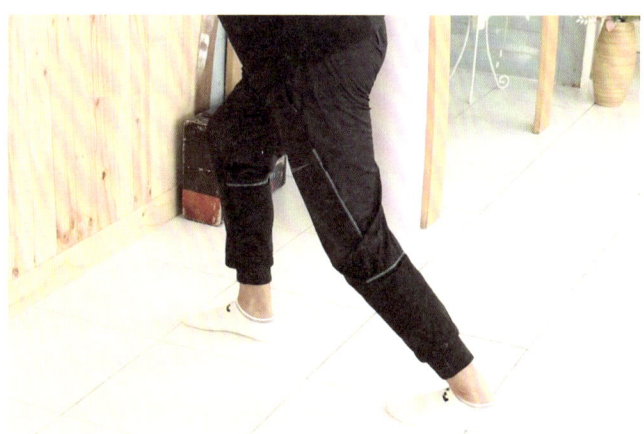

| 같은 자세에서 무릎만 구부림

계단을 이용한 종아리 강화 운동

❶ 받침대 위에 발 앞꿈치를 놓고 올라선다. 이때 벽을 잡고 중심을 잡은 다음 몸을 세우고 11자로 선다. 숨을 내쉬면서 천천히 뒤꿈치를 아래로 내리면서 종아리를 늘려주고 숨을 들이마시면서 뒤꿈치를 들어 올리고 종아리에 힘을 준다. 다시 내렸다가 올리는 동작을 반복한다.

❷ 20회씩 3세트.

❸ 올리는 동작에서 종아리 근육에 힘이 들어가고 내리는 동작에서 천천히 움직이면서 종아리가 늘어나는 느낌을 느껴보자.

❹ 이 동작은 종아리에 머물러있는 정맥을 근육 펌프를 통해 위로 올려주는 효과가 있다. 혈액순환을 좋게 하고 하지정맥류를 예방하는 데 도움이 된다.

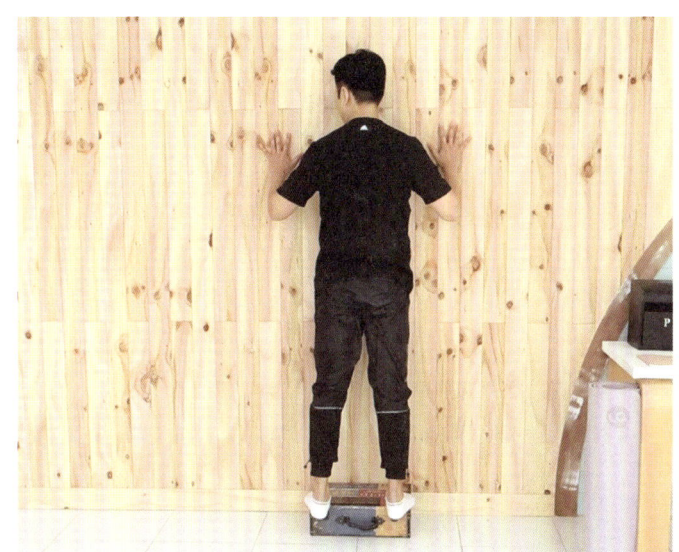

| 받침대 위에 올라서서 손으로 벽 짚기

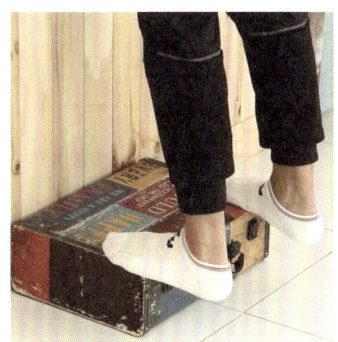 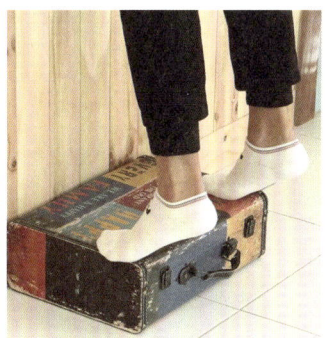

| 뒤꿈치 내리며 아킬레스건 늘리기

| 뒤꿈치 올리며 종아리 근육 수축. 리드미컬하게 20회 반복

벽 짚고 점프 스쿼트

❶ 벽을 보고 선다. 발을 골반 너비로 벌리고 두 번째 발가락과 무릎을 일직선에 놓는다. 스쿼트 자세를 취했을 때 무릎과 벽 사이에 한 뼘 정도 공간이 생기도록 한다. 무릎과 엉덩이를 구부리고 스쿼트 하면서 종아리와 아킬레스건이 늘어나도록 한 다음, 그 탄력을 이용하여 가볍게 점프하고 손을 위로 뻗어 벽을 터치한다. 그리고 다시 스쿼트 하고 점프하기를 반복한다.

❷ 10회씩 3세트.

❸ 아킬레스건이 너무 짧아진 사람은 점프하지 말고 뒤꿈치를 붙인 상태에서 스쿼트만 한다.

❹ 하체 근육을 다 같이 사용하면서 종아리 근육을 쓰기 때문에 기능적인 움직임을 좋게 만든다. 특히 아킬레스건의 탄력을 높이는 데 효과가 좋다.

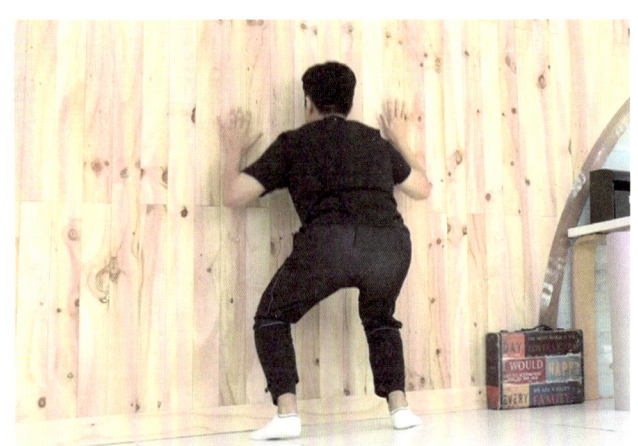

| 벽을 보고 스쿼트 자세로 앉기

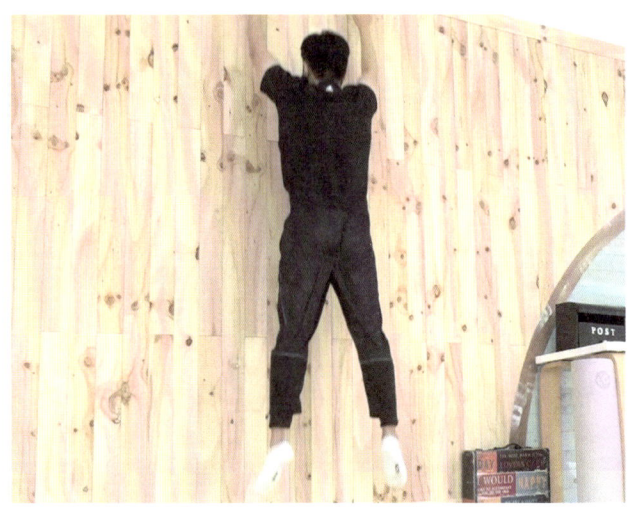

| 점프하면서 벽 터치

신체 충격의 변압기
I 발바닥 근육과 근막

　발은 26개의 뼈로 이루어져 있다. 좌우 합치면 전체 뼈 4분의 1이나 된다. 뼈가 많은 만큼 관절도 많다. 30개 이상의 관절과 107개의 인대가 있다. 이것을 19개의 근육이 잡아준다. 그래서 발은 매우 복잡하면서 정교하게 움직인다. 발은 무거운 체중을 떠받치고 몸을 들어 올리기 위해 세 가지 독특한 구조로 되어있는데 하나는 발의 안쪽이 약간 들린 아치 구조이고 둘째는 발바닥을 길게 잡아주는 탄력 있는 근막이다. 셋째는 발뒤꿈치가 발목에 비해 약간 뒤로 나와 있어 지렛대처럼 움직이는 구조다. 이 세 가지 기능이 잘 유지되어야 발이 잘 작동한다.

　발의 정교함은 한편으로 발이 쉽게 무너질 수 있다는 의미기도 하다. 몸 전체의 체중을 떠받치고 몸이 움직일 때 추가로 발생하는 충격이 발에 전해지는데 이 과정에서 발의 아치가 구조가 무너지고 인대와 근막이 늘어나기도 한다. 현대인은 걷지 않는 습관, 차를 이용하는 습관으로 발을 사용하지 않아 많이 약해진 상태다. 발을 잘 세우지 못하면 몸 전체가 무너진다. 발이 약해져 안쪽으로 무너지는 평발 자세가 되면 정강이뼈는 안쪽으로 돌아가면서 꺾인다. 엉덩이 관절도 함께 꺾이고 골반이 틀어지면서 척추를 곧게 세우지 못하게 된다. 그러므로 평소 약해진 발을 튼튼하게 하고 자세를 바르게 잡는 것이 제대로 걷는 데 중요하다.

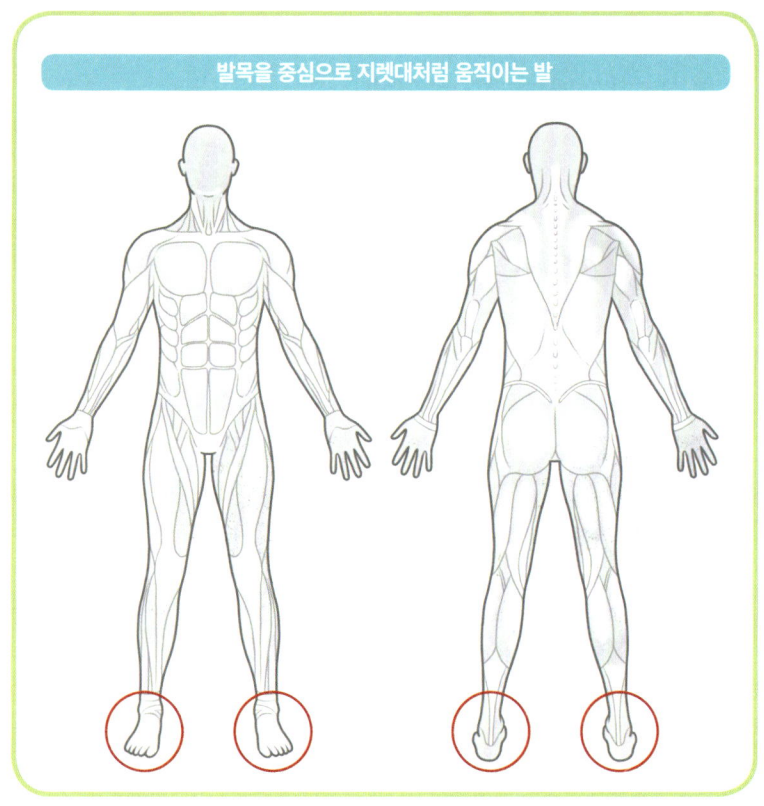

발바닥 풀기

❶ 선 자세에서 매트를 깔고 발바닥 아래에 골프공을 놓는다. 발바닥으로 골프공을 비빈다. 골프공을 굴리면서 비비다가 잠깐 멈추고 발바닥 중간, 앞볼, 뒤꿈치 이렇게 아픈 곳을 찾아서 지압하듯이 밟아준다.

❷ 좌우 각각 3분 이상 충분히 풀어준다.

❸ 걷기, 달리기 전에 집에서 골프공으로 발바닥을 풀거나 공원 지압판을 밟으며 풀어보자. 구름 위를 걷는 것처럼 발이 가벼워지는 느낌이 날 정도로 발이 부드러워진다.

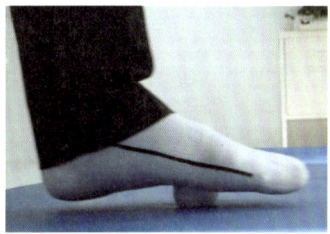

| 매트 위에 골프공 놓고, 발바닥 누르기

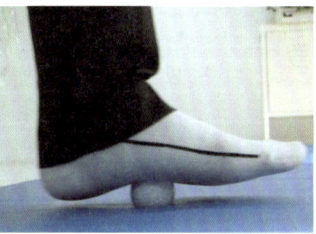

| 아픈 부위를 찾아 굴리듯이 더 지압하기. 3분 이상

발로 수건 잡아당기기

❶ 의자에 앉아 발끝 앞쪽에 수건을 세로로 길게 놓는다. 발가락으로 수건 끝을 잡고 양발을 번갈아 오므렸다 펴면서 수건을 당긴다. 수건이 모두 당겨지는 것을 1회로 10회 실시한다.

❷ 발의 아치를 만들었다 풀었다 하는 힘을 길러준다. 그만큼 발에서 충격 흡수가 잘되어 무릎에도 좋다.

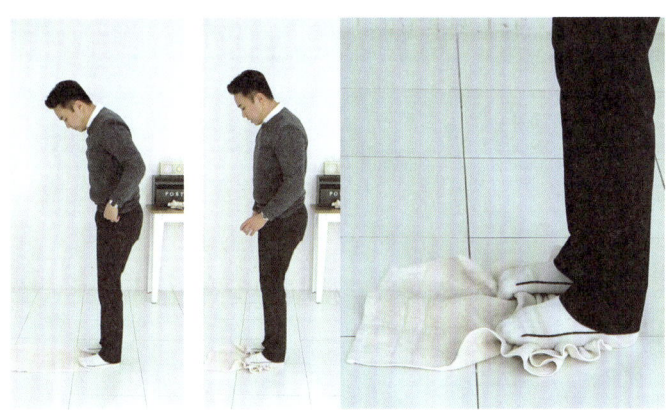

수건 바닥에 놓고
뒤꿈치 바닥에 붙이기

발끝을 이용해
수건을 최대한까지 끌어당기기

발목 운동

❶ 선 자세에서 발을 가지런히 11자로 놓는다. 앞쪽 발끝을 위로 당겨 준다. 그런 다음 다시 발을 내리고 발뒤꿈치를 올려준다. 이렇게 앞 뒤로 포물선으로 부드럽게 움직이는 것을 1회로 하여 10회 반복한 다. 이번에는 발 안쪽을 들어 올렸다가 다시 무릎을 모으고 발 바깥 쪽을 들어 올린다. 이렇게 안쪽 바깥쪽으로 부드럽게 움직이는 것 을 1회로 하여 10회 반복한다.

❷ 각 10회씩 10세트.

❸ 마지막으로 제자리 걷기를 10회 하여 발을 풀어준다. 이것은 발목 의 기능을 살려주어 걸을 때 발이 잘 움직일 수 있도록 돕는다.

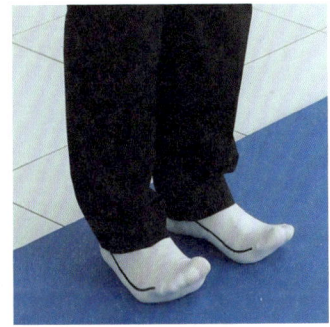

| 선 자세에서 발가락 들어 올리기

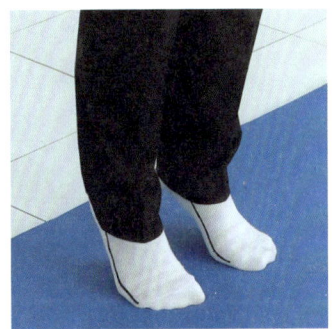

| 선 자세에서 뒤꿈치 들어 올리기

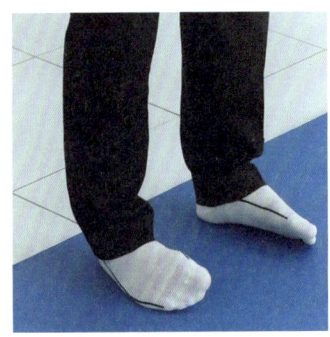

| 발 안쪽 들어 올리기

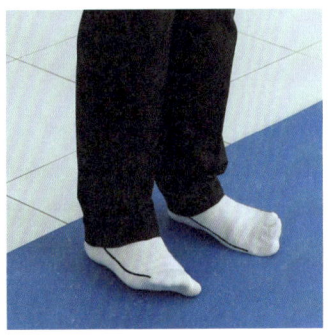

| 발 바깥쪽 들어 올리기

몸통이 흔들리지 않게 잡아준다
l 코어 근육

　가슴을 만져보면 딱딱하게 가슴뼈와 갈비뼈가 만져지는데 배와 허리를 만져보면 뼈가 없이 살로만 되어있어 부드럽다. 하지만 배에 힘을 주면 배가 딱딱해지는데 바로 복근이다. 배는 장기가 많아 움직임이 필요하다. 그래서 뼈를 넣어 단단하게 보호하기보다는 근육으로 보호하면서 장기가 부드럽게 움직일 수 있게 되어있다. 또한 허리를 잘 움직여야 자연스럽고 효율적인 움직임을 만들 수 있다. 야구공을 던질 때 투수의 허리가 움직이지 않는다면 절대로 공을 멀리 던질 수 없다. 다리와 골반의 움직임이 허리로 연결되어 몸통이 회전하면서 공을 던져야 멀리 나간다.

　사람의 허리는 유연한 만큼 허리뼈가 다치기 쉽다. 인간이 요통을 피할 수 없는 이유는 길고 유연한 허리를 가지고 있기 때문이다. 이것을 보호하기 위해 복근과 허리 근육이 발달해야 한다. 앞에 왕자로 길게 내려가는 근육을 복직근, 그 안쪽에 갈비뼈에서 골반으로 비스듬히 내려가는 근육을 외복사근, 그리고 다른 방향으로 비스듬히 내려가는 근육을 내복사근이라고 한다. 그리고 그 안쪽에 허리뼈와 근육들을 가로로 연결하는 복대 근육이 있는데 복횡근이다. 허리뼈를 잡아주는 근육은 다열근, 척추기립근이다. 이러한 근육들이 평소 잘 단련되어있어야 걸을 때 몸의 흔들림이 적고 허리를 쓸 때 다치지 않게 잘 잡아준다.

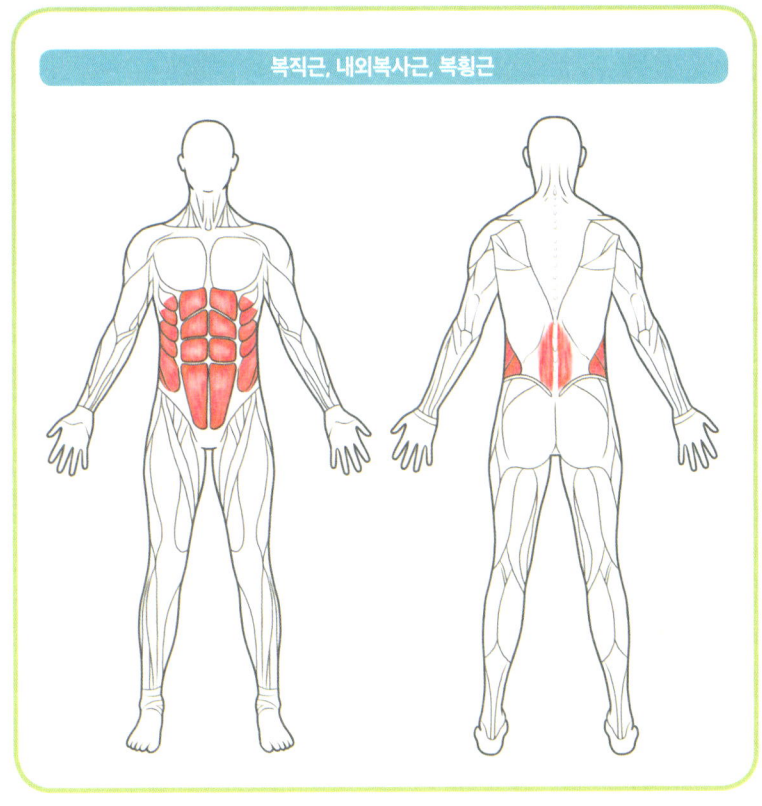

복직근, 내외복사근, 복횡근

플랭크

❶ 엎드린 자세에서 발끝을 모으고 발가락으로 바닥을 딛는다. 팔꿈치는 어깨 아래에 놓고 팔이 머리 쪽을 향하도록 바닥을 짚는다. 배를 들어 올려 다리와 몸통이 옆에서 보았을 때 일직선이 되도록 만든다. 이때 어깨는 내리고 목도 일직선으로 잘 세운다. 아랫배와 몸통에 힘이 들어가는 것을 느끼며 호흡을 유지하며 버틴다.

❷ 10초씩 10세트.

❸ 나중에 버티는 시간을 20초, 30초, 60초 이렇게 점진적으로 늘려간다.

❹ 이 운동을 하면 배와 허리에 힘이 들어간다. 매일 이 운동을 열심히 하면 몸을 바르게 세울 때 좀 더 편해지는 것을 느낄 수 있다.

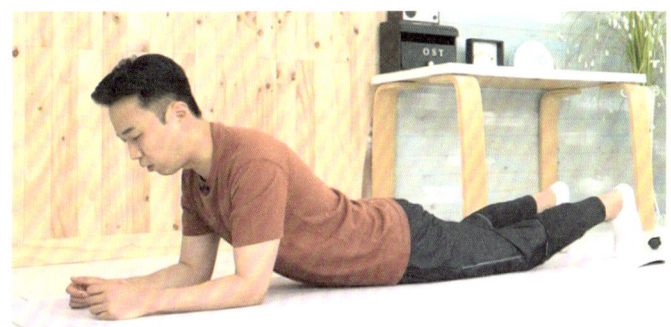

| 양 팔꿈치를 땅에 대고 바닥에 엎드린다

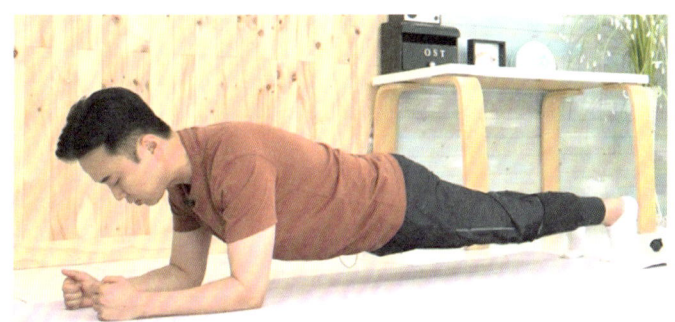

| 몸을 일직선으로 만든 후 호흡하면서 자세를 유지

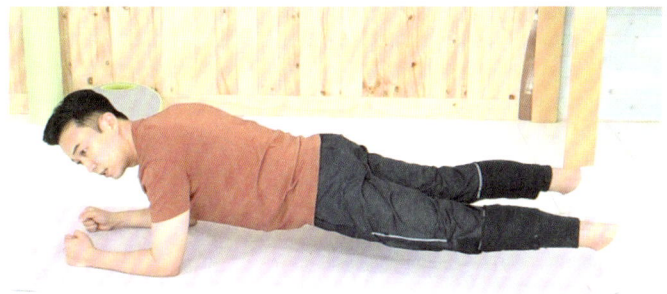

| 양 발을 벌리면 편해진다

사이드 플랭크

❶ 옆으로 누워 양발을 모은다. 어깨를 내리고 팔꿈치를 바닥에 놓고 몸을 옆으로 세운다. 내쉬는 호흡에 엉덩이를 들어 올려 앞에서 모았을 때 머리-목-배꼽-다리가 일직선이 되도록 자세를 잡는다. 이때 바닥 쪽 옆구리에 힘이 들어가는 것을 느낀다.

❷ 10초씩 10세트.

❸ 역시 나중에 버티는 시간을 20초, 30초, 60초 이렇게 점진적으로 늘려간다.

❹ 몸을 비트는 동작에서 허리가 삐끗하지 않도록 잡아주는 효과가 있다. 운동이 어렵게 느껴진다면 무릎을 구부리고 엉덩이를 들어 올리는 동작으로 강도를 낮춰서 해보자.

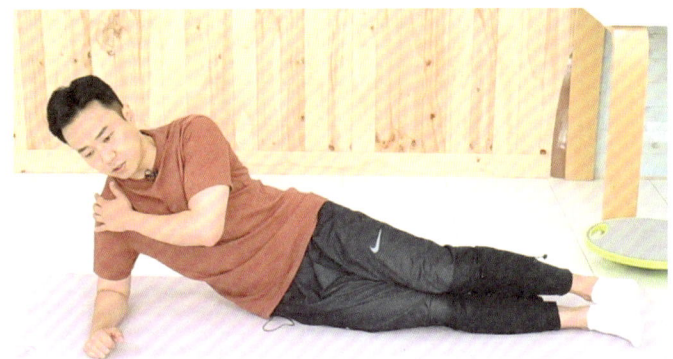

| 무릎을 펴고 옆으로 누워 팔꿈치를 바닥에 댄다

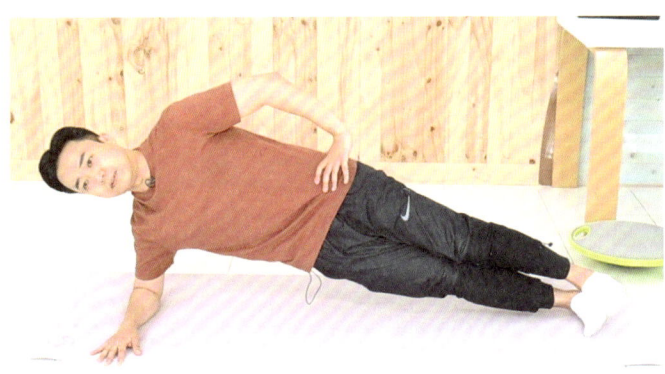

| 반대쪽 손은 골반에 올리고, 숨 들이마시고 내쉰다
중심 잡고 엉덩이를 들어 몸을 일직선으로 만든다. 호흡하면서 10초 유지

버드독

❶ 네 발 기기 자세를 취한다. 팔은 어깨 아래, 무릎은 엉덩이 관절 아래에 놓는다. 그 상태에서 옆에서 보았을 때 머리와 몸통이 일직선이 되게 중립 자세로 만든 다음 내쉬는 호흡에 배에 힘을 주고 오른쪽 팔과 왼쪽 다리를 위로 들어 올린다. 손끝과 발끝이 서로 멀어지는 느낌으로 이 자세를 유지한다. 그다음 원위치로 온 다음 왼쪽 팔과 오른쪽 다리를 위로 들어 올려 똑같이 실시한다.

❷ 좌우 10초씩 10세트.

❸ 허리가 아래로 꺾이지 않게 주의한다. 손목이 아프면 손목 아래에 수건을 단단하게 말아 받쳐서 자세를 취하자.

❹ 이 동작은 허리뼈들을 연결하는 뒤쪽 근육을 단련하는 효과가 있다. 재활에서 허리 안정화를 위해 추천되는 동작이며 척추 관절과 신경을 길게 늘려 신경 흐름을 원활하게 만든다.

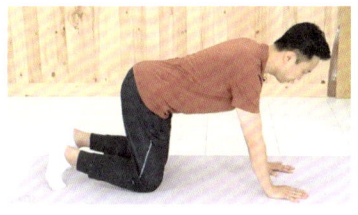

네 발 기기 자세로 시작.
호흡과 함께 아랫배에 힘을 살짝 주고

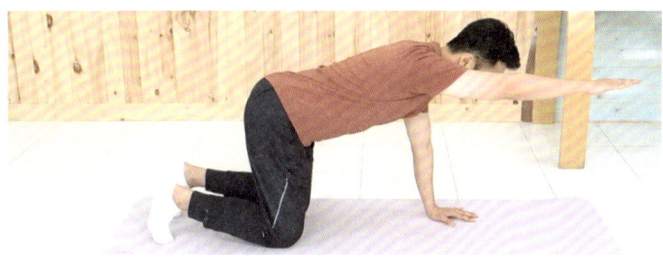

| 한쪽 팔을 앞으로 뻗고

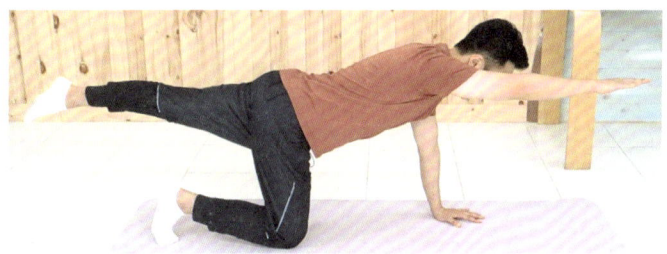

| 반대쪽 다리를 뒤로 뻗는다

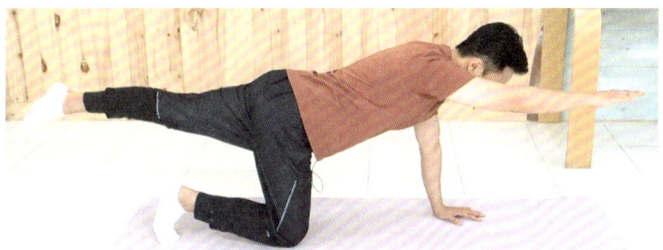

| 멀어지는 손과 발을 몸통이 잡아주는 역할. 이 상태로 호흡하면서 10초 유지

굽은 등과 어깨를 교정한다
| 승모근

승모근 하면 어깻죽지에 볼록하게 튀어나온 근육을 생각한다. 그런데 굽은 등과 굽은 어깨를 펴주는 근육이라고 하니 낯선 느낌이 들 것이다. 많은 사람이 아는 승모근은 전체 승모근의 일부를 보는 것이다. 승모근은 목에서 등 아래까지 넓게 펼쳐져 있다. 그 모양이 마치 가톨릭 남성 수도자의 수도복에 달린 후드 모자를 뒤로 젖힌 것과 비슷하다고 해서 승모근이라고 불리게 되었다. 크게 펼쳐져 있다 보니 근육 방향과 위치에 따라 세 가지 부위로 나누는데 위쪽 목과 어깨를 연결하는 승모근을 상부 승모근, 중간에 어깨와 날개뼈를 잡아주는 승모근을 중부 승모근, 아래쪽 등뼈와 어깨를 연결하는 승모근을 하부 승모근이라고 한다.

승모근 전체로 보면 어깨를 뒤에서 잡아주는 강력한 근육이다. 그런데 현대인들은 주로 등이 굽고 몸을 구부리는 자세가 많다. 어깨 쪽 상부 승모근이 강한 편이고 등 쪽에 있는 중부, 하부 승모근이 약한 편이다. 그래서 중부 승모근과 하부 승모근을 근력 운동으로 강하게 만들어 주는 것이 좋다. 특히 중부와 하부 승모근을 운동하면 이 근육들이 날개뼈를 잘 잡아주어 어깨가 앞으로 빠지거나 등이 굽어지는 것을 교정할 수 있다. 또한 상부 승모근의 부담을 줄여주어 어깨가 결리거나 뭉치는 것을 예방할 수 있다. 일반적으로 어깨가 구부정하면 앞에서 보았을 때 손등이 많이 보인다. 원래 손날이 보이는 것이 좋은 자세인데 어깨가 안쪽으로 돌아가면서 손도 같이 안쪽으로 말려 돌아간 것이다. 이런 자세로 팔을 앞뒤로 흔들면 직선으로 움직이지 않고 대각선으로 움직이게 된다. 또한 굽은 어깨는 굽은 등을 만들기 때문에 승모근 운동으로 이것을 교정하고 걷는 것이 필요하다. YTA 운동을 배워보자.

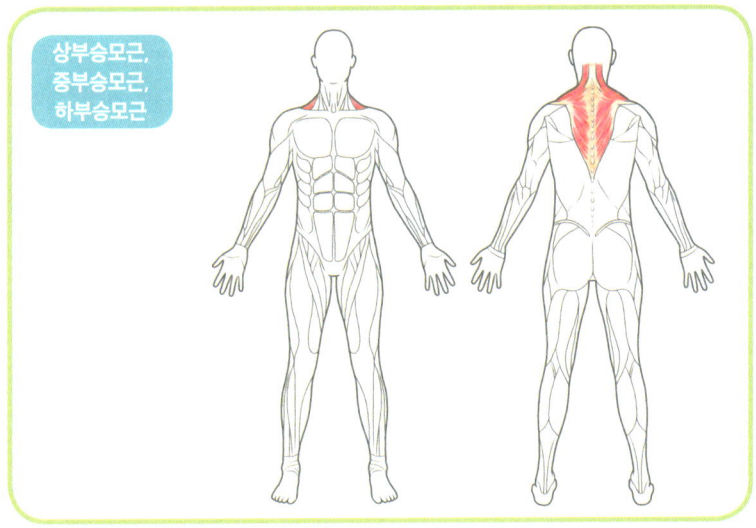

Y자 만들기

❶ 엎드린 자세에서 이마에 수건을 놓고 양팔을 대각선 위로 뻗는다. 엄지손가락이 위로 향하도록 하고 나머지 네 손가락은 주먹을 쥔다. 팔꿈치, 손목을 길게 대각선 위로 뻗은 상태에서 내쉬는 호흡에 팔을 바닥에서 천장 쪽으로 들어 올린다. 어깨 뒤쪽, 등 아래에 힘이 들어가는 것을 느끼고 팔을 바닥으로 내린다.

❷ 10회씩 3세트.

❸ 어깨가 움츠러들지 않게 주의하면서 이 동작을 하자.

❹ 날개뼈를 뒤에서 잡아주는 효과가 있으며 어깨를 아래로 내려주는 효과가 있다.

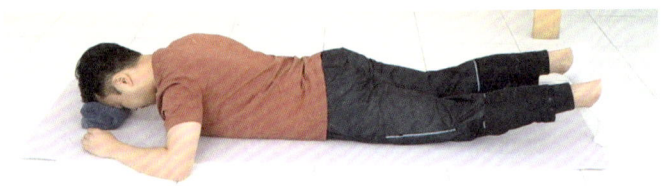

| 수건을 접어 이마에 대고 바닥에 엎드린다

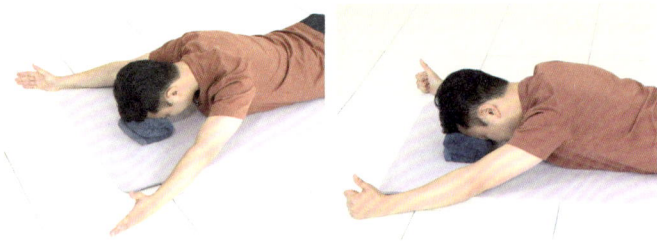

| 양팔을 대각선 위로 뻗어 v자 모양을 만든다

| 네 손가락은 구부리고 엄지손가락은 하늘 방향

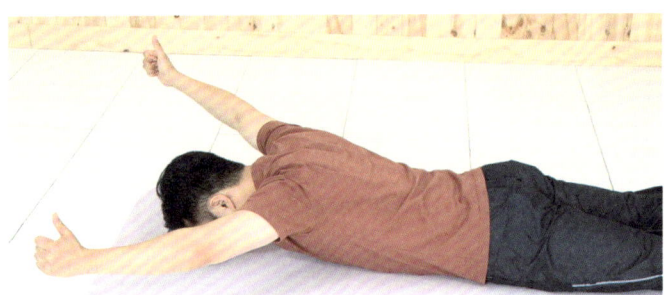

| 팔을 바닥에서 들어서 천장 방향으로 올려준다

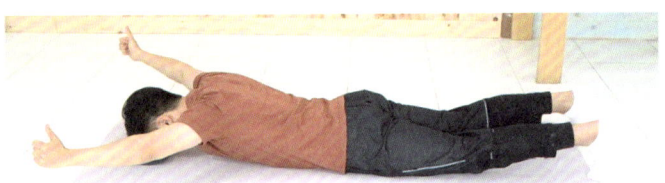

| 팔을 든 채 잠시 멈췄다가 다시 천천히 팔을 내린다

T자 만들기

❶ 엎드린 자세에서 이마에 수건을 놓고 양팔을 좌우로 뻗는다. 엄지 손가락이 위로 향하도록 하고 나머지 네 손가락은 주먹을 쥔다. 팔 꿈치, 손목을 길게 옆으로 뻗은 상태에서 내쉬는 호흡에 팔을 바닥에서 천장 쪽으로 들어 올린다. 어깨 뒤쪽, 등 가운데 힘이 들어가는 것을 느끼고 팔을 바닥으로 내린다.

❷ 10회씩 3세트.

❸ 어깨가 움츠러들지 않게 주의하면서 이 동작을 하자.

❹ 날개뼈를 뒤에서 잡아주는 효과가 있으며 굽은 어깨를 교정하는 데 도움이 된다.

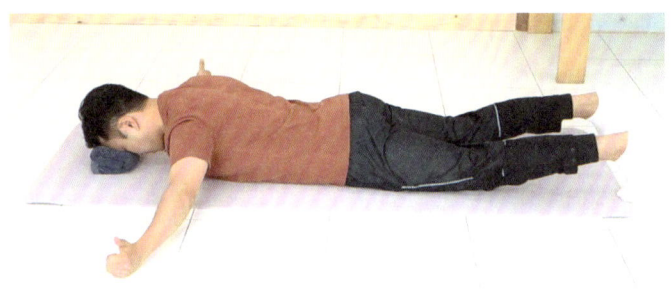

| 어깨를 내리고 팔을 옆으로 뻗어 T자 모양을 만든다

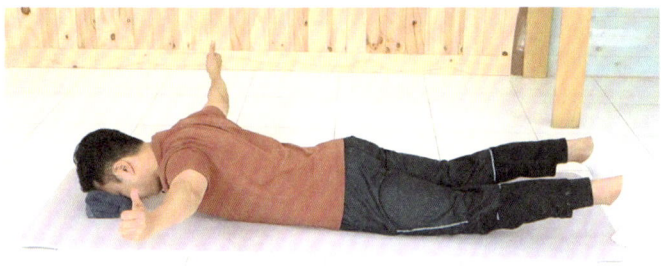

| 숨 들이마시고 내쉬면서 팔을 위로 올린다. 잠시 멈췄다가 내려서 바닥 터치 후 다시 올린다.

> ## A자
> ## 만들기

❶ 엎드린 자세에서 이마에 수건을 놓고 양팔을 대각선 아래로 뻗는다. 엄지손가락만 펴고 나머지 네 손가락은 주먹을 쥔다. 팔꿈치, 손목을 길게 아래로 뻗은 상태에서 내쉬는 호흡에 팔을 바깥쪽으로 돌리면서 바닥에서 천장 쪽으로 들어 올린다. 어깨 뒤쪽, 바깥쪽에 힘이 들어가는 것을 느끼고 팔을 바닥으로 내린다.

❷ 10회씩 3세트.

❸ 어깨가 움츠러들지 않게 주의하면서 이 동작을 하자.

❹ 이 동작은 중부, 하부 승모근과 함께 어깨를 펴는 어깨 외회전 근육을 강화하여 굽은 어깨를 교정하는 데 도움이 된다.

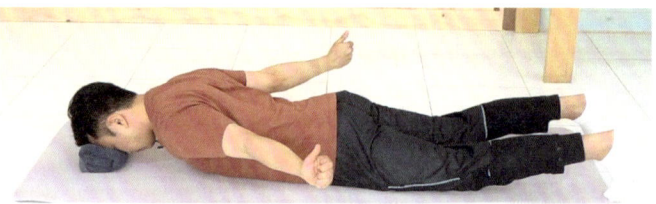

양팔을 대각선 아래로 뻗고 엄지가 하늘을 향하도록 주먹 쥔다.
엄지를 천장쪽으로 향하고 팔을 들어 올린다.

4장

100세까지 걷기 위한 생활 습관 관리

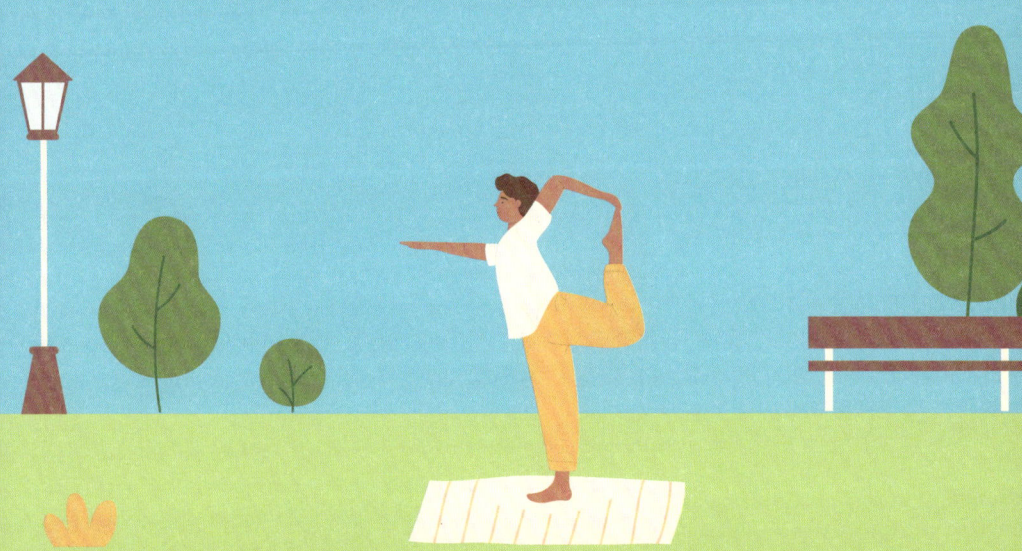

가랑비에 옷 젖는다는 속담이 있다.
일상에서 작은 생활 습관도
무심코 오랫동안 하게 되면
건강에 큰 문제가 된다.

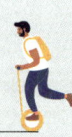

길거리에서 사람들의 자세를 관찰해보면 자세가 사람마다 약간씩 다르다. 이렇게 자세가 다른 것은 몇 가지 원인 때문이다. 먼저 고려할 것은 유전이다. 자세는 타고 난다. 선천적인 기형이나 뼈의 결함과 같은 질환적인 특징은 물론 가족력에 따라 굽은 등, 편평 등과 같은 일반적인 자세가 유전되기도 한다. 식당에서 가족이 밥을 먹을 때 보면 엄마 아빠와 아이들의 자세가 비슷한 경우를 종종 볼 수 있는데 이런 경우도 유전적인 경우라고 볼 수 있다. 이런 자세는 이미 유전적으로 결정된 부분이라 쉽게 고쳐지지 않는다. 선천적인 다리 휘어짐, 척추 휘어짐은 수술하지 않는 이상 교정되지 않는다. 만약 당신의 자세가 선천적인 부분에서 결정되었다면 이것을 교정하려고 노력하기보다는 빨리 받아들이고 그 상태에 맞추어 운동과 스트레칭을 통해 꾸준히 건강을 관리하는 것이 좋다. 내 자세가 유전적인 소양인지를 아는 방법은 부모님의 자세와 내 자세가 비슷한지 관찰해보면 된다. 내 굽은 등이 부모님의 굽은 등과 닮아있다면 유전적인 소양일 가능성이 크다.

유전적인 영향이 아니라면 인체의 자세는 후천적으로 크게 두 가지에 영향을 받는다. 첫째는 환경이다. 인체는 환경에 예민하다. 어떤 환경에서 어떤 동작을 하면서 일하느냐에 따라 자세가 바뀐다. 모니터 높이가 낮은 상태에서 모니터를 응시하는 일을 하면 머리가 숙어지고 거북목 자세로 변한다. 몸을 돌려서 물건을 검수하는 작업을 하면 그에 따라 몸통이 한쪽으로 돌아간 자세로 변한다. 높이가 낮은 곳에서 과일을 따는 일을 하면 일상에서도 몸을 구부린 자세를 취하게 된다. 어떤 일이든 자세를 완벽하게 유지하면서 작업하는 것은 불가능하다. 하지만 어차피 해야 할 일이라면 작업 자세를 인체에 맞게 조금만 편하게 만들어주는 것이 좋다. 이것을 인간공학적인 환경 개선이라고 한다. 제대로 걷는 자세를 위해 평소 일할 때 나에게 맞게끔 환경을 개선할 필요가 있다.

둘째는 습관이다. 스스로 습관을 들이려고 노력함에 따라 자세가 달라진다. 우리 몸은 쓰는 대로 적응하고 변하기 때문에 자세 습관이 구부정한 사람은 구부정한 자세에 맞추어 인대와 근육이 변한다.

양반다리를 예로 들면 서양인들은 의자 생활을 하기에 양반다리를 조금만 해도 다리가 쉽게 저린다. 반면 한국인들은 오랫동안 양반다리를 해도 다리가 저리다고 말하지 않는다. 한국인의 다리는 양반다리를 오래 하면서 관절이 그 자세에 맞게 변했을뿐더러 그 자세에서도 혈관이 흐를 수 있도록 혈관의 경로가 다양하게 연결되었기 때문이다. 한미디로 적응한 셈이다. 하지만 이렇게 나쁜 자세에 적응하더라도 무릎 관절에 실리는 압박, 허리 디스크에 생기는 구조적 변화를 막을 순 없다. 장기적으로 이런 자세를 오래 취하는 것은 건강에 좋지 않다. 양반다리를 오래 하면 휜 다리로 변형되어 걸을 때 무릎 연골 손상의 원인이 된다. 가랑비에 옷 젖는다는 속담이 있다. 일상에서 작은 생활 습관도 무심코 오랫동안 하게 되면 건강에 큰 문제가 된다. 이번 장에서는 당신이 오랫동안 건강한 몸으로 바르게 걸을 수 있도록 일상에서 어떻게 환경을 고치고 습관을 관리해야 하는지 알아보자.

우아하게 꼬았다가 우지끈 무너지는 무릎 | 다리 꼬는 자세

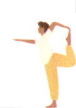

다리 꼬는 자세는 인간의 본능이다. 쉽게 말하자면 신체 에너지를 쓰지 않기 위해 취하는 다양한 자세 중 하나다. 지하철을 탔을 때 손잡이가 있으면 당신은 손잡이를 잡고 설 것이다. 기둥 옆에 서 있다면 몸을 기둥에 기댈 것이다. 서서 가기보다는 앉아서 가길 원하고, 앉아서 갈 때는 최대한 옆으로 기댈 수 있는 끝자리에 앉기를 원할 것이다. 끝자리가 아니라면 팔짱을 끼거나 다리를 꼬고 싶어질 것이다. 지하철에서 경험하는 이 일련의 본능은 모두 신체 에너지를 줄여서 자세를 잡으려는 것이다. 조금이라도 근육이 쉴 수 있는 자세를 찾는 것이다. 다리를 꼬고 앉는다는 의미 자체가 두 다리를 묶는다는 뜻이다. 다리가 벌어지거나 모이는 것을 허벅지 근육이 조절하지 않아도 되는 상태를 의미한다. 또한 다리를 꼬고 앉으면 골반의 높이가 달라져 몸을 세우는 것이 더 어려워진다. 그래서 다리를 꼬고 앉을 때는 어딘가에 몸을 기대어 앉게 된다. 그만큼 하체와 몸통 근육을 덜 쓰면서 에너지 소비를 줄인다. 그것을 우리는 편하다고 느낀다.

하지만 이렇게 다리를 꼬기 시작하면 계속 다리를 꼬게 된다. 올리는 쪽을 계속 올리게 되고 무의식적으로 의자에 앉기만 하면 다리를 꼰다. 꼬는 자세에 맞추어 골반이 틀어지고 인대가 늘어난다. 무릎이 가지런하지 않게 비틀어지고 기대는 자세 때문에 허리가 구부정해진다. 엉덩이 옆쪽에 있는 중둔근이 길어지고 약해져서 걸을 때 중심 잡는 힘을 약하게 만든다. 그래서 다리를 자주 꼬는 사람일수록 엉덩이를 좌우로 실룩거리며 걷는 자세가 나온다. 골반이 좌우로 많이 흔들리면 하체 근육도 제대로 힘을 주기 어렵다. 발과 무릎에 실리는 부담이 커져서 오래 걸으면 걸을수록 발과 무릎이 불편해진다. 우아하게 다리를 꼬았다가 우지끈 무릎이 무너지게 되는 것이다.

본능적으로 다리를 꼬지 않는 것은 매우 어렵다. 그러므로 일단 다리를 꼬더라도 좌우 번갈아 꼬고 앉으려고 노력하자. 그리고 발 받침대를 이용하여 앉아서 일할 때 다리를 번갈아 가며 한 쪽씩 발 받침대에 올리는 식으로 습관을 만들어보자. 마치 콜라 대신 제로콜라를 마시는 것처럼 습관을 대체하는 것이다. 이렇게 하면 다리를 꼬는 느낌을 주되 골반이 과하게 틀어지는 것을 막을 수 있다. 공기를 채워 넣은 엉덩이 쿠션을 이용하여 골반을 자주 움직이거나 승마 안장 형태의 의자를 이용하여 허리를 움직여주는 것도 다리 꼬는 습관을 예방할 수 있다.

온돌문화로 생긴 무릎 비틀기 자세
ㅣ 양반다리

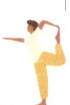

　한국인들은 소파를 사도 소파에 앉지 않고 소파 앞쪽 바닥에 앉아 과일을 먹는다. 이런 양반다리 문화는 온돌에 영향을 받았다. 한국인들은 방바닥이 데워지는 온돌 난방 방식으로 인해 의자에 앉기보다는 방바닥의 온기를 엉덩이로 느낄 수 있게 양반다리로 바닥에 앉는 생활을 해왔다. 그래서 어디를 가도 양반다리로 바닥에 앉는 것이 익숙하며 그것을 편하게 느낀다.

　하지만 양반다리는 자세 관점에서 볼 때 건강에 매우 나쁘다. 일단 무릎이 비틀린다. 양반다리를 하고 앉아 정강이뼈와 허벅지뼈를 비교해보면 쉽게 알 수 있다. 허벅지뼈는 바깥쪽으로 돌아가고 정강이뼈는 상대적으로 안쪽으로 돌아가는 것을 확인할 수 있다. 이렇게 반대로 회전하는 두 뼈 사이에서 무릎이 비틀린다. 특히 무릎의 바깥쪽 인대가 심하게 벌어져 걸을 때 무릎의 안정성이 떨어지게 된다. 무릎을 과하게 구부린 자세를 하여 무릎뼈 주변 힘줄들이 팽팽하게 당겨져 무릎 관절에 실리는 압박이 증가한다. 뒤허벅지는 짧아지는데 골반을 뒤로 기울여 허리가 일자로 펴지거나 반대로 C자로 구부정한 자세를 취하게 된다. 이것은 뒤쪽 허리 인대를 늘려 허리디스크가 뒤로 밀리기 쉬운 상태가 된다. 오래 이 자세를 취하게 되면 골반과 허리가 쉽게 아플 수 있다.

    그래서 양반다리는 되도록 잠깐씩만 해야 한다. 오래 앉아서 작업하거나 시간을 많이 할애하는 일을 할 때는 절대로 양반다리를 하지 말고 의자에 앉아서 해야 한다. 어쩔 수 없이 양반다리로 일하거나 식사할 때는 방석을 여러 개 사용하여 엉덩이 부분을 높이는 것이 좋다. 그리고 되도록 등받이가 있는 좌식 의자를 사용하자. 양반다리를 하고 오래 앉아있으면 다리를 곧게 뻗고 햄스트링을 스트레칭하면서 다리의 기지개를 켜는 것이 필요하다. 소파에 앉을 때 사람들이 바닥에 앉는 것은 소파의 앉는 부분 길이가 허벅지 길이보다 길어서 불편한 이유도 있다. 이렇게 소파를 편하게 이용하기 위해 쿠션을 꼭 사용하자. 쿠션을 잘 받치면 뒤로 기대기 편해져 바닥에 앉는 습관을 예방할 수 있다.

잘못이 없는데 욕먹는 이 동작
ㅣ 계단 내려오기

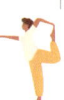

운동할 때 무릎을 보호하기 위해 계단 내려오는 동작을 주의하라고 한다. 마치 계단을 내려오는 동작이 무릎에 좋지 않은 것처럼 알려져 있다. 하지만 인체는 계단이나 언덕길을 내려올 수 있는 튼튼한 하체 구조로 되어있다. 우리는 계단을 올라가거나 내려가는 동작을 충분히 하도록 만들어졌으며 잘못된 자세와 근육 부족이 근본적인 문제다.

물론 계단을 내려오는 동작이 무릎에 부담을 줄 수 있다. 높은 곳에서 낮은 곳으로 이동할 때 높이 차이가 커지는 만큼 충격이 발생한다. 허벅지 근력이 약한 노인이나 무릎 관절에 질환이 있는 환자에게 계단 내려오기는 부담이 될 수 있다. 그렇다고 하더라도 허벅지 근력을 단련하면서 바른 자세로 최대한 무릎에 실리는 부담을 줄여서 운동하려는 노력이 필요하다. 동작을 아예 하지 않으면 그 기능 자체를 잃어버리기 때문이다. 살면서 계단을 내려올 일은 언제든지 생긴다.

 계단 내려오기나 언덕길 내려올 때 무릎에 부담이 된다면 앞허벅지 근육과 엉덩이 근육을 단련해야 한다. 이 두 근육은 계단을 내려올 때 무릎 관절과 엉덩이 관절을 잡아주는 핵심 근육이다. 근육의 길이가 길어지면서 힘을 주는 연습을 하는 것이 좋다. 예를 들면 스쿼트를 할 때 앉았다 일어나는 동작보다 일어선 상태에서 천천히 앉는 연습을 더 집중해서 하는 것이다. 이런 근육의 기능이 계단을 내려갈 때 큰 역할을 한다.

 또한 정렬을 유지하면서 내려와야 한다. 검지발가락과 무릎뼈 가운데가 일직선이 되도록 정강이뼈를 수직으로 잘 세워서 발을 디디는 것이 중요하다. 내려올 때 허벅지와 엉덩이 근육에 힘을 주면서 내려오면 무릎에 부담을 줄이면서 내려올 수 있다. 계단을 오르내릴 때 발끝이 바깥쪽을 향하는 사람이 있는데 이런 경우는 아킬레스건이 짧고 발목 유연성이 떨어지는 사람이다. 이런 경우 종아리 근육과 아킬레스건 스트레칭을 해주는 것이 좋다. 하산하거나 언덕길을 내려올 때는 보폭을 줄여서 내려오는 것이 무릎에 부담이 줄어든다. 등산 스틱을 꼭 사용하여 스틱으로 바닥을 먼저 짚고 그다음 발을 딛고 내려오면 무릎에 실리는 충격을 효과적으로 줄일 수 있다. 무릎을 감싸는 무릎 보호대나 무릎 밴드를 착용하고 운동하면 무릎의 안정성이 높아져 역시 관절에 부담을 줄일 수 있다.

차가 움직이지 시트는 멈춰있다
I 장거리 운전

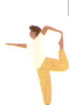

허리 쿠션을 추천할 때 운전용을 권한다. 그 이유는 장거리 운전자들이 허리가 쉽게 아파 그들을 위한 운전용 쿠션이 잘 디자인되어 나오기 때문이다. 장거리 운전할 때 허리가 아픈 이유는 간단하다. 움직이지 않고 오래 앉아있기 때문이다. 운전할 때 차가 움직이는 것이지 시트 자체는 멈춰있다. 결국 운전자는 한 자세로 움직이지 않는다. 고작 하는 일이라고는 핸들과 기어를 조작하는 일과 브레이크와 엑셀러레이터를 밟는 일, 그리고 시야를 확보하기 위해 고개를 들어 좌우를 보는 일뿐이다.

어떤 일이든 한 자세로 2~3시간 앉아있으면 허리에 혈액순환이 되지 않고 허리 디스크에 실리는 부담이 커진다. 이 자세에서 오른발로 브레이크와 엑셀러레이터 페달을 번갈아 밟으며 다리를 들었다 내렸다 반복하는네 이 과정에서 한쪽 허리 근육만 사용하게 된다. 이런 불균형한 허리 근육 사용도 허리 통증에 원인이 된다. 걸을 때 다리 길이 차이를 유발하여 불균형한 상태로 걷는 자세가 나온다.

운전할 때 바른 자세는 앉은 상태에서 시트 등받이가 110° 정도 뒤로 기댈 수 있도록 기울인다. 수직으로 시트를 세우면 허리 근육이 긴장하게 된다. 비행기를 탔을 때 이착륙할 때 등받이를 수직으로 세웠을 때 불편했을 것이다. 허리에 결코 편한 자세가 아니다. 양팔은 핸들을 잡았을 때 팔꿈치가 120° 각도를 유지하는 것이 좋다. 핸들을 잡기 편한 각도면서 핸들을 180° 꺾었을 때 양손으로 핸들을 놓치지 않는 이유도 있다. 핸들은 가슴 높이에 오도록 맞추고 다리는 페달을 발로 밟았을 때 다리를 움직이기 편하게 120° 각도로 무릎이 구부러지는 정도로 시트 위치를 맞추는 것이 좋다. 허리 쿠션은 사용하는 것이 좋지만 장거리 운전으로 한 자세를 오래 유지하면 허리 쿠션도 무용지물이다. 이때 15분 간격으로 허리 쿠션을 넣었다가 뺐다가 하면서 허리 자세가 조금씩 바뀌도록 해주면 좋다.

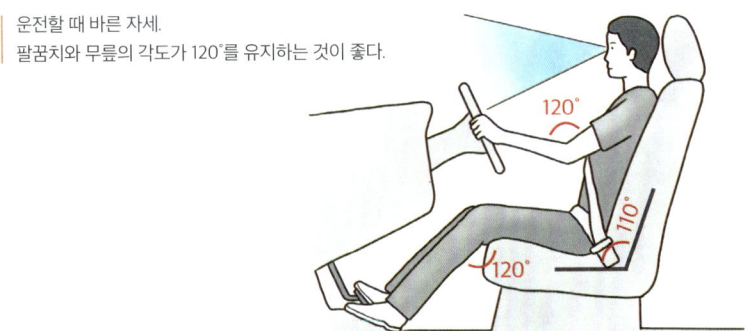

| 운전할 때 바른 자세.
| 팔꿈치와 무릎의 각도가 120°를 유지하는 것이 좋다.

1시간에 한 번씩 건강과 안전을 위해 휴게소에 들러 스트레칭을 꼭 해야 한다. 요즘 휴게소에는 공원 운동기구가 배치되어있어서 다리를 앞뒤로 교차하는 하늘 걷기 기구나 다리를 모으고 옆으로 흔드는 롤링웨이스트 기구를 이용하여 다리와 허리를 풀어주면 좋다.

　운전할 때는 신경을 많이 쓰게 되어 어깨와 등의 근육 긴장 수준이 높아진다. 너무 피곤하거나 몸이 찌뿌둥하면 휴게소나 졸음쉼터에서 꼭 쉬어가도록 하자. 흡연은 혈관을 수축시켜 근육의 피로가 풀리지 않도록 하니 흡연보다는 맑은 공기를 마시면서 심호흡을 많이 하자.

뒤꿈치를 올렸을 뿐인데 편해
ǀ 설거지 자세

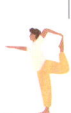

　설거지하다 보면 허리가 쉽게 뻐근해진다. 간단히 그릇 몇 개를 닦으면 큰 문제가 되지 않지만 가족의 그릇을 모두 닦거나 식당에서 일할 때와 같이 오랜 시간 반복해서 설거지하면 허리 통증이 생길 수 있다. 설거지는 몸을 앞으로 구부린 자세를 하면서 하게 되는데, 이 자세는 허리와 골반 뒤쪽 근막을 팽팽하게 만든다. 허리를 펴는 근육이 숙인 몸을 잡기 위해 계속 긴장하게 되는데, 근육이 오래 긴장해있으면 혈액순환을 저하해 근육의 피로도가 높아진다. 한 자세로 오래 서 있는 것도 문제가 된다. 발과 무릎에 실리는 체중에 대한 스트레스가 계속 누적되어 관절이 불편해진다.

　설거지할 때 허리를 편하게 하려면 일단 발밑에 주방용 매트를 까는 것이 좋다. 매트의 쿠션이 발바닥을 감싸주어 접촉 면적이 넓어지는데 이것은 발바닥에 실리는 체중과 지면반발력을 분산시켜준다. 그리고 발과 발을 넓게 벌려 기저면을 넓히는 것이 좋다. 발과 발의 간격이 넓어지면 안정성이 높아져 설거지할 때 자세를 잡기 더 편해진다. 이때 무릎을 약간 구부리고 싱크대에 붙이면 자세를 더 안정적으로 취할 수 있다.

설거지할 때 뒤꿈치를 단단한 것으로 받쳐서 올려주면 허리가 편해진다. 나무로 된 반원 기둥 형태의 지압 발판을 뒤꿈치에 받치고 올려주면 몸 뒤 전체를 연결하는 근막이 느슨해지는데 팽팽해진 허리 근막을 이완하여 허리를 편하게 만든다. 그러다가 잠시 지압판을 누르며 지압도 하고 발 앞꿈치에 놓고 종아리 스트레칭을 하면서 설거지하면 운동 효과도 얻을 수 있다.

무엇보다 혼자서 설거지를 다 하면 시간도 오래 걸리고 그만큼 허리에 부담도 된다. 가족이 함께 설거지를 도와주거나 조금씩 나눠서 하면 설거지하는 시간이 줄어들어 허리를 숙이는 시간을 줄일 수 있다. 백지장도 아니 밥그릇도 함께 닦으면 허리가 펴진다.

인생의 3분의 1 막 잘 거야?
׀ 수면 자세

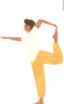

잠은 인생의 3분의 1을 차지할 정도로 중요한 활동이다. 잠을 잔다는 것은 결코 쉬는 것이 아니다. 건강을 유지하기 위한 적극적인 행동이다. 자는 동안 뇌는 낮에 활동하면서 쌓인 노폐물을 청소한다. 세로토닌 분비를 통해 온몸의 긴장을 풀면서 활동 중에 겪었던 감정의 꼬리표를 떼어낸다. 또한 낮에 겪은 중요한 감각을 기억하여 단기기억에서 장기기억으로 전환하고 꿈을 통해 그것을 정교하게 다듬기도 한다. 잠을 제대로 자지 못하면 이런 모든 생리적인 과정에 문제가 생겨 뇌에 노폐물이 쌓이고, 기억력을 감퇴시키며 스트레스를 잘 해소하지 못한다. 수면 시간은 7~8시간 정도 필요한데 좋은 수면을 위해서 몇 가지 습관을 관리해야 한다.

늦은 오후에 커피를 마시지 않는다. 카페인은 밤에 수면 압박을 느끼게 하는 아데노신 수용체와 결합하여 잠을 제때 이루지 못하게 하고 각성 상태를 만든다. 카페인의 양이 체내에서 반으로 줄어드는 반

감기는 5~6시간 정도 되므로 늦은 오후 4시 정도에 커피를 마시면 밤 10시가 되어도 절반의 카페인이 체내에 남아있게 된다. 이 카페인은 수면의 질을 떨어뜨린다. 그러면 다음 날 오후에 졸음이 오고 그것을 깨기 위해 또 커피를 마시는 악순환이 반복된다. 커피의 양을 줄이고 늦은 오후에는 되도록 커피를 마시지 않는 것이 좋다.

그다음 햇볕을 많이 쬐면서 걷기 운동을 하는 것이 좋다. 햇빛은 비타민D 합성은 물론 생체리듬을 조절하는 조율기 역할을 한다. 생체시계는 24시간 15분 정도로 실제 시간과 15분의 오차가 있는데 햇빛은 이것을 바로잡아 생체시계가 24시간 주기에 맞게 작동하도록 돕는다. 그래서 낮에 햇볕을 쬐고 걷기 운동을 한 날은 밤에 제시간에 잠이 잘 와서 꿀잠을 잘 수 있다. 밤에 자기 전 최소 2시간 이내에는 스마트폰을 보지 않아야 한다. 밤에는 양질의 수면을 위해서 모든 빛을 차단하여야 수면을 유도하는 멜라토닌 호르몬 분비가 원활하게 일어나는데 스마트폰에서 나오는 빛이 이 호르몬 분비를 억제한다. 암막 커튼도 활용하고, 작은 불빛도 사라지도록 해서 수면의 질을 높이는 것이 필요하다.

수면 자세도 중요하다. 뇌와 척수를 감싸고 있는 뇌척수액은 두개골에서 꼬리뼈까지 심장박동에 맞추어 순환하며 자는 동안 뇌를 청소한다. 이때 목을 꺾거나 허리를 비튼 자세를 취하면 뇌척수액의 흐름이 좋지 않게 된다. 바로 누운 자세로 잘 때는 6~9cm 높이의 베개를 베고 목뒤에 수건을 말아 받쳐주면 좋다. 무릎 뒤에 쿠션을 넣

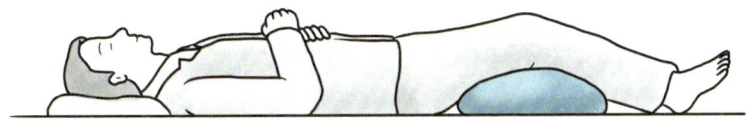

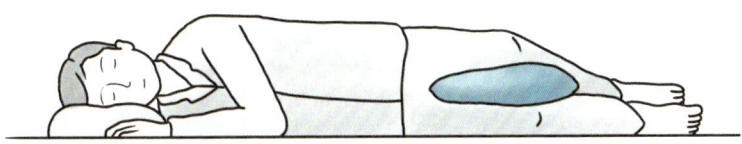

| 잠잘 때 바른 자세. 잘 때도 척추의 중립 자세를 유지하는 것이 바른 자세다.

어 무릎이 약간 구부러지게 하면 허리 근육이 이완되어 허리 통증을 줄이는 데 도움이 된다.

옆으로 잘 때는 어깨 폭만큼 베개 높이가 높아져야 하는데 뒤에서 보았을 때 목과 등이 일직선이 되는 자세가 좋다. 무릎 사이에는 쿠션을 끼우면 골반이 앞으로 기울어지는 것을 막고 허리의 중립 자세를 유지할 수 있다. 다만 한쪽으로만 누워서 자면 눌리는 쪽 어깨 관절이 압박받고 한쪽 신장으로 혈액이 몰려 신장결석이 생길 확률이 높아진다. 그러므로 옆으로 누워 자더라도 좌우로 번갈아 가며 자는 노력이 필요하다.

뭐가 왔는지 모르고 들다가 허리 삐끗 | 택배 상자 들기

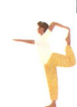

택배 상자를 잘못 들다가 허리를 삐끗해서 운동도 못 하고 집에 누워있는 사람을 종종 본다. 택배를 주문할 때 한 개가 아닌 여러 개를 동시에 주문할 때가 있는데, 택배가 도착하는 타이밍이 달라 어떤 물건이 왔는지 모르고 받는 경우가 생긴다. 이때 바닥에 있는 택배 상자를 급하게 집어 들다가 허리에 무리가 가게 된다. 물건의 무게를 예측하지 못한 상태에서 급하게 부적절한 자세로 상자를 드니 허리 근육이 미처 준비하지 못하여 다치는 것이다.

택배를 받으면 일단 쪼그려 앉아 택배를 밀거나 살짝 들어보면서 무게를 가늠해야 한다. 이렇게 물건의 무게를 잠깐이라도 가늠하게 되면 허리 근육은 자신이 얼마나 힘을 주어야 하는지 예상할 수 있다. 그런 다음 택배 상자를 향해 쪼그려 앉는다. 한쪽 다리는 앞으로 한쪽 나리는 뒤로하여 쪼그린다. 마치 런지 자세를 작게 취하는 것과도 같다. 이때 중요한 것은 배꼽과 가슴이 상자를 향해야 한다는 것이다. 만약 몸을 돌린 상태에서 상자를 들면 허리가 아무리 상자의 무게를 예측해도 제대로 힘을 낼 수 없어서 허리를 삐끗할 수 있다. 어떤 경우든 배꼽과 가슴이 물건을 향해야 한다. 그다음 양손으로 택배 상자를 잡고 배에 힘을 주고 허리를 편다. 천천히 상자를 들어 올리는데 상자를 최대한 몸에 가깝게 든다. 허벅지와 엉덩이 근육을 이용해 몸을 일으켜 상자를 들고 집으로 들어온다.

상자 하나 드는 데 뭐가 이렇게 복잡하게 해야 하나 생각하는 사람도 있을 것이다. 하지만 이것은 하나의 습관을 만드는 과정이다. 아무리 작은 상자라도 이렇게 허리를 펴고 쪼그린 자세로 물건을 예측하면서 들고자 하는 노력이 필요하다. 이 움직임이 반복되면 습관이 되고 나중에는 의식하지 않아도 바른 자세로 상자를 들고 있는 자신을 발견할 수 있다. 또한 이것은 걷기 운동을 하다가 신발 끈이

| 물건 들 때 바른 자세. 무게를 가늠하고 몸 가깝게 허리를 펴서 드는 것이 올바른 물건 들기 자세다.

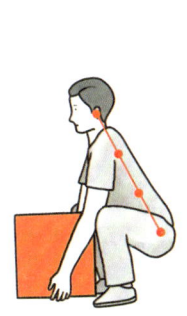 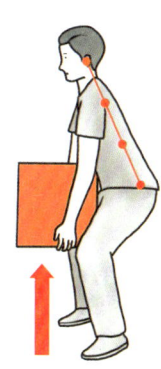 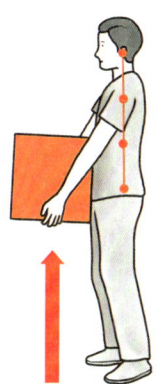

풀렸을 때 묶는 과정에도 도움이 된다. 많은 사람이 허리만 구부려 신발 끈을 묶다가 허리를 삐끗하는 경우가 많은데 택배 상자를 들 때처럼 무릎과 엉덩이 관절을 구부리고 허리를 편 상태에서 신발 끈을 묶음으로써 불필요하게 생기는 허리 통증을 예방할 수 있다.

빨래 꺼내다가 디스크가 빠진다
I 세탁기에서 빨래 꺼내기

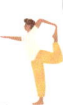

빨래를 꺼내는 자세는 관절에 위험한 요소를 모두 포함하고 있다. 젖어서 무거워진 세탁물, 몸을 숙이거나 비트는 허리 자세, 팔을 뻗어서 세탁물을 잡는 것, 세탁물을 꺼낼 때 발이 바닥에 불균형하게 놓이는 것. 이런 것들이 복합으로 작용하여 허리 관절에 무리가 가기 쉬운 상태가 된다. 게다가 이런 일을 거의 매일 해야 하므로 반복적으로 스트레스가 누적될 수 있다. 만약 회사원들처럼 오래 앉아서 일하여 허리 디스크가 약해진 사람은 퇴근 후 허리를 숙이고 세탁물을 꺼내다가 허리 인대나 디스크가 쉽게 손상될 위험이 있다.

세탁기에서 세탁물을 꺼낼 때는 먼저 자세를 잘 잡아야 한다. 만약 통돌이 세탁기를 사용한다면 발 간격을 넉넉히 하여 바닥에 놓는다. 키가 작은 편이어서 발 받침대를 사용해야 한다면 흔들리지 않고 안정감이 있는 받침대를 사용하여야 한다. 그런 다음 바로 세탁물을 꺼내지 말고 몸을 숙여 세탁물의 양이 얼마나 되는지, 무게가 얼마나 무거운지 가볍게 손으로 잡아본다. 그러고 나서 아랫배에 힘을 주고 어깨에 힘을 준 다음 세탁물을 한 번에 다 꺼내려고 하지 말고 조금씩 나누어서 꺼낸다. 어깨에 힘을 줄 때는 등 근육을 이용해 날개뼈를 잡는 느낌으로 하는 것이 좋다. 이렇게 해야 어깨를 과하게 뻗는 자세를 예방하고 세탁물을 안정적으로 꺼낼 수 있다.

만약 드럼세탁기라면 자세를 낮출 때 주의해야 한다. 안정적으로 세탁물을 꺼내기 위해 세탁기 앞쪽에 세제나 섬유유연제 같은 것들이 발에 걸리지 않도록 치워둔다. 발을 넓게 벌려 발과 발 사이 간격을 넓게 한 다음 허리를 펴고 무릎과 엉덩이 관절을 이용하여 쪼그려 앉는다. 아래쪽으로 떨어져 있는 세탁물을 한 번 잡아보고 무게를 가늠한 다음 조금씩 나누어서 꺼낸다. 위쪽에 붙은 세탁물은 몸을 숙여 불편한 자세로 꺼내려고 하지 말고 통을 돌려 아래로 오도록 한 다음 편한 자세로 꺼낸다. 세탁물을 건조기나 건조대에 옮길 때도 손잡이가 달린 바구니에 담아 들어 옮기는 것이 허리 건강에 좋다.

현대인들의 수렵 채집 활동
| 컴퓨터 작업 자세

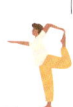

　현대인들은 노트북, 컴퓨터를 이용해 수렵 채집 활동을 한다고 해도 과언이 아니다. 문서 작업, 모니터 응시, 타이핑 작업, 마우스 사용 등 장시간 컴퓨터를 이용해서 일한다. 컴퓨터 작업을 어떤 환경에서 하느냐에 따라 자세가 변하고 그 자세에 따라 걷는 자세에 영향을 미친다. 순서대로 업무 환경을 체크하면서 잘못된 부분이 있다면 개선해보자.

　먼저 바른 자세를 취한다. 모든 것은 바른 자세에서 시작된다. 만약 자세가 구부정한 상태에서 환경을 맞추면 모든 환경이 다 어긋나 버린다. 바른 자세를 취했다면 모니터부터 살펴본다.

　모니터 높이는 모니터 맨 끝부분(전체 모니터 기준 위쪽 부분)이 눈썹 높이에 오도록 높인다. 모니터 위치는 배꼽과 일치하도록 가운데 오도록 맞춘다. 만약 듀얼모니터라면 둘 다 주로 사용하는 모니터면 둘을 합쳐 하나의 모니터처럼 간주하고 두 모니터 사이가 가운데 오도록 한다. 만약 하나는 주로 사용하고 하나는 보조로 사용한다면 주로 사용하는 모니터 중앙을 배꼽에 일치하도록 가운데, 보조 모니터는 오른쪽에 붙여서 놓는다. 모니터 거리는 팔을 뻗었을 때 닿는 위치에 놓은 다음에 자주 사용하는 글씨가 봄을 구부리지 않아도 식별이 가능한 정도로 당겨서 사용한다.

키보드와 마우스는 같은 높이에서 사용하는 것이 좋다. 팔꿈치를 구부려 팔을 자동차 와이퍼처럼 휘저었을 때 손끝이 가리키는 범위에 키보드와 마우스를 놓자. 키보드 거리는 책상 끝에서 15cm 정도 앞에 놓아 팔을 기댈 수 있어야 한다.

책상 높이는 키보드에 손을 올렸을 때 어깨를 내린 상태에서 팔이 수평이 되는 높이가 좋다. 의자 높이는 무릎이 90°로 구부러진 상태에서 발바닥에서 뒤허벅지까지 정강이뼈 수직 길이를 재어 높이를 잰 다음 지면에서 의자 방석까지 그 높이로 맞춘다. 만약 책상이 높아 의자를 높여야 해서 발바닥이 땅에 닿지 않는다면 발 받침대를 두어 발을 닿게 한다.

책상 아래는 다리를 좌우로 벌리거나 발을 뻗는 데 불편함이 없어야 한다. 의자 등받이는 일할 때는 110°로 기울인 채로 고정하는 게 집중하기 좋고 쉴 때는 고정을 풀어 등받이를 뒤로 눕혀서 편하게 기대어 쉰다. 의자는 바퀴가 달린 것이 움직임을 자극하여 허리 건강에 도움이 되며, 안정감을 위해 다섯 개 이상 다각형으로 바퀴가 달린 형태가 좋다.

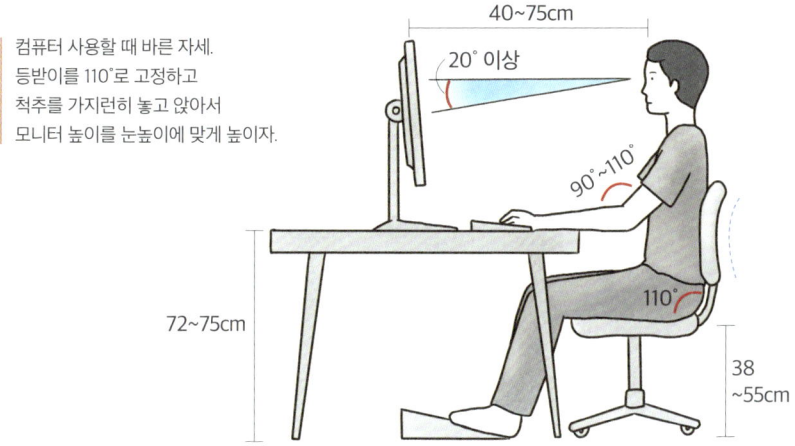

컴퓨터 사용할 때 바른 자세.
등받이를 110°로 고정하고
척추를 가지런히 놓고 앉아서
모니터 높이를 눈높이에 맞게 높이자.

　의자 방석의 크기는 엉덩이를 의자 끝에 붙였을 때 오금이 닿지 않고 손가락 2~3개 이상 공간이 있어야 혈액순환이 잘 된다. 만약 오금이 닿을 정도로 의자 방석이 크다면 뒤에 쿠션을 받쳐서 몸이 약간 앞으로 밀리도록 한다. 일반적으로 허리 쿠션을 사용하는 것이 좋으며 기능성 보조 의자는 크기가 맞지 않으면 오히려 허리와 엉덩이 관절을 불편하게 할 수 있으니 엉덩이 크기에 맞는지 체험해보고 구매하는 것이 좋다.

　서류를 보고 타이핑을 할 때는 무거운 서류나 책이라면 키보드와 모니터 사이 받침대에 놓는 것이 좋다. 가벼운 서류라면 모니터 옆 클립에 매달아 보는 것이 좋다. 서류에 글씨를 쓰거나 체크를 하면서 타이핑해야 한다면 어쩔 수 없이 키보드와 나 사이에 놓고 해야 한다. 하지만 어떤 경우라도 키보드 옆 측면 바닥에 놓고 하지 않는 것이 좋다. 이 자세는 고개를 돌리면서 숙이게 하여 목디스크를 유발한다. 전화기도 자주 받으면서 타이핑한다면 헤드셋 사용이 필수이며, 가끔 어쩔 수 없이 전화기를 목 옆에 끼고 통화를 하며 타이핑해야 하는 상황이라면 좌우로 번갈아 끼우면서 빨리 용건을 마무리하는 것이 좋다.

눈 건강을 위해 작은 화분은 모니터 뒤나 옆에 놓고 모니터를 응시하다가 눈을 돌려 화분을 보는 것이 좋다. 또한 1시간에 1회씩 꼭 일어나서 허리를 움직이고 창밖을 보면서 먼 곳을 바라보는 습관을 기르자.

신발이 걷기 자세를 좌우한다
| 발에 좋은 신발

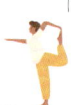

걷기 자세에 좋은 신발을 고르라고 한다면 단연코 아무런 신발도 고르지 않을 것이다. 걷기 자세만 본다면 맨발이 가장 좋다. 인체는 걸을 때 신발을 계산하지 않았다. 맨발을 통해 바닥의 감촉과 압력을 느끼고 그 감각을 바탕으로 다리를 움직이고 몸의 중심을 잡는다. 뒤꿈치 쪽은 체중의 충격을 충분히 흡수할 수 있을 정도로 지방층 패드처럼 자리 잡고 있으며 발바닥은 땅을 딛고 다녀도 될 정도로 피부가 두꺼운 편이다. 걸을 때 필요한 다리 근육의 사용 등도 모두 신발을 신지 않은 상태에서 만들어졌고, 신경 또한 신발을 신지 않은 상태로 걸을 수 있도록 발달했다. 실제로 이런 원리로 맨발에 가깝게 걸을 수 있도록 발가락 양말과 비슷한 베어풋 신발이 나오기도 했다.

하지만 이건 자연환경에서 가능한 이야기다. 땅에 충분한 흙이 있고 단단한 유리나 아스팔트가 없었을 때 가능한 이야기다. 현대사회의 땅은 맨발로 생활하기에는 바닥에 독성 물질이 많고 유리나 날카로운 플라스틱과 같이 위험한 물질들이 가득하다. 그래서 이런 것들로부터 발을 보호하기 위해 신발을 신는 것은 필수다. 또한 신발이 필요한 이유가 단순히 발의 보호뿐만은 아니다. 인체는 걷기 위해서 만들어졌지만 한편으로 완벽하게 진화되지는 않았다. 그래서 걸을 때 발을 보호하면서도 발의 움직임을 도와주고 체중의 충격을 줄일 수 있는 신발을 신는다면 좀 더 건강하게 걸을 수 있다.

걷기에 좋은 신발은 적당한 높이의 깔창이 필수다. 1~2cm 높이의 탄력이 있는 깔창이 좋다. 쿠션이 너무 높거나 푹신하면 반동이 생겨서 체중에 대한 지면반발력을 제대로 이용할 수 없다. 적당하게 충격을 흡수하되 어느 정도 단단해서 지면반발력을 이용해 발의 탄력을 이용할 수 있는 깔창이 좋다. 신발 앞 볼은 적당히 넓어서 발가락이 모이지 않고 잘 움직일 수 있는 것이 좋으며 신발 앞쪽에서 3분의 1 지점을 구부렸을 때 잘 구부러져야 엄지발가락으로 몸을 지지하고 밀어낼 때 탄력을 이용할 수 있다. 만약 신발이 너무 단단하여 이 부분이 구부러지지 않거나 탄력 없이 찌그러지듯 과하게 구부러진다면 발이 피로감을 빨리 느끼게 된다. 반면 신발 뒤쪽에서 3분의 1 지점은 구부러지지 않고 단단한 재질이 좋다. 이 부분은 발을 보호하는 역할을 한다.

신발 뒷굽은 단단하게 받쳐주어 신발이 앞으로 밀리지 않는 것이 좋다. 슬리퍼나 샌들처럼 신발 뒷굽을 잡아주지 못하는 신발은 발을

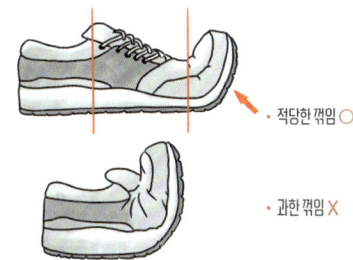

신발 굴곡 테스트. 앞에서 3분의 1 지점이 탄력이 있게 구부러지는 것이 발 건강에 좋다.

앞으로 찰 때 신발이 덜렁거려 발을 움츠리게 된다. 신발을 앞쪽과 뒤쪽으로 손으로 잡고 비틀었을 때 비틀어지는 움직임이 일어나야 신발 안에서 발이 부드럽게 움직일 수 있다. 물론 고무신처럼 너무 쉽게 흐물거리듯이 비틀어지는 신발은 좋지 않다. 깔창이 탄성이 있어 어느 정도 비틀림에 대한 탄력을 유지할 수 있는 수준이 좋다.

신발은 신을수록 늘어나기 때문에 헐렁해지기 마련이다. 바느질할 때 골무가 맞지 않아 덜렁거리면 바느질을 잘할 수 없는 것처럼 신발 끈을 자주 고쳐매어 신발을 발에 딱 맞게 조여주는 것이 좋다. 단 너무 강하게 조이면 혈액순환이 되지 않아 발 건강에 좋지 않으므로 적당히 발을 잡아주는 정도로 고쳐매자. 공원에서 흙길을 맨발로 걷는 사람들이 있다. 이렇게 맨발로 걸으면 발의 감각을 살려주고 발의 기능을 높이는 데 도움이 된다. 특히 자연 속에서 나뭇잎이 흔들리는 소리를 듣고, 피부로 바람을 느끼며, 흙을 밟고, 땅의 기운을 느끼며 오감을 자극하면 심신 이완은 물론 뇌 건강에도 도움이 된다. 땅에 위험하고 날카로운 것이 없다면 맨발로도 자주 걸어보길 바란다.

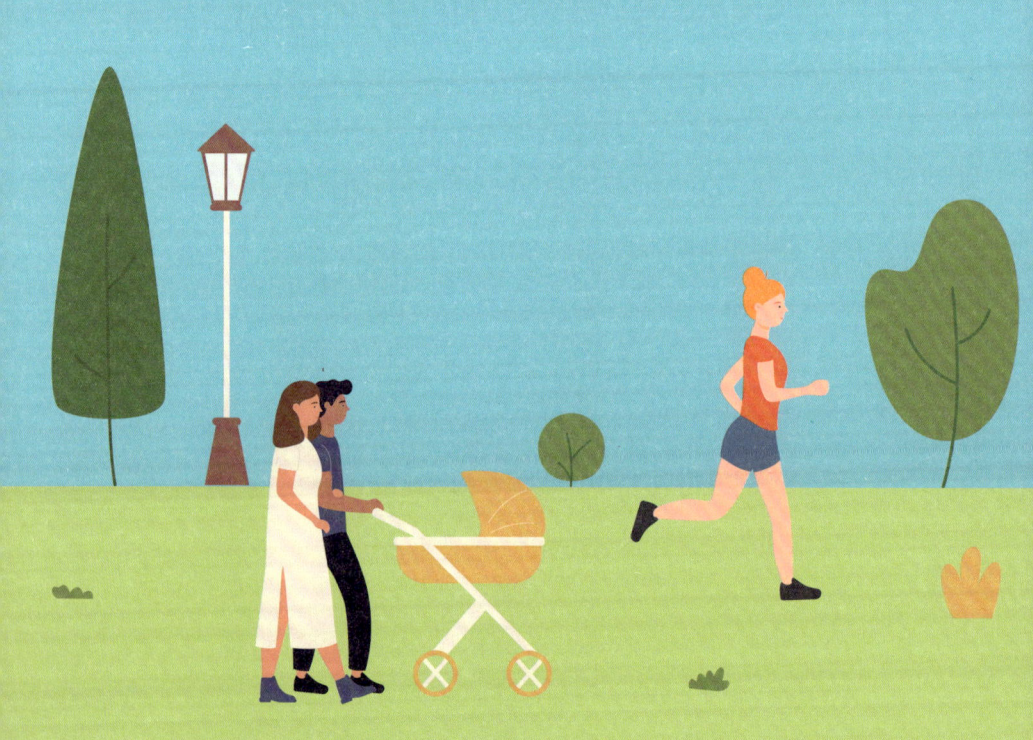

5장

나에게 맞는
질환별
걷기 프로그램

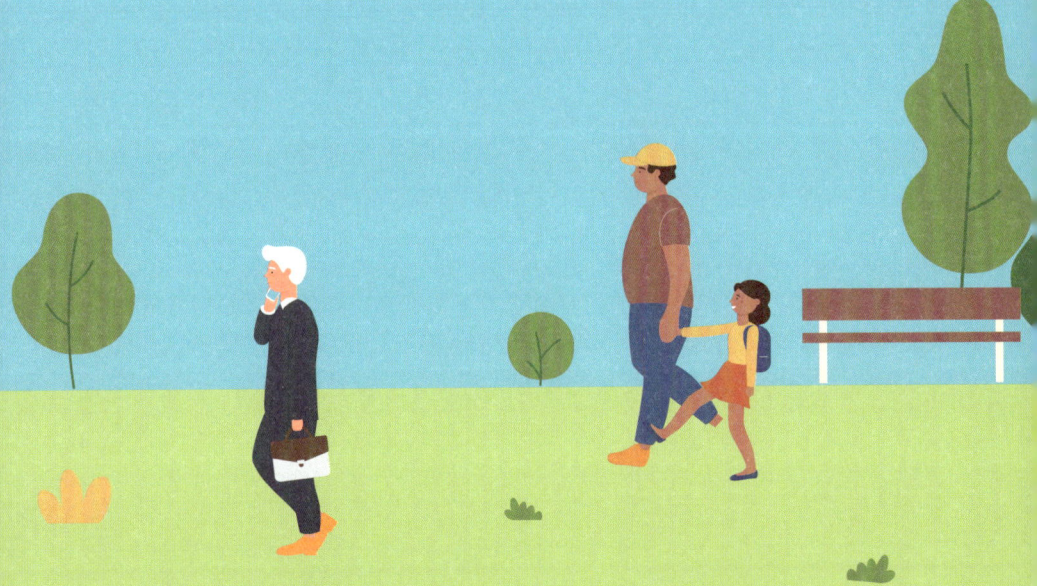

내가 원하는 효과를 보려면
질환에 맞는 운동 방법에 따라
계획적으로 꾸준히 운동해야 한다.

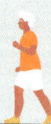

공원에서 걷는 사람들은 저마다 다른 이유로 운동을 한다. 고혈압 낮추기, 혈당조절, 허리 통증 줄이기와 같이 각자 가지고 있는 질환에 따라 다른 건강 목적을 갖는다.

　걷기 운동을 통해 내가 원하는 효과를 보려면 질환에 맞는 운동 방법에 따라 계획적으로 꾸준히 운동해야 한다. 제대로 걷는 자세를 익혔다면 이런 질환을 개선하기 위해 내 몸에 알맞은 걷기 운동은 어떻게 해야 하는지 알아보자.

운동처방의 4원칙

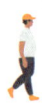

 어떤 질환이든 운동 효과를 얻기 위해서 반드시 네 가지 원칙이 포함되어야 한다. 개별성, 과부하, 점증 부하, 반복성. 이것을 운동처방의 4원칙이라고 한다.

● 나에게 맞게 운동하라! 개별성의 원칙

 대상자 특성에 맞게 운동해야 큰 효과를 얻을 수 있다는 원칙이다. 운동 종류, 운동 강도, 운동 시간, 운동 방법 등을 선택할 때 반드시 성, 나이, 발육단계, 체형, 체력 수준, 건강 상태, 숙련도, 심리적 특성 등, 개인적인 특성을 고려해야 한다. 내가 공원 한 바퀴를 도는 것과 다른 사람이 공원 한 바퀴 도는 것은 다른 운동 강도가 될 수 있다. 내 수준에 맞춰서 운동해야 한다.
 유튜브에서 운동전문가의 운동을 바로 따라 하는 것도 조심해야 한다. 운동전문가들은 훈련된 사람들이다. 자칫 내 체력 수준이 약한데 무리하게 전문가가 하는 운동을 따라 하다간 쉽게 다칠 수 있다. 다른 사람이 공원 1시간을 걷는다고 나도 그렇게 걸을 필요는 없다. 내 체력에 따라 30분 걷는 수준도 충분히 운동 효과를 얻을 수 있다.

● 힘들게 운동하되 덤비지는 말아라! 과부하의 원칙

일상생활에서 받는 자극보다 더 강한 자극을 주어야 운동 효과를 얻을 수 있다는 원칙이다. 운동을 할 때는 생리적 자극을 촉진하는 중간 이상의 강도로 힘들게 해야 한다. 독일의 정신의학자 안트와 약리학자 슐츠의 자극 이론에 따르면 약한 자극은 단순히 인체에 생리적 작용을 일으키고, 중간 정도의 자극은 생리적 작용을 촉진하며, 강한 자극은 오히려 생리적 작용을 억제하고, 매우 강한 자극은 생리적 작용을 정지시킨다고 했다.

운동 효과를 얻기 위해 과부하 원칙을 지키되 오버트레이닝하지 않도록 주의하여야 한다. 비교적 운동 강도가 가벼운 걷기 운동도 과하게 하면 건강에 좋지 않다. 평소 거의 걷지 않던 사람이 갑자기 만보 걷기를 하면, 다음 날 온몸이 쑤시고 몸살 기운이 나는 것을 경험한다. 과한 운동으로 면역력이 떨어진 것이다.

몸짱이 되어야지 하면서 급작스럽게 고강도 웨이트 트레이닝을 하다가 횡문근 융해증에 걸리는 예도 있다. 횡문근 융해증에 걸리면 근육세포가 파괴되고 세포막이 찢어져 세포 내 여러 물질이 체액으로 방출된다. 합병증으로 신부전증까지 발전할 수 있는 무서운 질환이다. 어떤 운동이든 일상 수준보다 힘들게 하되 절대 덤비면서 하지 말아야 한다.

● 점점 강도를 높여라! 점증 부하의 원칙

운동 기간 중 운동량과 질을 점진적으로 증가시켜가는 것을 의미한다. 이 원리는 신체 모든 기관의 발달, 변화, 기능 개선은 운동 수행에 따라 서서히 이루어진다는 점을 고려한다. 갑자기 운동을 한번 했다고 근육이 커지거나 심장이 튼튼해지지 않기에 운동을 꾸준히 하면서 조금씩 강도를 높여야 한다. 운동 부하는 계단식으로 조금씩 강도를 높이면서 하는 게 일반적이다. 한 달 동안 공원 한 바퀴를 돌았다면 그다음 한 달은 공원 한 바퀴 반을 돌고 그다음 한 달은 공원 두 바퀴. 이렇게 점진적으로 운동 강도 그래프가 계단 모양을 그릴 수 있도록 강도를 높여가는 것이 좋다.

● 꾸준히 반복하라! 반복성의 원칙

운동 효과는 운동을 규칙적으로 반복할 때 효과를 기대할 수 있다는 원칙이다. 일시적 또는 집중적 운동으로는 충분한 효과를 기대할 수 없으며 자칫 일시적인 운동으로 효과를 얻고자 무리하게 운동하다가 오히려 근육과 관절에 손상을 일으킬 수도 있다.

일반 성인들이 운동에 따른 효과를 얻지 못하는 가장 큰 원인은 반복성의 원칙을 지키지 않았기 때문이다. 모든 일이 그렇지만 운동도 학습이다. 반복적인 루틴을 통해서 뇌와 신체는 학습, 적응, 발달의 단계를 거친다. 운동을 하다가 멈추고, 또 하다가 멈추면 운동 효과가 떨어져 혈압을 낮추거나 허리를 튼튼하게 하고자 하는 운동 목표를 달성하기 어렵다.

물론 처음부터 큰 목표를 잡으면 중간에 포기하기 쉽다. 처음에는 1주일을 목표로 운동해보고, 그다음은 3주를 목표로 운동을 꾸준히 실천해보자. 그렇게 3개월만 열심히 해보면 운동을 통한 긍정적인 신체 변화를 만끽할 수 있을 것이다.

운동 강도를 정하는 법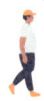

걷기 운동의 강도는 속도와 시간에 따라 달라진다. 속도가 빨라지면 빨라질수록, 걷는 시간이 늘어나면 늘어날수록 운동 강도는 강해진다. 그런데 같은 운동 시간, 걷는 속도라도 어떤 사람은 쉽게 느껴지고 어떤 사람은 힘들게 느껴질 수도 있다. 그래서 운동처방에서는 운동 강도를 그 사람 체력 수준에 맞게 측정하고 처방할 수 있도록 세 가지 방법을 사용한다. 최대산소섭취량, 최대심박수, 주관적 운동 강도가 그것이다.

● 최대산소섭취량

최대산소섭취량은 단위 시간(분)당 체중 1kg이 소비할 수 있는 최대 산소소비량을 의미한다. 이 숫자가 높을수록 신체가 산소를 소비하는 능력이 좋다는 것이다. 더 쉽게 말해 체력이 좋다는 의미다.

단위는 VO₂max로 표기하며 이 수치를 측정한 다음 운동 강도를 정한다. 예를 들어 50%의 강도로 운동을 한다고 하면, 최대산소섭취량의 50% 수준을 계산하여 이에 맞게 운동의 양과 시간을 정하는 것이다. 이것을 알기 위해서는 연구실에서 러닝머신을 뛰면서 입에 호흡기를 끼고 전문 장비로 측정하여야 한다. 운동 강도를 측정할 때 가장 정확한 지표기 때문에 운동처방에서 중요하게 사용되지만 측정하기 어렵고 병원이나 대학, 연구기관에서나 볼 수 있으므로 이 측정방식을 일반인이 활용하기는 어렵다.

● 최대심박수

최대심박수는 1분간 최대한 심장이 뛸 수 가장 높은 수치의 심박수를 의미한다. 운동하면 심장이 뛰는데 그것과 관련된 운동 강도 측정법이다. 나의 최대심박수를 측정하는 가장 쉬운 방법은 220에서 나이만큼을 빼는 것이다.

$$최대심박수(HRmax) = 220 - 나이$$

만약 내 나이가 60세라면 220-60=160이 된다. 즉 운동하다가 내 심박수가 160이 되면 심장이 가장 심하게 뛰는 것이다. 물론 이 수치까지 도달하기 전에 심리적 한계를 느껴 운동을 스스로 중단할 것이다.

이렇게 나이를 이용하여 나의 최대심박수를 계산하는 방법은 쉽긴 하지만 꾸준히 운동하는 사람에게 적용하기에는 정확도가 떨어진다. 그래서 여유심박수를 이용한 카보넨 공식을 이용한다.

*** 카보넨 공식으로 목표 심박수를 구하는 법**

여유심박수(HRR) = 최대심박수(HRmax) - 안정시 심박수(HRrest)

목표심박수(TRR) = 여유심박수(HRR) X 운동 강도 + 안정시 심박수(HRrest)

60세이면서 운동 강도를 최대심박수의 60%로 설정한다고 가정해 보자.

❶ 10초간 손목 맥박이 얼마나 뛰는지 계산하여 6을 곱하여 안정시 심박수를 구한다.(심박수 측정기를 이용하여 편안한 상태에서 심박수를 측정해도 좋다)

안정시 심박수가 60이 나왔다고 가정하자.

❷ 220에서 나이를 빼서 최대심박수를 구한다.

220 - 60 = 160

❸ 최대심박수에서 안정시 심박수를 빼서 여유심박수를 구한다.

여유심박수(HRR) = 최대심박수(HRmax) - 안정시 심박수(HRrest)

160 - 60 = 100

❹ 운동 강도 60%(0.6)를 적용하여 각 수치를 공식에 대입한다.

목표심박수(TRR) = 여유심박수(HRR) X 운동 강도 + 안정시 심박수(HRrest)

목표심박수(TRR) = 100 X 0.6 + 60 = 120

즉, 운동하면서 심박수가 120 수준으로 올라갈 정도로 강하게 운동하는 것이 내 건강에 좋다. 처음에는 어렵겠지만 한 번 목표심박수를 정하면 운동 강도를 정할 때 도움이 되므로 꼭 계산하여 나에게 맞는 운동 강도를 찾기 바란다.

● 운동 자각도(보그 스케일)

앞서 설명한 두 가지는 일반인에게 어려운 측면이 있다. 그래서 사람의 주관적 느낌에 운동 강도를 측정하는 방법이 있다. 바로 운동 자각도다. 주관적이라고 하더라도 과학적 근거에 따라 개발된 지표기 때문에 일반인이 사용하기 좋다.

운동의 힘든 정도를 주관적 느낌에 따라 수치로 표현하는데 크게 두 가지 방식이 있다. 6~20 구간으로 나누는 방법, 1~10 구간으로 나누는 방법이 있다. 숫자가 작을수록 강도가 낮고 숫자가 높을수록 강도가 높다.

6~20 구간은 운동하면서 표를 보고 주관적 느낌에 따라 수치를 본 다음 10을 곱하면 내 심박수와 비슷하게 나온다. 그래서 심박수를 같이 알고 싶다면 6~20 구간을 사용하면 된다. 예를 들어 약간 힘든 느낌이 난다면 13의 수치에 해당되고 10을 곱하면 130 정도의 심박

수에 이르렀다는 뜻이다. 최대심박수의 60% 강도로 운동하고자 한다면 220 – 60 = 160이므로 힘들다와 매우 힘들다 사이가 된다.

이보다 좀 더 쉬운 방법은 호흡의 느낌에 따라 1~10 구간을 사용하는 것이다. 특정한 문장을 정한다. 예를 들어 "나는 걷기 운동을 매일 꾸준히 30분씩 합니다."를 읽는 것이다. 만약 운동하다가 호흡이 짧아지고 이 문장을 겨우 말할 수 있는 수준이라면 운동 강도가 7 이상에 이르렀다는 뜻이다. 문장을 아예 읽지 못하면 9 이상의 강도로 운동하는 것이다.

어떤 구간을 사용해도 무방하다. 심박수를 예측하고 싶다면 6~20 구간법을 심박수 고려하지 않고 쉽게 운동 강도를 정하고 싶다면 1~10 구간법을 사용하면 된다. 일반적으로 걷기 운동은 12~13(6~20 구간), 5~6(1~10 구간) 정도의 강도로 <u>약간 힘든 정도로</u> 하는 것이 안전하고 효과가 좋다.

· 운동 자각도 ·

1~10 구간법									
1	2	3	4	5	6	7	8	9	10
매우 매우 가벼움 : 대화 및 호흡에 어려움 전혀 없음		매우 가벼움 : 호흡, 대화 쉬움	가벼운 편임	약간 힘들기 시작함	약간 힘듬	힘듬	매우 힘듬	매우 매우 힘듬 최대 강도	
				호흡은 점차 어려워지지만 짧은 대화를 이어갈 수 있음		호흡이 짧아지고 어려워지나 문장을 말할 수 있음		운동을 지속하기 어려워지며 호흡 및 대화가 힘들어짐	

6~20 구간법														
6	7	8	9	10	11	12	13	14	15	16	17	18	19	20
매우 편하다		약간 편하다			편하다	약간 힘들다			힘들다		매우 힘들다			최대로 힘들다

자각적인 피로도를 6~20의 숫자로 나타낸다. 그 값에 10배를 하면 거의 심박수와 일치한다.

*빨간색=일반적으로 안전하면서 효과를 얻을 수 있는 걷기 강도

운동 방법, 시간, 빈도, 기간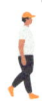

● 방법

운동 방법은 어떤 방식으로 운동을 할 것인지를 정하는 것이다. 걷기 운동도 여러 종류가 있다. 속도에 따라 느리게 걷기, 일반 속도로 걷기, 빠르게 걷기. 걷는 느낌을 다르게 할 수도 있다. 활기차게 또는 느긋하게 산책하듯이. 걷는 자세를 변화시킬 수도 있다. 파워 워킹, 노르딕 워킹, 무릎 올려 걷기, 뒤로 걷기 등. 기본 자세는 바르게 걷는 자세를 권하지만 필요에 따라 걷는 자세에 변화를 주면 재밌기도 하고 또 다른 운동 효과를 얻을 수 있다.

● 시간

운동 시간은 정해진 운동 강도로 얼마나 운동을 지속할 것인가를 나타낸다. 세계보건기구, 미국심장협회, 미국질병예방센터에서는 일주일에 최소 150분 운동을 공식화했다. 특히 30분은 체온 상승 및 생리학적인 변화를 충분히 얻기 위한 시간이다. 그러므로 30분씩 주 5회, 50분씩 주 3회. 이렇게 나누어서 운동하면 바람직하다. 체력이 좋은 사람은 목표 심박수와 운동 자각도를 체크하면서 그 이상 운동해도 괜찮다. 또한 30분 연속으로 운동하는 것이 가장 좋지만, 만약 시간이 부족하면 10분씩 나누어서 3번에 나누어 운동해도 효과를 얻을 수 있다. 그러므로 당뇨병 합병증을 앓는 환자나 체력 수준이 낮은 고령자의 경우 시간을 나누어서라도 운동을 자주 하자.

● 빈도

운동 빈도는 1주일에 실시한 운동 날짜 수다. 즉, 1주일에 몇 번 운동할 것인지를 정하는 것이다. 일반적으로 운동하고 나서 시간이 지날수록 운동 효과는 점점 사라진다. 그러므로 운동 효과가 사라지기 전에 2일에 한 번씩, 주 3회 운동을 반복하는 것이 좋다. 특히 고강도 운동은 다음 날 충분히 휴식해야 근육과 관절이 피로를 회복할 수 있다. 하지만 일반적인 걷기 운동은 약간 힘든 정도로 하더라도 강도가 높지 않기 때문에 주 5회 실시해도 무방하다. 운동 빈도는 내 건강 수준에 맞추어 회복하는 시간을 얼마나 줄 것인지를 고려해서 정해야 한다.

● 기간

운동 기간은 계획된 운동 프로그램을 수행하는 기간을 의미한다. 1개월, 3개월, 6개월 단위로 단기, 중기, 장기 계획을 세운다. 일반적으로 3개월을 목표로 꾸준히 운동하도록 계획을 세우는 것이 좋다. 3개월도 결코 짧은 기간이 아니다. 한 계절이 바뀔 정도의 시간이기 때문에 처음부터 3개월 꾸준히 운동하겠다고 계획을 잡기보다는 1주, 3주, 한 달 이렇게 순서대로 짧게 기간 목표를 세우고 차근차근 운동 습관을 만들어가는 것이 좋다. 운동하다 보면 체력 수준이 좋아지는 것을 느낄 것이다. 운동 시간을 늘리거나 운동 속도를 빠르게 하여 강도를 조금씩 높이는 것이 운동 효과를 높이는 데 도움이 된다.

※ 나에게 맞는 걷기 운동처방 예

- 목표: 3개월 동안 5kg 감량
- 운동 방법: 빠르게 걷기
- 운동 장소: ○○근린공원
- 운동 시간/빈도: 오전 9시~10시, 1시간, 주 3회
- 운동 기간: ○○○○년 ○월 ○일 ~ ○○○○년 ○월 ○일(3개월)
- 운동 강도: 최대심박수 60%, 주관적 운동 강도 약간 힘든 수준
  - 첫 한 달 – 공원 3바퀴(30분)
  - 둘째 달 – 공원 4바퀴(40분)
  - 셋째 달 – 공원 5바퀴(50분)

질환별 걷기 운동 프로그램

지금까지 일반적인 운동처방 방법에 대해 알아보았다. 이제는 내가 가진 질환에 따라 어떻게 운동 프로그램을 계획해야 하는지 살펴보자. 질환의 특성에 따라 주의해야 할 점, 운동 방법과 시간 등에 대해 알아보고 안전하고 효과적으로 걷기 운동을 실천해보자.

● 식후에 조금씩 나눠서 운동하자_ 당뇨

당뇨는 부작용이 무서운 병이다. 신부전증, 당뇨족, 동맥경화, 심근경색 등으로 이어질 수 있다. 그래서 혈당을 잘 관리하여야 한다. 식이요법과 더불어 걷기 운동은 혈당 수치를 조절하는 것이 필수다. 혈당을 관리하기 위해 당뇨 환자는 운동 전에 혈당 수치를 꼭 확인하고 하여야 한다. 혈당 수치가 100mg/㎗ 미만이면 저혈당에 빠질 수 있으니 그 이상인 경우만 운동을 시작한다. 혈당이 300mg/㎗를 넘어서게 되면 운동을 하지 말고 의사를 찾아가야 한다. 공복시, 이른 아침, 아침 식사 전, 심야는 되도록 운동을 피한다. 혹시 모를 만일의 사태를 대비하여 운동할 때는 초콜릿과 사탕을 가지고 다니도록 하자.

운동 강도는 최대심박수의 50~60% 수준의 중강도 이상으로 하루 30분 이상 약간 힘들게 하는 것이 혈당을 조절하는 데 도움이 된다. 한편으로 최근 연구에 의하면 식후 10분씩 나누어서 산책하듯이 해도 효과가 있으니 운동 초보자라면 식후에 가볍게 하는 걷기 운동으로 시작하여 점점 운동 시간과 속도를 높여 강도를 높여가자. 특히 저녁을 먹은 다음에는 혈당 조절에 있어 걷기 운동의 효과가 가장 높을 때이니 저녁 후 운동을 매일 실시하기를 권한다.

고혈당으로 인해 몸속 콜라겐 섬유조직이 변형되어 유연성이 떨어지고 근력이 떨어져 걷기 운동을 할 때 뻣뻣함을 느낄 수 있다. 걷기 운동과 함께 가벼운 스트레칭으로 유연성을 늘리고 적당한 수준의 근력 운동으로 근력을 유지하는 것이 좋다. 운동을 통해 땀을 많이 흘려 체내 수분이 부족해지면 고혈당으로 이어질 수 있으니 운동할 때는 물통을 가지고 다니며 운동 전후에 충분한 물을 섭취하여야 한다.

당뇨병 환자의 운동처방

당뇨 조절 상태가 양호하고 중증의 합병증이 없는 인슐린비의존형 당뇨병에 운동요법 적용.*

① 걷기와 함께 하면 좋은 운동
- 가벼운 달리기, 수영, 실내 자전거, 반복해서 몸을 쓰는 맨손체조와 같은 유산소 운동을 권장

② 운동 강도
- 최대산소섭취량의 50~60% 강도
- 심박수로 분당 100~130/min 수준
- 50대까지 120/min 이하
- 60~70세까지 100/min 이하
- 보그 스케일 운동 자각도 기준 11(편하다)~13(약간 힘들다) 수준

③ 운동 시간/빈도
- 30분 이상 / 주 3~5회
- 연속으로 30분을 하지 않아도 최소 10분씩 하루 3회 이상 식후에 자주 운동할 것

④ 주의사항
- 스트레칭 위주로 준비운동과 정리운동을 꼭 실시한다.
  (운동을 하다가 갑자기 중지하는 것은 위험)

---

* 케톤산성혈증(공복시 혈당 300㎎/㎗ 이상) 자율신경 장애의 합병증, 중증의 혈관 장애(심근경색, 당뇨병성 괴저, 혈장크레아틴 2㎎/㎗ 이상 신증)는 운동에 대한 위험성이 높은 상태이므로 의사의 진단에 따라 운동 여부를 결정해야 한다.

- 운동 전후에 혈당을 측정하면서 관리
- 운동을 멈추는 날짜가 길어지면 글루코스 대사율이 떨어지므로 지속해서 운동하는 것이 중요

● 느긋하게 산책하듯이_ 고혈압 관리

고혈압은 특별한 증상이 없는 게 특징이다. 그러다가 갑자기 동맥경화나 심부전과 같은 위험한 질병으로 진행된다. 정기적으로 혈압을 측정하고 모니터링을 하면서 식단 조절, 운동 관리를 해야 한다.

고혈압을 개선하기 위해 걷기 운동을 할 때는 혈압이 갑자기 높아지지 않게 느긋하고 편안한 마음으로 산책하듯이 걷는 것이 좋다. 혈압은 신경에 따라 영향을 받는데 일반적으로 스트레스를 받으면 교감신경이 흥분되어 혈관이 수축하고 혈압이 올라간다. 반면 자연 속에서 느긋하게 산책하듯이 걸으면 교감신경의 흥분이 가라앉고 말초혈관이 확장되어 혈압이 낮아진다. 운동 전에 5~10분 정도 충분히 스트레칭하는 것도 혈압을 관리하는 데 도움이 된다. 운동 전 스트레칭은 혈관의 탄력을 좋게 하고 신경 이완 효과를 높인다. 운동은 30분 이상 걸어야 효과를 얻을 수 있으며 일반적인 공원 운동기구는 사용해도 좋지만 거꾸리 운동기구처럼 머리 쪽으로 혈압이 몰리게 하는 운동기구는 하지 않는 것이 좋다. 무산소 운동은 한 번에 15~20회 무게를 들어 올릴 수 있는 근력 운동은 해도 되지만 한 번에

5회 이하로 강하게 무게를 들어 올리는 근력 운동은 혈압을 높일 수 있으니 주의하여야 한다.

너무 이른 아침이나 겨울철에는 기온이 낮아 혈관이 수축해 혈압이 상승할 수 있다. 기온이 올라간 정오나 오후에 운동하길 권하며 아침에 하게 된다면 충분한 스트레칭으로 체온을 올린 상태에서 걷기 운동을 하여야 한다. 전력 질주나 강하게 오르막길을 빠르게 올라가는 운동은 주의해야 하며 운동을 할 땐 항상 기도를 열어놓고 규칙적인 호흡을 유지하는 것이 안전하다.

고혈압 환자의 운동처방

고혈압 전 단계에서 경증 고혈압까지 적용.*

① 걷기와 함께 하면 좋은 운동
- 가벼운 달리기, 수영, 실내 자전거, 가벼운 수준의 근력 운동

② 운동 강도
- 최대산소섭취량 40~70% 수준
- 심박수 100~130/min
- 보그 스케일 운동 자각도 기준 11(편하다)~13(약간 힘들다) 수준

---

* 중증고혈압(수축기 180mmHg 이상, 확장기 120mmHg 이상), 이차성 고혈압, 심질환 합병증은 정밀검사나 충분한 약물치료와 함께 의사의 처방에 따라 운동 여부를 결정해야 한다.

③ 운동 시간/빈도
- 30분 이상 / 주 3회

④ 주의사항
- 스트레칭 위주로 준비운동과 정리운동을 꼭 실시한다.
- 기온이 내려가는 겨울의 아침과 밤 운동은 피한다.

● 활기찬 느낌으로 강하게_ 심장병 예방

한국인 돌연사의 원인, 심장병은 자신보다 가족에게 고통스러운 병이다. 잘 지내던 사람이 심장병으로 인해 돌연사하게 되면 미처 가족들이 준비하지 못한 상태에서 이별을 맞이하게 되어 슬픔이 배가 된다. 심장병은 심근경색, 협심증과 같은 관상동맥 질환이 대표적인데 심장 주위에 있는 혈관이 좁아져 심장에 산소와 영양이 충분히 공급되지 않아 질병이 일어난다.

걷기 운동은 심장병을 예방하는 아주 효과적인 운동이다. 이것은 달리기보다도 효과가 좋은데 미국심장협회저널에 게재된 연구 결과에 의하면 33,060명은 달리기를 했고, 15,045명은 걷기를 실시한 결과, 달리기는 심장질환 위험을 4.5% 감소시켰지만, 걷기는 9.3%까지 심장질환 위험을 감소시켰다. 달리기는 고혈압을 4.2%, 고콜레스테롤혈증을 4.3% 감소시켰으며 걷기는 같은 실험에서 고혈압을 7.2%,

고콜레스테롤혈증을 7.0%까지 감소시켰다. 세계심장연합은 심장병 예방을 위해 적극적으로 걷기 운동을 장려한다. 걷기 애플리케이션을 보급하여 하루 21분씩 8주 동안 걷기 운동을 장려하고 있다.

심장병 예방을 위해선 주 5회, 하루 30분, 평균적으로 최대심박수의 60% 강도로 운동하는 것이 좋다. 천천히 걸으면 심장에 자극을 주지 못해 충분한 운동 효과를 얻기 어렵다. 활기차게 약간 숨이 찰 정도, 운동 자각도 약간 힘든 강도 이상으로 운동하자.

심장병 환자의 운동처방

심장병 발생을 방지하기 위한 1차 예방, 심장병 발생 후 재발 방지, 예후 개선을 목적으로 하는 2차 예방으로서 운동요법을 적용한다.*

① 걷기와 함께 하면 좋은 운동
- 가볍게 달리기, 수영, 자전거와 같은 유산소 운동
- 가벼운 근력 운동
  (의사가 합병증 없이 운동을 수행할 수 있는 사람이라고 판단한 경우, 파트너와 함께 있는 경우)

---

* 통제가 힘든 고혈압(수축기 220mmHg 이상, 확장기 120mmHg 이상), 불안정협심증, 중등도 이상의 대동맥판협착, 조절이 어려운 울혈성 심부전(좌심실구출분획 30% 미만), 중증부정맥, 활동성심근염, 심내막염, 심막염, 해리성대동맥류가 있는 경우 운동을 적용하기 어려운 금기사항에 해당하므로 반드시 의사의 진단 여부에 따라 운동을 할지 결정한다.

② 운동 강도
- 최대산소섭취량의 50~70% 강도
- 심박수로 분당 100~130/min 수준
- 보그 스케일 운동 자각도 기준 11(편하다)~13(약간 힘들다) 수준

③ 운동 시간/빈도
- 30분 이상 / 주 5회

④ 주의사항
- 신체 이상징후가 느껴지면 운동을 바로 중단한다.
- 집 주변을 중심으로 돌면서 집으로 순회하듯이 운동한다.
  (운동 중 이상이 있을 때를 대비하여 안정을 취하고 긴급 연락을 쉽게 하기 위함)
- 기온이 내려가는 겨울의 아침과 여름의 고온 다습한 시간대는 피한다.(기온 섭씨 5~27°, 습도 70% 이하)
- 추운 지역이나 겨울의 경우 실내 운동시설을 이용하는 것이 바람직하다.

● **식이조절과 함께 운동량을 늘려라_ 고지혈증 관리**

고지혈증은 혈액 속에 콜레스테롤이나 중성지방과 같은 지질의 양이 정상 수치보다 많은 상태를 말한다. 비정상적인 양의 지질이 혈관벽에 쌓여 염증을 일으키고, 그로 인해 심혈관계질환을 일으키는 원인이 된다. 고지혈증은 고혈압이나 당뇨병과 같이 잘 알려진 질환이 아닌데다 혈압이나 혈당 체크와 같은 자가 진단이 어렵다.

채혈 검사를 통해 알 수 있으므로 일반적으로 이 질환이 있는지 잘 모르고 넘어가는 경우가 많다.

고지혈증을 관리하려면 식단 조절과 운동이 필수다. 동물성 기름과 버터, 새우, 장어, 달걀 노른자와 같이 콜레스테롤이 높은 음식을 피하고 식이섬유가 많은 음식을 섭취하는 것이 좋다.

걷기 운동은 중성지방이 증가하는 식후 1시간 뒤에 하는 것이 좋으며, 시간이 허락하는 한 식후에 걷고자 노력해야 한다. 지방을 연소시키기 위해 최대심박수의 50% 이상으로 힘든 정도로 최소 15분 이상 걸어야 하며, 가능하다면 1시간 이상 운동량을 늘리는 것이 좋다. 하루 중 열량 소모가 많으면 많을수록 좋기 때문이다. 빠른 속도로 오래 걷는 것이 고지혈증 관리에 도움이 되며 스쿼트와 같이 큰 근육을 단련하는 운동을 병행하여 기초대사량을 높이면 혈중 지방을 연소하는 데 도움이 된다.

고지혈증 환자의 운동처방

① **걷기와 함께 하면 좋은 운동**
- 가볍게 달리기, 수영, 자전거와 같은 유산소 운동
- 근력 운동

② **운동 강도**
- 최대산소섭취량의 50~70% 강도

- 심박수로 분당 100~130/min 수준
- 보그 스케일 운동 자각도 기준 11(편하다)~13(약간 힘들다) 수준

③ 운동 시간/빈도
- 최소 15분 이상 / 주 5회(1시간까지 시간을 늘리는 것이 좋음)

④ 주의사항
- 운동 외에 일상에서 신체 활동량을 늘리는 것이 중요
- 흡연, 절주는 필수
- 식단 조절 없이 운동만으로 효과를 보기 어려우므로 반드시 식이요법 병행

● 빠르게 30분 이상 근력 운동과 함께_ 대사증후군 관리

피하지방보다 위험한 지방이 내장지방이다. 내장 사이에 지방이 쌓이는 것을 내장지방형 비만이라고 한다. 내장지방형 비만은 당뇨, 고지혈증, 고혈압을 일으키는 강한 위험요인이다. 이렇게 내장지방으로 동맥경화와 고혈압, 비만, 당뇨병, 고지혈증 등 위험한 성인병이 한 사람에게서 동시다발적으로 나타나는 현상을 대사증후군이라고 한다.

대사증후군 예방을 위해서는 30분 이상 빠르게 걷는 것이 좋다. 운동 강도가 너무 약하면 지방을 연소하는 데 효과가 없다. 운동 강도가 너무 세면 운동을 지속하는 시간이 적어져 지방을 태울 기회가

적어진다. 호흡은 빨라지지만 대화할 수 있는 정도의 약간 힘든 강도로 30분 이상 1시간 정도로 주 5회 규칙적으로 운동하는 것이 좋다. 푸시업, 스쿼트, 풀업과 같이 큰 근육 위주로 근력 운동을 하고 나서 걷기 운동을 하면 지방 연소 능력이 높아져 대사증후군 예방 효과가 배가 된다.

대사증후군 환자의 운동처방

고혈압, 당뇨병 운동 금기증에 해당하지 않는 사람.

① 걷기와 함께 하면 좋은 운동
- 수영, 실내 자전거
- 큰 근육 위주의 근력 운동

② 운동 강도
- 최대산소섭취량의 50~70% 강도
- 심박수로 분당 100~130/min 수준
- 보그 스케일 운동 자각도 기준 11(편하다)~13(약간 힘들다) 수준

③ 운동 시간/빈도
- 40~60분 / 주 5회

④ 주의사항
- 관절에 무리가 가지 않으면서 한 시간 정도 지속해서 운동할 수 있는 동작 위주로 운동한다.

● 배를 집어넣고 자세에 집중하며_ 요통 해소

요통은 사람 대부분이 경험하는 누구나 겪는 대표적인 통증이다. 일반적으로 근막통증후군, 요추 추간판 탈출증이 있다. 허리가 아프면 일상생활이 어렵고, 일하지 못해 신체적, 정신적, 사회적인 건강이 모두 무너진다. 이로 인한 의료비 지출, 경제적 손실도 크다. 걷기 운동은 요통을 예방하는 데 매우 효과적인 운동이다.

요통을 관리하기 위해선 걷기의 양보다 자세가 중요하다. 배를 집어넣고 척추를 곧게 세우고 보폭을 늘려 자세에 집중하며 걷는다. 걷는 속도를 빠르게 하여 운동 강도를 높이는 것보다는 일상 속도로 자세가 흐트러지지 않게 주의하며 걷는 것이 좋다. 이렇게 바른 자세로 걸으면 허리 주변 혈액순환이 좋아져 허리 관절과 근육에 충분한 산소와 영양분이 공급된다.

주 3회, 바른 자세로 30분 이상 정속으로 운동 자각도 5이상의 중강도로 걷기 운동을 하자. 운동 시간은 일과 시간 중 9시에서 저녁 9시 사이에 하면 좋다. 걷기 운동을 하지 않는 날은 플랭크, 사이드플랭크, 버드독과 같은 코어 운동을 병행하면 요통을 예방하는 데 도움이 되며 공원에서 운동할 때 하늘 걷기, 롤링웨이스트와 같이 허리를 앞뒤, 좌우로 움직이는 기구를 최소 10분 이상 하여 허리 근육을 풀어주고, 철봉에 매달리기를 30초씩 나누어 10회 실시하여 허리 디스크 압력을 줄이는 것이 좋다.

요통 환자의 운동처방

요통 예방 및 만성 요통 환자는 운동 적용 가능.*

① 걷기와 함께 하면 좋은 운동
- 수영(접영의 경우 아프지 않은 범위에서 실시)
- 일반적인 허리 스트레칭과 코어 운동
- 철봉 매달리기

② 운동 강도
- 보그 스케일 운동 자각도 기준 13(약간 힘들다) 수준

③ 운동 시간/빈도
- 30분 / 주 3회 이상

④ 주의사항
- 적은 양의 운동이라도 바른 자세로 하는 것이 중요
- 발에 맞는 신발 착용
- 허리가 부드럽게 움직이는 것을 느끼며 걸을 것

---

* 급성 요통, 급성 추간판 탈출증 환자는 의학적 치료가 우선이며 충분한 치료와 회복 후 운동 해도 좋다는 의사의 판단하에 운동을 실시.

● 뼈에 무게와 자극을 가하며 걷기_ 골다공증 예방

뼈는 단단하고 변하지 않는 신체로 잘못 알고 있다. 그 어떤 신체 조직보다 신진대사가 활발히 일어나는 곳이 바로 뼈다. 뼈는 스스로 오래된 뼈를 파괴하고 새로운 뼈를 만든다. 피를 만들기도 하고 뼈가 다쳤을 때 흉터가 남지 않고 붙을 정도로 아주 뛰어난 재생 능력을 갖추고 있다. 하지만 운동 부족으로 뼈가 파괴되는 활동이 새로 만들어지는 활동보다 활발하게 이루어지면 뼈가 줄어 골다공증이 된다. 이것을 예방하려면 뼈에 무게를 가하고 자극을 주는 운동을 하는 것이 좋다.

뼈가 만들어지는 시간은 잠을 자는 밤이다. 그 전에 운동하는 것이 좋은데 비타민D 합성을 위해 낮에 햇볕을 쬐면서 야외에서 걷기 운동을 하는 것이 좋다. 무게감을 주기 위해 양손에 500ml 페트병을 들고 발목에는 모래주머니를 차고 걷는 것이 좋다. 이런 것이 없다면 배낭에 책을 넣어 가방을 무겁게 하고 걷기 운동을 하면 도움이 된다. 무게를 가할 수 있는 것이 없다면 10걸음 정도 지면이 단단한 곳에서 다리를 높이 들어 바닥을 쿵쿵 강하게 내디디며 걷는 것을 5회 정도 반복한다. 공원에서 운동할 때 푸시업, 풀업, 스쿼트, 가벼운 점프 동작을 하면서 근력 운동을 통해 뼈에 자극을 가하는 것이 좋다. 연세가 많으신 어른이라면 나무를 잡고 바른 자세로 서서 뒤꿈치를 들어 올렸다 내렸다 하는 힐 드롭hill drop 운동을 매일 50회 실시하는 것이 좋다.

골다공증 환자의 운동처방 *

① 걷기와 함께 하면 좋은 운동
- 모래주머니 차고 걷기
- 10걸음 정도는 무릎을 높게 올렸다 내렸다 하면서 힘차게 걷기 × 5회
- 중량이 포함된 가벼운 근력 운동
- 힐 드롭(뒤꿈치 들어 올렸다 내리기) 매일 50회
- 한 발로 서서 균형 잡기

② 운동 강도
- 최대산소섭취량 40~70% 수준
- 심박수 100~130/min
- 보그 스케일 운동 자각도 기준 11(편하다)~13(약간 힘들다) 수준

③ 운동 시간/빈도
- 30분 / 주 3회 이상

④ 주의사항
- 골절과 낙상에 주의하며 운동한다.

---

* 골밀도가 현저하게 떨어져 있고 골절 위험이 있는 고령자는 걷기 외 근력 운동에 있어 주의가 필요.

● 자연 속에서 숫자를 계산하며 걷기_ 치매 예방

걷기는 뇌 건강에 좋은 운동이다. 규칙적인 걷기를 통해 전신 근육을 골고루 쓰면 뇌혈관의 탄력성이 높아지고 알츠하이머의 원인이 되는 베타아밀로이드 침착을 막는다. 치매 예방을 위한 걷기 방법은 보호자와 함께 자연 속을 걷는 것이다. 나무가 많고 길이 불규칙한 숲길을 걸으면 뇌는 공간을 기억하기 위해 주변 감각에 집중한다. 주변을 살피고 땅의 형태를 관찰하며 새소리를 듣고 숲의 향기를 맡는다. 이 과정에서 뇌 활동이 활발해지고 혈류량이 늘어난다. 이것은 인지 기능을 높이는 데 도움이 된다. 또한 동반자와 함께 걸으면, 서로 대화를 나누고 손을 잡고 팔짱을 끼는 스킨십 과정을 통해 행복 호르몬인 옥시토신이 높아져 치매를 예방하는 데 도움이 된다.

평지나 공원에서 걷기 운동을 할 때는 숫자를 계산하며 걷는 것이 좋다. 100에서 3씩 빼면서 계산하며 걷는 것이다. 또한 시 한 편을 정해 가볍게 쪽지로 적어서 걸을 때 외우면서 걷는 것도 인지 기능을 높이는 데 도움이 된다. 10m씩 옆으로 걷거나 뒤로 걷는 것도 도움이 된다. 걸을 때 사용하는 근육의 패턴이 바뀌어 뇌가 더 신경 써서 일해야 하기 때문이다.

요양병원에서 치료받는 중에는 병원 밖으로 나오기 어렵다. 그래서 현실적으로 걷기 운동을 하는 게 쉽지 않다. 이럴 때는 의자에 앉아 팔과 다리를 엇갈려 움직이면서 의자 걷기 운동을 하고 복도에서라도 보호자 도움을 받으며 규칙적으로 걷기 운동을 해야 한다.

치매 환자의 운동처방

① 걷기와 함께 하면 좋은 운동
  · 숫자 세면서 걷기
  · 의자에 앉아서 하는 근력 운동

② 운동 강도
  · 산책하듯이 편하게

③ 운동 시간/빈도
  · 30분 이상 / 주 5회

④ 주의사항
  · 보호자 도움을 받을 것
  · 오감을 자극할 수 있는 자연환경에서 걷기 권장

● 걷는 속도가 줄어들지 않게_ 고령자 걷기

80세 이상 나이가 들면 걷기 속도가 줄어든다. 걷기 속도는 인지 기능, 신경의 흐름, 근력 수준을 가늠할 수 있는 좋은 지표다. 걷기 속도가 줄어들면 신체 체력과 뇌 기능, 균형 능력 등이 전반적으로 떨어진다. 그러므로 고령자는 걷기 속도가 줄어들지 않게 하는 것을 목표로 하여 걷기 운동을 규칙적으로 하는 것이 필요하다.

일상 속도로 걷기 운동을 주 3회, 30분 이상 하되 평지 10m 정도 구간을 정하고 빠르게 걸어보려고 노력하자. 빠르게 걷기는 근육을 빨리 움직이도록 하는 속근을 자극하여 민첩성을 높여준다. 민첩성이 높아지면 몸이 넘어질 때 빠르게 반응하여 낙상을 예방하는 데 도움이 된다. 빠르게 걷기가 어렵다면 의자에 앉아 30초 동안 빠르게 발을 굴리는 운동을 매일 10회씩 하는 것도 좋다.

낙상 예방을 위해 스틱을 잡고 바닥을 찍으며 걷는 것도 좋다. 바닥에 닿는 신체 면적이 넓어져 넘어질 위험이 줄어든다. 가능하다면 걷는 과정에서 중심을 잡을 때 스틱에 의존을 덜 하려고 노력하되 안전을 위해 필요한 경우에 스틱을 활용하기를 권한다. 집에서 책상을 잡고 한 발로 서기 운동을 좌우 각각 10초씩 버티고, 이것을 10회로 하여 꾸준히 하면 낙상을 예방하는 데 도움이 된다.

고령자 운동처방

① **걷기와 함께 하면 좋은 운동**
- 한 발로 서서 균형 잡기
- 의자에 앉아 빠르게 발 딛기
- 엉덩이, 허벅지, 코어 근력 운동

② **운동 강도**
- 최대산소섭취량 50% 이하

- 심박수 100/min 이하
- 보그 스케일 운동 자각도 기준 11(편하다)~13(약간 힘들다) 수준

③ 운동 시간/빈도
- 30분 이상 / 주 5회

④ 주의사항
- 낙상 위험이 적은 평지에서 걷기
- 보행 능력이 현저히 떨어진 사람의 경우 지팡이와 같은 보조 도구를 사용하고 보호자의 도움을 받아 걷기
- 너무 춥거나 더운 날씨에는 실내 운동을 할 것

● 60% 강도보다 높지 않게 활기차게_ 암 예방

걷기 운동은 면역력을 높이고 암 발병률을 낮추는 데 도움이 된다. 이미 암에 걸린 환자들도 투병 의지를 높이고 체력 수준이 높아져 삶에 대한 의지를 다지는 데 도움이 된다. 암 예방과 면역력 강화를 위해서 주 3회 30분에서 1시간 수준으로 최대심박수의 50~60% 강도로 운동하는 것이 좋다. 숨이 차지만 옆 사람과 대화할 수 있는 수준으로 활기차게 걷는다. 암 환자의 경우 치료 과정에서 체력 수준이 약해졌기 때문에 60%보다 높은 강도로 너무 힘들게 하지 않도록 한다. 운동 강도가 체력 수준보다 높으면 자칫 면역력이 더 떨어

질 수 있기 때문이다. 만약 체력이 너무 떨어져 하루에 30분 연속으로 걷는 것이 어렵다면 10분씩 나누어서 자주 운동해도 면역력 강화에 효과가 있다. 중요한 것은 꾸준한 실천이다.

어깨를 펴고 바른 자세로 팔, 다리를 힘차게 움직여 걸으면 활력을 느낄 수 있다. 암 환자는 심리적으로 위축되어있으므로 평소보다 활기차게 걷고자 노력하는 것이 좋다.

암 환자 운동처방 *

① 걷기와 함께 하면 좋은 운동
- 맨손체조 및 가벼운 스트레칭

② 운동 강도
- 최대산소섭취량 50~60%
- 보그 스케일 운동 자각도 기준 11(편하다)~13(약간 힘들다) 수준

③ 운동 시간/빈도
- 30분 이상 / 주 5회
- 체력에 따라 10분씩 3회에 나누어서 실시

---

* 운동 강도가 너무 높지 않게 주의한다. 치료 방식에 따라 체력 수준이 다르므로 고려하여 절대 무리하지 않는다.

④ **주의사항**
  · 운동 강도를 무리하게 높이지 말 것
  · 적은 시간이라도 활기찬 느낌으로 걸을 것

● 햇볕을 쬐면서 1시간 이상 걷기_ 불면증 해소

밤에 잠이 잘 오지 않고 새벽에 여러 차례 깨는 경우가 있다. 불면증은 다음 날 컨디션을 엉망으로 만들뿐더러 감정의 꼬리표가 제대로 떨어져 나가지 못해 우울증의 원인이 된다. 수면제를 복용하면 처음에는 잠이 잘 오지만 점점 약에 의존하게 되고 약에 내성이 생겨 점점 강한 약을 찾게 된다.

걷기 운동은 최고의 수면제다. 낮에 햇볕을 쬐면서 최대 심박수의 50~60% 수준의 약간 힘든 강도로 걷기 운동을 매일 하는 것이 좋다. 햇볕을 잠깐씩 쬐는 수준이 아니라 한껏 쬐어야 한다. 햇볕을 많이 쬐고 걸으면 자기 전 멜라토닌 호르몬 분비가 원활하게 일어나 잠에 쉽게 빠져든다. 걷기 시간은 1시간 이상 피로감이 들 정도로 하는 것이 좋다. 신체 활동량이 많으면 에너지가 생성되고 남은 아데노신이라는 물질이 뇌혈관에 쌓이는데 밤에 수면 압박을 일으켜 잠이 솔솔 오게 만든다. 자기 전 체온을 낮추는 것도 숙면을 위해 좋은 방법이다. 밤 9~10시 사이에 가벼운 스트레칭을 하면 일시적으로 심부 체온이 오른다. 하지만 항상성을 위해 다시 체온을 내리게 되는데 이 과정에서 졸음이 오도록 만든다. 잠자기 1시간 전에 샤워나 목욕하는 것도 같은 원리다. 따뜻한 물로 목욕하는 동안은 심신 이완과 함께 체온도 오르지만 몸에 물기를 닦고 그 물기가 마르는 과정에서 체온이 낮아진다. 이 과정에서 역시 졸음이 오게 된다.

불면증 운동처방

① **걷기와 함께 하면 좋은 운동**
  · 밤 9~10 사이 가벼운 스트레칭

② **운동 강도**
  · 최대산소섭취량 50~60%
  · 보그 스케일 운동 자각도 기준 11(편하다)~13(약간 힘들다) 수준

③ **운동 시간/빈도**
  · 1시간 이상 / 주 5회

④ **주의사항**
  · 햇볕을 쬐면서 걸을 것
  · 걷기 외에 낮에 신체 활동량을 늘릴 것

● 아침에 리드미컬하게 걷기_ 스트레스 관리

현대인들은 지나친 경쟁으로 인해 교감신경을 많이 쓰고 몸을 긴장시키고 혈당 수치를 높이는 스트레스 호르몬이 과하게 분비된다. 뇌 속에 도파민이나 노르아드레날린과 같은 호르몬이 많아지면서 짜증, 불안, 우울감을 느끼게 된다. 만성으로 이런 증상을 경험한다면 걷기 운동을 통해 관리해야 한다. 걷기 운동은 세로토닌을 분비하여 짜증, 불안, 우울감을 없애준다.

스트레스 해소를 위해 가장 좋은 활동은 바로 수면이다. 잠을 자는 동안 세로토닌 호르몬 분비가 가장 많이 일어나며 그로 인해 자고 일어났을 때 스트레스가 가장 낮은 상태를 유지한다. 아침에 일어나자마자 가볍게 세면하고 걷기 운동을 하는 것이 좋다. 아침 햇살을 받으며 리드미컬하게 팔다리를 흔들며 걸으면 기분이 상쾌해진다. 산책도 스트레스 해소에 도움이 된다. 오전 일과를 마치고 점심을 먹은 다음 인근 공원이나 회사 주변을 산책해보자. 느긋하게 걷는 걸음은 일하면서 생기는 긴장을 완화하고 기분을 전환하는 데 도움이 된다.

고강도 운동으로 스트레스 내성을 기르는 것도 스트레스 관리에 도움이 된다. 최대심박수의 60% 이상, 운동 자각도 '힘들다'는 느낌이 들 정도로 30분 이상 빠르게 걸어보자. 심장이 뛰고 호흡이 가빠질 정도로 운동하는 것이 좋다. 중요한 것은 이렇게 꾸준히 주 3회 3개월 이상 해야 한다. 운동 초기에는 일시적으로 스트레스 호르몬 수치가 확 오르지만 운동을 반복하면 스트레스 호르몬 수치가 더는 올라가지 않고 일정하게 유지된다. 일상에서 스트레스를 받았을 때 과잉으로 반응하지 않는 상태가 되어 그만큼 마음이 단단해진다.

스트레스 운동처방

① 걷기와 함께하면 좋은 운동
- 밤 9~10 사이 가벼운 스트레칭
- 힘든 강도의 웨이트 트레이닝
- 명상, 요가

② 운동 강도
- 최대산소섭취량 60~70%
- 최대심박수 60~70%
- 보그 스케일 운동 자각도 기준 14~16 수준으로 힘들다고 느낄 정도

③ 운동 시간/빈도
- 30분 이상 / 주 3회

④ 주의사항
- 운동 중에 스마트폰을 보지 말 것
- 스트레스 자극과 관련한 인물, 장소에서 벗어난 독립된 공간에서 운동할 것

Q & A

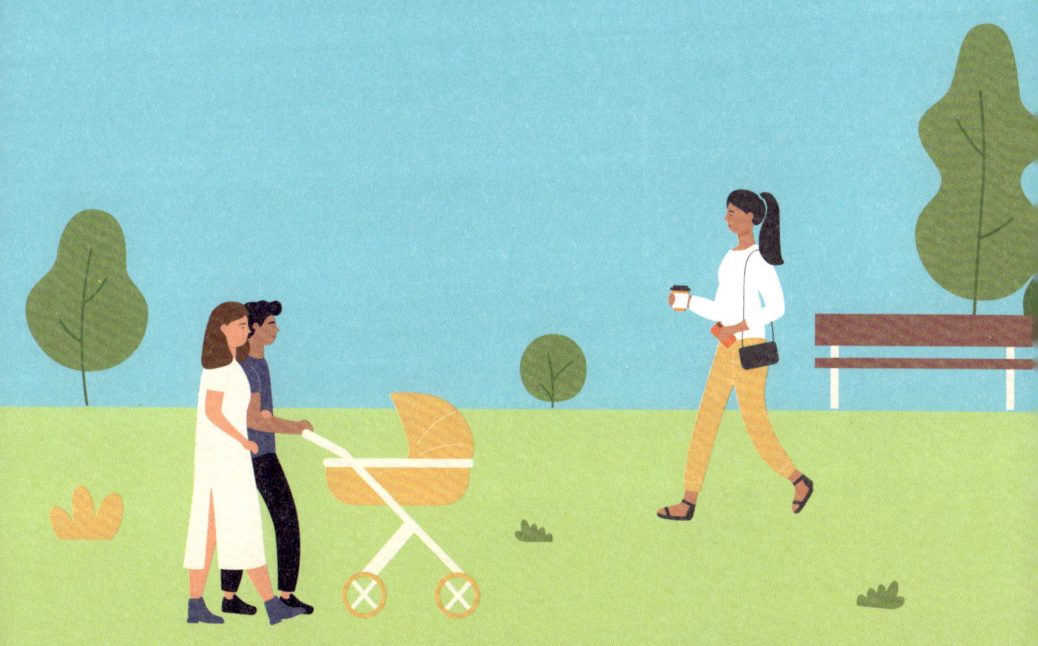

Q1. 살이 쪄서 걸으면 무릎이 아픈데 걷기 운동을 해도 될까요?

내가 다음 악순환의 고리에 들어가 있다는 사실을 인지하세요.

① 살이 찌면 무릎에 실리는 체중 부담이 증가한다. ② 무릎 연골이나 인대에 손상이 생기고 염증과 통증이 생긴다. ③ 무릎이 아파 움직이기 어렵고 움직이는 것이 두려워진다. ④ 움직임이 줄어들어 무릎을 잡아주는 근육이 감소하고 무릎 관절의 혈액순환이 줄어든다. ⑤ 관절을 감싸는 윤활막에서 윤활액 분비가 줄어들고 무릎의 움직임은 더욱 나빠진다. ⑥ 더욱 움직이지 않게 되고 체중은 더 증가한다. 이 악순환의 고리에서 벗어나는 것이 우선입니다. 만약 무릎 관절에 통증이 있다면 병원에서 의학적인 치료를 적절하게 받아야 합니다. 통증이 줄어들면 움직이기 편해져 운동하기 좋은 상태가 됩니다. 무릎에 무리가 가지 않는 범위 내에서 운동을 시작해보세요. 가볍게 걷기, 실내 자전거, 밴드를 이용한 가벼운 근력 운동을 통해 신체 활동량을 늘리는 것이 필요한데 체중조절을 위해 저열량 식단을 함께하는 것이 좋습니다. 이렇게 조금씩 움직이면 무릎 통증에 대한 두려움이 줄어듭니다. 조금씩 운동 시간을 늘리고 조금 더 빠른 속도로 운동 강도를 높이면서 무릎 주변 근육을 단련해보세요. 몸이 조금이라도 가벼워지면 평소보다 더 움직이게 되고 건강의 선순환이 일어납니다.

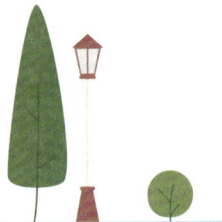
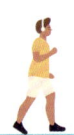
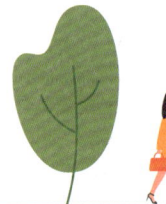

Q2. 러닝머신과 공원 걷는 것, 어떤 게 건강에 더 좋을까요?

어떤 목적을 가지고 걷느냐에 따라 달라집니다. 뇌를 자극하고 심신 건강을 위해서는 야외 걷기를 추천합니다. 야외 걷기 운동은 단순히 다리를 교차로 움직이는 것을 떠나 주변 환경을 눈으로 관찰하고 햇볕과 바람을 느끼고 여러 소리를 듣고 냄새를 맡으며 걷는 행위입니다. 또한 목적의식을 갖고 길을 생각하고 원하는 곳으로 이동하기 때문에 운동, 감각, 뇌의 상호작용 속에 움직이게 됩니다. 그런데 러닝머신은 그런 자극이 전혀 없이 기계 위에서 반복적인 패턴으로 움직입니다. 환경이 고정되어 있어 특별히 뇌를 사용하거나 주변을 고려할 필요가 없어집니다.

이런 관점에서 열량 소모를 목적으로 위한다면 야외 걷기를 추천합니다. 야외 걷기는 러닝머신 걷기보다 약 5% 정도 열량 소모가 많습니다. 바람의 저항을 이겨내거나 주변 지형지물을 계산하며 걸으면서 뇌의 활성도가 더 높아지기 때문입니다. 러닝머신은 밑에서 벨트가 돌아가면서 발을 굴리는 움직임을 돕습니다. 온전히 내 힘으로 걷지 않아도 되기에 야외 걷기보다 같은 시간 운동을 했을 때 열량 소모가 적습니다.

한편, 무릎과 발목 부상을 예방하기 위해서는 러닝머신 걷기를 추천합니다. 영국 스포츠의학연구지에 2003년 실린 논문에서 러닝머신에서 달리는 그룹이 야외에서 달린 그룹보다 부상 위험이 50% 적었다고 밝혔습니다. 바닥이 알아서 움직이기 때문에 무릎을 다 펴지 않아도 되어 무릎에 가는 충격도 줄어들기 때문입니다. 특히 환경 변화가 거의 없어 울퉁불퉁한 지면을 딛게 되면서 생기는 발목 부상 위험도 줄어듭니다.

이밖에 야외 걷기는 스스로 지면을 밀고 나가야 해서 엉덩이와 햄스트링 근육이 많이 쓰이며 러닝머신 걷기는 벨트 위에서 중심을 잡아야 해서 종아리와 발목 주변 근육이 많이 쓰입니다. 그러므로 어떤 근육을 발달시킬 것인지, 또는 해당 부위를 다친 적이 있어 부상을 방지하고자 한다면 그것에 맞게 걷는 장소를 택하는 것이 좋습니다.

Q3. 팔자걸음으로 오랫동안 걸었는데 고칠 수 있을까요?

선천적인 뼈의 변형이 아니라 관절의 변형이라면 고칠 수 있습니다. 11자 걷기와 보행 간격을 제대로 걷는 것을 꾸준히 연습하면 교정에 도움이 됩니다. 다만 오랜 시간 습관이 만들어진 만큼 교정하려면 그만큼 큰 노력이 필요합니다.

자세 교정 운동을 했을 때 가장 빨리 바뀌는 것은 신경입니다. 신경 전달 경로는 자세를 고쳐 잡는 그 순간 변합니다.(물론 시냅스 연결이나 신경 세포의 물리적인 변화는 3개월 정도가 걸립니다.) 그다음은 근육입니다. 근육이 변하기 위해선 3개월이 필요합니다. 3개월은 꾸준히 스트레칭하고 근력 운동을 해야 근육의 길이와 근육량의 변화를 기대할 수 있습니다. 인대와 힘줄 그리고 근막과 같은 결합조직은 6개월 이상 긴 시간이 필요합니다. 그것도 얼마나 오랫동안 나쁜 걷기 자세를 유지했는가에 따라 다릅니다. 10년 나쁜 자세로 걸었던 사람과 20년 나쁜 자세로 걸었던 사람은 몸의 굳어진 정도가 다릅니다. 후자가 교정에 더 많은 기간이 필요한 것은 당연하죠. 결국 이렇게 오랜 기간이 걸리기 때문에 순간마다 최선을 다해서 제대로 걸어야 합니다. 반복적인 노력으로 습관을 만들면 신경이 먼저 변해서 그 패턴을 기억합니다. 그러면 조금씩 제대로 11자로 걷는 것이 편해지고 3개월이 지나 그에 맞는 근육이 발달하면 바르게 걷는 것이 더 쉬워집니다. 그렇게 시간이 흐르면서 인대와 힘줄이 변하게 됩니다. 그러므로 초반에 11자 걷기 습관을 만드는 것이 가장 중요합니다. 시작이 반입니다.

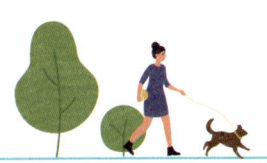
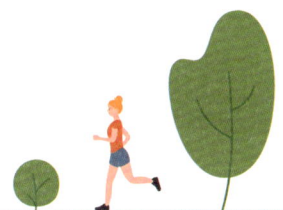

Q4. 노르딕 워킹과 폴워킹이 무릎에 좋을까요?

도움이 됩니다. 막대기와 같은 폴을 짚으면서 걸으면 단순히 땅을 찍는 것 같아도 양발과 스틱까지 포함하여 신체를 나누어 지지하게 됩니다. 땅에 딛는 신체 기저면적이 넓어져 발과 무릎에 실리는 부담이 줄어듭니다. 그만큼 관절이 약한 분들에게 도움이 됩니다. 더욱이 폴을 이용하여 지면을 밀면서 몸이 앞으로 나가는 것을 돕는데 이것으로 보폭을 늘려 걷기 효율을 높일 수 있습니다. 이 과정에서 상체와 어깨 근육을 쓰면서 전신 근육을 골고루 쓰는 효과가 생깁니다. 오르막길에서 폴로 몸을 밀어주면서 올라가기 때문에 하체 근육의 부담을 줄여주며 내리막길에서는 폴을 먼저 바닥을 짚고 내려오기 때문에 그만큼 몸에 가해지는 충격이 줄어듭니다. 노르딕 워킹이나 폴워킹은 상체를 세우는 바른 자세를 중요하게 여기기 때문에 전문가에게 바른 자세를 제대로 배워야 합니다.

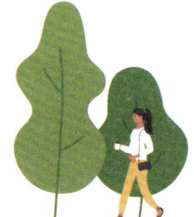
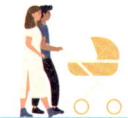
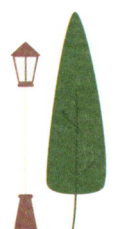

Q5. 발 아치를 높이는 깔창이 도움이 될까요?

발의 아치를 높인다며 발 안쪽을 도톰하게 받쳐주는 깔창이 제품 광고로 많이 보입니다. 결론부터 말씀드리면 도움이 될 수도 있고 그렇지 않을 수도 있습니다.

발 아치를 높여주는 깔창은 발의 두 가지 특성으로 이해하면 좋습니다. 하나는 발은 서 있을 때 체중을 지지하는 역할을 한다는 것. 그리고 또 하나는 움직일 때 발 아치가 펴졌다가 다시 모이면서 발바닥 근막의 탄력을 이용한다는 것. 만약 체중 지지만 고려하여 단단한 패드로 아치 부분을 높여주면 움직일 때 발바닥 근막의 탄력을 이용하기 어렵습니다. 움직임을 고려하여 부드러운 패드로 아치 부분을 받쳐주면 체중 지지에 큰 의미가 없어집니다.

이런 두 가지 균형을 맞추기가 사실상 너무 어렵고 사람에 따라 발의 형태, 체중이 모두 달라서 완벽하게 나에게 좋은 깔창을 찾기는 쉽지 않습니다. 게다가 깔창이라는 제품 특징이 기성품이라는 점을 고려한다면 다른 사람이 효과를 봤던 깔창이 나에게도 도움이 되리라는 보장이 없습니다. 내 일의 특성을 고려하여 장시간 한 자세로 서서 일한다면 단단한 아치 패드의 깔창을 권하고, 움직임이 많은 일이라면 부드러운 패드를 권합니다. 무엇보다 발을 따뜻하게 자주 풀어주고 발과 발목 운동을 하여 관리하는 것이 가장 이상적입니다.

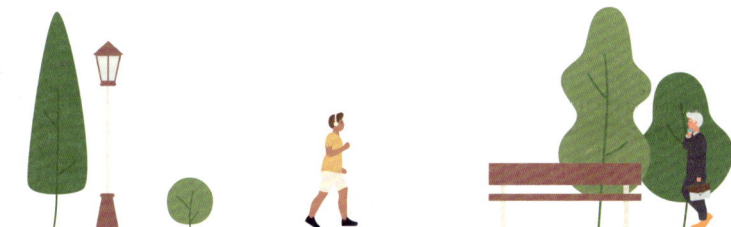

Q6. 아이를 키우는데 보행기를 태우는 것이 걷기 자세에 영향을 미칠까요?

보행기를 태우지 말아야 합니다. 아이 몸 유전자에는 엄마 아빠의 언어 능력과 지식은 전달되지 않아도 성장 시기와 방법은 기록되어 전달됩니다. 적절한 영양, 운동, 수면이 가능한 환경이 제공되면 아이는 알아서 뒤집고, 기어 다니고, 서고, 걷습니다. 뒤집기 하기 전에 고개를 뒤로 젖히면서 몸을 비트는데 목과 허리 근력을 키우는 과정입니다. 그래서 어느 정도 목을 가눌 정도로 힘이 생기면 아이가 알아서 몸을 뒤집습니다. 엎드려서 몸을 젖히고 네 발로 기어 다니면서 허리를 펴고 코어 근육을 키웁니다. 그러다가 앉아서 척추 세우는 법을 훈련하고 조금씩 벽이나 의자를 잡고 다리를 이용하여 몸을 세웁니다. 그리고 다리에 어느 정도 힘이 생기면 걸음마를 시작하죠.

이 모든 과정은 아이의 몸속에 프로그래밍 되어있습니다. 이 중간 과정에서 보행기를 태우면 학습 기회를 완전히 빼앗기게 됩니다. 보행기에 타서 발끝을 세우고 옆으로 다리를 움직이며 보행기를 움직이는데 직접 두 발로 서서 걷기 전에 보행기 걷기를 학습하게 됩니다. 잘못된 걸음패턴이 생기는 것이죠. 이와 마찬가지로 아이의 손을 억지로 잡고 몸을 일으켜서 걷기를 연습시키는 것도 좋지 않습니다. 아이는 스스로 걷도록 놓아두는 것이 가장 좋습니다. 아이의 바른 걷기 자세를 위해 부모가 할 수 있는 최고의 방법은 아이가 다치지 않게 안전한 환경을 만들어주는 것입니다.

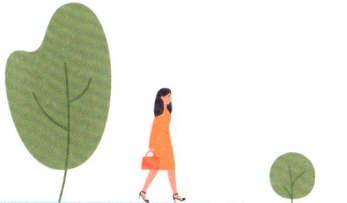
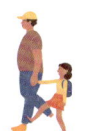
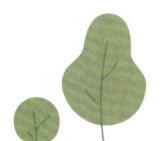

Q7. 무릎이 아픈데 쿠션이 높은 신발이 도움이 될까요?

도움이 되지 않습니다. 밑창의 쿠션이 높은 신발이 많이 출시되고 있습니다. 스프링으로 된 신발, 에어쿠션으로 된 신발이 대표적인 예입니다. 2010년 하버드대학 교수인 인류 진화생물학자 대니얼 리버먼의 연구에 의하면 뒤꿈치 쪽 쿠션이 부드럽고 두꺼운 신발은, 단단한 밑창의 신발을 신었을 때와 비교하여 뒤꿈치가 땅에 닿을 때 발생하는 최대 충격이 다르지 않다고 밝혀졌습니다. 다만 부드러운 쿠션이 최대 충격 지점에 도달할 때까지 걸리는 시간을 늦춘다고 하였습니다. 이 말은 충격의 정도는 변하지 않으며 최대 충격 지점에 도달하기까지 시간이 걸린다는 뜻입니다. 전체 충격량을 합산하면 오히려 최대 충격 지점에 도달하기까지 걸리는 시간이 늘어나 쿠션이 높은 부드러운 신발이 단단한 밑창의 신발보다 전체 충격량이 많아집니다.

또한 인체는 발바닥과 종아리 힘줄을 이용하여 지면으로 발생하는 충격을 활용하여 탄성에너지로 활용하는데 쿠션이 높은 부드러운 신발은 그런 탄성을 이용할 수 없어서 정상적인 보행 패턴을 방해합니다. 마치 해변 모래사장을 걸을 때 푹신해서 편한 것 같아도 걸을 때 다리에 힘이 많이 들어가는 것과 같습니다.

마지막으로 쿠션이 높으면 발바닥에 전달되는 감각을 잘 느끼지 못하게 합니다. 발바닥은 체중의 압력을 계산하여 이것을 뇌와 척수로 전달하고 운동 신경을 통해 걷기 자세를 조절하도록 하는데 이런 능력이 떨어지는 것입니다. 현재 이 결과를 반박하지 않은 연구가 나오지 않은 상태이므로 내용을 종합하면 쿠션감이 좋은 신발보다는 단단한 밑창으로 이루어진 신발이 건강에 더 좋고 단단한 밑창의 신발을 신고 걷는 것보다는 맨발 걷기가 건강에 더 좋다고 볼 수 있습니다.

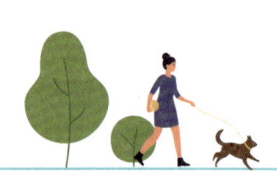
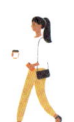
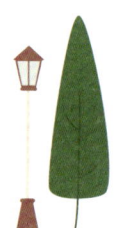

Q8. 걷기 자세와 다리가 붓는 것이 관련이 있을까요?

팔자걸음이나 안짱걸음처럼 발의 정렬이 나쁜 상태로 걷거나 헐렁한 신발, 슬리퍼, 신발 구겨 신기, 딱딱한 신발, 앞코가 좁은 신발, 뒷굽이 높은 하이힐처럼 발에 좋지 않은 신발을 신고 걸으면 발의 움직임을 제한하고 바른 걷기 자세를 무너뜨립니다. 발의 힘줄이 제대로 사용되지 못하면서 그만큼 종아리 주변 근육들이 일을 더 많이 하게 되고 부담을 갖게 됩니다. 근육이 긴장되고 피로해지면 혈액순환이 잘되지 않아 종아리에 영양 공급이 잘되지 않고 피로물질이 쌓입니다. 다리에 부종이 생기는 것은 물론 시간이 오래 지나면 근육이 너무 긴장해 종아리가 두꺼워집니다. 매끄러운 종아리를 만들기 위해서는 내 발에 맞는 신발을 신고 바른 자세로 걸어서 발과 발목을 제대로 움직이는 것이 중요합니다.

오래 앉아서 일하는 생활 습관도 다리를 붓게 하는 원인입니다. 발을 움직이지 않으니 종아리 근육이 쓰이질 않고, 의자에 다리가 눌려 체액 순환이 되지 않습니다. 앉아서 일을 오래 하는 사람일수록 주 5회 30분씩 바른 자세로 걸어서 종아리 근육 펌프를 사용하여야 합니다. 오래 서서 한 자세로 일을 하는 사람의 경우에는 근육이 너무 긴장되어 문제가 되기 때문에 집에 와서 따뜻한 물로 종아리를 풀어주거나 폼롤러 운동 도구로 종아리 근육을 셀프 마사지하는 것이 좋습니다. 또한 누운 자세에서 발을 침대나 소파 위에 올려 혈액순환이 되도록 하는 것이 부종을 줄이는 데 도움이 됩니다.

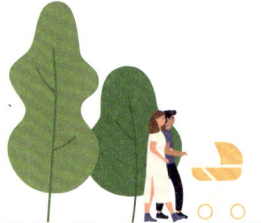
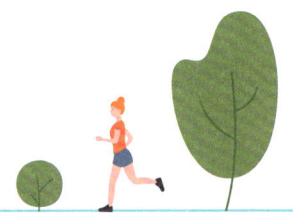

마치며 | **문화적 진화,
그 한가운데에서**

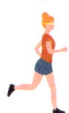

　시민의 건강을 위해 의미 있는 일을 하겠다는 나름의 큰 뜻을 가지고 당시로선 이름도 생소한 '스포츠의학과'에 들어갔다. 대학교에서 해부학과 인체생리학, 운동처방을 공부했다. 그러다가 선수들은 부상 예방을 위해 열심히 몸을 관리하는데 일반인은 그러지 않는다는 것을 알게 되었다. 사람들이 아플 때까지 기다렸다가 병을 키우는 것을 보고 일반인도 예방 차원의 자세 교정과 바른 자세 습관을 들이는 것이 중요하다고 생각했다. 그때부터 자세 분야에 관심을 가졌다.

　학교를 졸업하고 관련된 일을 하며 경력을 쌓았다. 운동센터에 들어가 사람들에게 맞춤 운동을 지도하고 대기업 건강센터에 들어가 직원들의 건강을 관리했다. 강의하면서 많은 사람을 만났고 방송, 신문, 잡지, 블로그, 유튜브 등 다양한 활동을 했다. 그 과정에서 자연스럽게 사회는 나에게 자세와 운동에 대한 여러 가지 질문을 던졌다.

"바른 자세는 어떻게 해야 하나요?"

"걷기 자세를 교정하려면 어떻게 해야 하나요?"

"허리에 좋은 운동은 어떤 게 있을까요?"

그때마다 나는 답을 찾았다. 자연스럽게 바른 자세법과 운동법을 정리하게 되었고, 그것을 대중에게 쉽게 전달하는 역할을 하게 되었다. 그러자 사회는 조금씩 나를 '대한민국 1호 자세전문가'라고 부르기 시작했다. 바른 자세의 가치를 탐구하고 그것을 사회에 쉽게 전달하는 전문가라는 의미로 말이다. 하지만 지금으로부터 약 10년 전에 자세전문가라는 타이틀은 여전히 사람들에게 낯선 이름이었다. 내 명함에만 적힌 이름이었다. 그러다 좋은 기회에 유튜브 채널 굿라이프에 출연하게 되었고 바르게 걷기, 바른 자세 만들기 콘텐츠가 알려지면서 자세전문가 타이틀은 전보다 더 많은 사람의 입에 오르내리게 되었다. 나는 절대로 이런 현상을 개인의 노력과 성공의 결과로 보지 않는다.

급격한 환경 변화로 사람들의 생활 양식이 바뀌었다. 그로 인하여 사람들은 많은 질병을 앓게 되었는데 그들은 자신의 건강 문제를 해결하기 위해 다양한 시도를 했다. 허리 디스크를 예로 들면 처음에는 일단 수술했다. 10여 년 전만 해도 허리 디스크가 뒤로 밀리자마자 바로 수술받는 사람이 태반이었다. 그래도 근본적인 문제가 해결되지 않으니 다른 방법을 찾았다. 그다음 찾은 것은 도수치료였다. 2010년도 초반에 수술 없이 디스크를 낫게 한다는 광고가 이곳저곳에 걸렸다. 유명 연예인, 스포츠 선수들이 광고 모델로 나올 정도로 인기가 있었다. 하지만 이것만으로도 부족함을 느낀 사람들은 다른 방법을 찾았다. 수술과 도수치료가 아닌 시술, 감압술 등 다양한 치료법이 쏟아져 나왔다. 하지만 허리 디스크의 재발을 막을 수는 없었다. 사람들은 마지막으로 바른 자세와 운동을 통해 생활 습관을 개선하는 방법을 시도했다. 그리고 결국 그것이 답이라는 것을 알게 되었다. 많은 경험을 토대로 스스로 습관을 관리해야 근본적으로 허리가 좋아진다는 것을 깨달은 것이다. 허리 디스크뿐만 아니라 고혈압, 당뇨, 그밖에 각종 만성질환을 겪는 사람들도 마찬가지였다. 이런 질병들 역시 결국 내가 생활 습관을 관리해야 근본적으로 좋아진다는 것을 깨닫게 되었다.

　예방과 생활 습관 관리의 중요성을 깨달았지만, 그들은 막상 어떻게 해야 할지 몰랐다. 바른 자세를 어떻게 해야 하는지 몰랐고 어떤 운동을 어떻게 해야 하는지도 몰랐다. 가장 쉬운 방법은 걷기였다. 운동화를 신고 동네 공원을 나가기만 하면 되었기에 어렵지도 않았다. 돈이 들지 않았으며 효과도 좋았다. 의사들 역시 안전하고 쉬운 걷기 운동을 사람들에게 적극적으로 권했다. 사람들은 무조건 걸었다. 밥을 먹으면 나가서 걷고 또 걸었다. 혈압을 낮추기 위해서, 당뇨를 관리하기 위해서, 허리를 튼튼하게 하려고, 살을 빼기 위해서.

목적은 각각 다 달랐지만 운동의 형태는 모두 같았다. 그냥 걸었다.

사람들은 점점 쉽고 간단하고 효과적인 걷기 운동에 열광했다. 그러자 주변에 걷기 운동을 하는 사람이 많아졌다. 이 수요에 맞추어 각 지자체는 걸을 수 있는 공원을 조성하였다. 보행길을 닦고 지압판을 깔고 나무와 꽃을 심었다. 여러 운동기구를 추가로 배치했다. 해가 갈수록 공원 시설은 더 좋아졌고 공원의 숫자도 많아졌다. 공원 인프라가 좋아지니 자연스럽게 걷기 운동을 하는 사람도 더 늘어났다. 환경은 점점 더 걷기 운동을 하기에 좋게 바뀌었다.

나는 이런 일련의 과정을 '문화적 진화'라고 표현한다. 우리 몸은 아직도 수렵 채집 활동을 하던 시대의 몸을 가지고 있다. 하지만 사람들은 급격한 환경 변화에 미처 적응하지 못하고 여러가지 건강 문제를 갖게 되었다. 이것을 극복하기 위해 그들은 끊임없이 질문을 던졌고 걷기 운동이 가장 좋다는 결론을 내었다. 여기에 더 나아가 걷기 운동을 더 많이, 그리고 더 쾌적한 환경에서 하기 위해 공원이라는 새로운 환경을 만들어냈다. 빠르게 변화하는 환경에 맞추어 몸이 적응하기에는 '생물학적 진화'의 시간이 너무 오래 걸리니 차라리 환경을 바꾸는 '문화적 진화'를 택한 것이다.

하지만 또 다른 문제가 생겼다. 걷는 사람이 많아지고 공원이라는 좋은 환경도 생겼지만 정작 무작정 운동하거나 잘못된 자세로 걸어서 아픈 사람이 늘어났다. 많이 걸으면 좋은 줄 알고 몸에 무리가 가는데도 만 보를 넘어 그 이상 걷는 사람도 있었다. 관절은 점점 부담

되기 시작했고 발과 무릎이 아파 걷지 못하는 사람이 늘어났다. 건강을 좋게 하려고 걷기 운동을 시작했는데 막상 잘못된 걷기 운동으로 건강에 역효과가 난 것이다. 그들은 다시금 어떻게 하면 아프지 않게 오래 걷기 운동을 할 수 있느냐는 새로운 질문을 하게 되었다. 나는 전문가로서 그 질문에 대한 해답을 찾아야 했다. 어떻게 걷는 게 바르게 걷는 것인지 어떻게 걸어야 아프지 않게 잘 걸을 수 있는지 방법을 찾아 사람들에게 알려주어야 했다. 이 방법이 많이 쌓이면서 점점 복잡해졌고 나는 그것들을 하나로 모아 정리할 필요성을 느꼈다. 결국 한 권의 책을 출간하게 되었다. '문화적 진화'의 한가운데서 이 책이 나오게 된 것이다.

건강에는 정답이 없다. 하지만 이것 하나는 확실하다. 우리는 걷는 존재다. 우리 몸은 걷기 위해 만들어졌다. 걷지 않으면 건강해질 수 없다. 오래 걸으려면 '제대로' 걸어야 한다. 사람으로서 가지고 있는 뛰어난 걷기 능력을 이 책을 통해 마음껏 누려보기 바란다. 새가 하늘을 나는 즐거움을 누리고 펭귄이 물속을 헤엄치는 즐거움을 누리고 침팬지가 나무를 타는 즐거움을 누리듯이 우리는 걷는 즐거움을 누리자.

제대로 걸으면 아프지 않습니다

초판 1쇄 발행 2022년 12월 27일

지은이 송영민

편집 윤강삼, 이가영
디자인 김소영

펴낸이 최현준
펴낸곳 빌리버튼
출판등록 제2016-000166호
주소 서울시 마포구 월드컵로 10길 28, 201호
전화 02-338-9271 | **팩스** 02-338-9272
메일 contents@billybutton.co.kr

ISBN 979-11-91228-99-1 (03510)

- 이 책은 저작권법에 따라 보호받는 저작물이므로 무단 전재 및 복제를 금합니다.
- 이 책의 내용을 사용하려면 반드시 저작권자와 빌리버튼의 동의를 받아야 합니다.
- 책값은 뒤표지에 있습니다. 파본은 구입하신 서점에서 교환해 드립니다.
- 빌리버튼은 여러분의 소중한 이야기를 기다리고 있습니다.
  아이디어나 원고가 있으시면 언제든지 메일(contents@billybutton.co.kr)로 보내주세요